基于工作过程的眼视光教材

眼视光应用光学

（第2版）

主编　刘　意　王海营

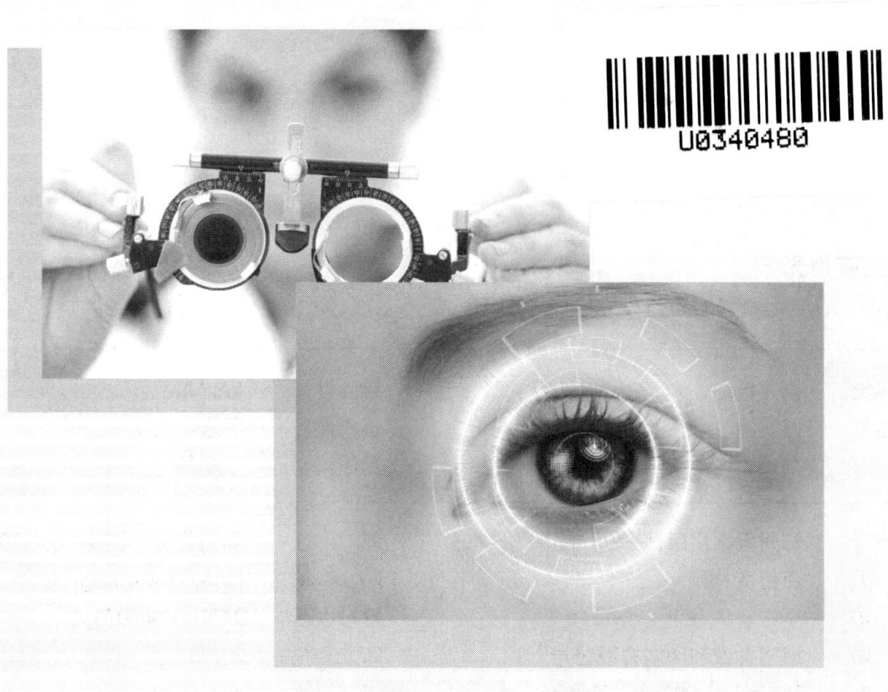

郑州大学出版社

图书在版编目(CIP)数据

眼视光应用光学 / 刘意，王海营主编. --2版. -- 郑州 ：郑州大学出版社，2023. 7(2024.8重印)

基于工作过程的眼视光教材

ISBN 978-7-5645-9657-6

Ⅰ. ①眼… Ⅱ. ①刘… ②王… Ⅲ. ①眼科学 - 应用光学 - 教材 Ⅳ. ①R778.1

中国国家版本馆CIP数据核字(2023)第058122号

眼视光应用光学

YANSHIGUANG YINGYONG GUANGXUE

策划编辑	李龙传	封面设计	曾耀东
责任编辑	薛 晗	版式设计	苏永生
责任校对	刘 莉	责任监制	李瑞卿

出版发行	郑州大学出版社	地 址	郑州市大学路40号(450052)
出 版 人	卢纪富	网 址	http://www.zzup.cn
经 销	全国新华书店	发行电话	0371-66966070
印 刷	河南省诚和印制有限公司	印 张	20.75
开 本	787 mm×1 092 mm 1 / 16	字 数	494千字
版 次	2011年8月第1版 2023年7月第2版	印 次	2024年8月第7次印刷

书 号	ISBN 978-7-5645-9657-6	定 价	49.00元

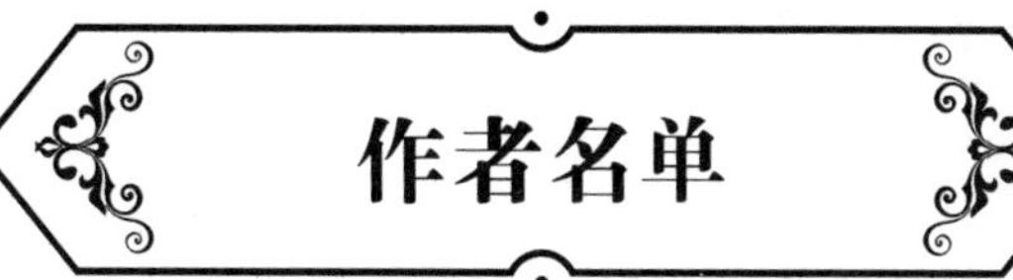

作者名单

主　　编　刘　意　王海营

副 主 编　谷中秀　乔庆军

编　　委　（以姓氏笔画为序）

马俊磊　豪雅（上海）光学有限公司
王　均　贵阳康养职业大学
王海营　永州职业技术学院
史秀彤　天津市职业大学
乔庆军　南阳医学高等专科学校
刘　意　郑州铁路职业技术学院
李盈盈　郑州铁路职业技术学院
谷中秀　郑州铁路职业技术学院
苗成玉　潍坊明润眼科医院
周清华　益阳医学高等专科学校
封　传　永州职业技术学院
徐向阳　郑州明仁光学眼镜有限公司
舒宝童　河南医学高等专科学校

编写秘书　封　传

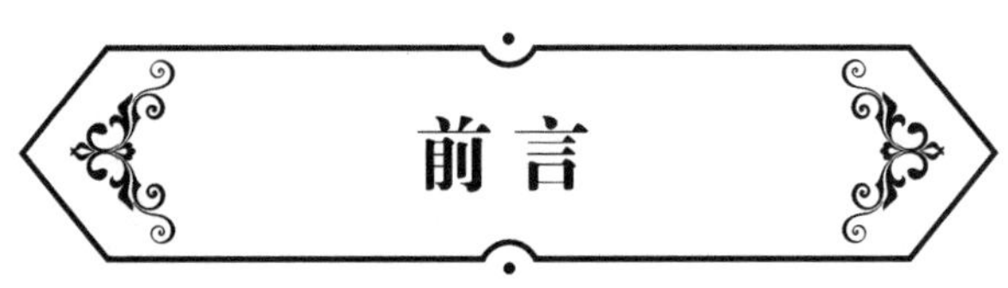

前言

（第2版）

本教材是对2011年出版的《眼视光应用光学》的修订。在修订过程中，编写团队充分听取了广大师生和读者的反馈意见和建议，对本书的部分内容进行了适当的删减和补充，更加突出了基于工作过程中任务驱动教、学、做相结合的教学模式改革要求，学习内容遵循了由简单到复杂、由单一到综合的认知规律，知识衔接合理，培养目标和思政目标更加明确，契合了“以能力培养为中心”的现代职业教育理念。

众所周知，眼镜是用于矫正眼屈光不正和一些视觉功能异常的光学工具，具有辅助视力不足、护眼、提高视功能的功效，可视之为医疗保健工具，眼视光应用光学与眼镜定配技术、视觉器官的生理、光学、验光技术等紧密关联，属于交叉学科，所以眼视光应用光学是眼视光专业一门重要的基础课程。

本教材结合了编者多年的教学积累，调整教学思路，存精拔萃、融会整编而成，书稿内容涵盖了眼视光技术专业的物理光学、几何光学、眼镜光学、生理光学、目视仪器光学五大模块，理论以“必需、够用、实用”为主，且以适应行业要求为准，并与相应的职业技能等级认定考试衔接，具有鲜明的职业教育特色，是入行者、学徒学习必备教材之一。

在教材编写过程中郑州铁路职业技术学院、永州职业技术学院、南阳医学高等专科学校、河南医学高等专科学校、天津市职业大学、贵阳康养职业大学、益阳医学高等专科学校、潍坊明润眼科医院、豪雅（上海）光学有限公司、郑州明仁光学眼镜有限公司给予了全力支持，在此谨致由衷谢忱！

由于编者水平所限，书中不足之处在所难免，深望各位同道不吝教正，以便继续修订完善。

编者

2023年2月

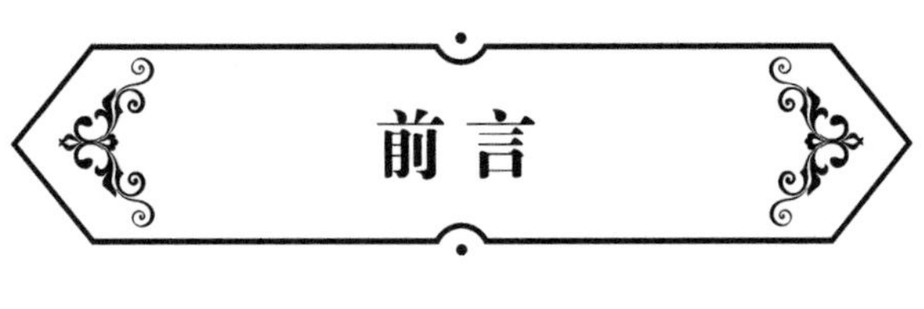

前言

（第 1 版）

眼视光应用光学与眼镜定配技术、视觉器官的生理、光学、验配技术等紧密关联，是一门交叉学科，也是眼视光专业重要的基础课程。

本教材涵盖了眼视光技术专业的几何光学、物理光学、眼镜光学三大部分。其中几何光学介绍了光、光学成像、光阑、像差理论、眼视光器械原理，并成功地过渡到与眼视光相关的物理光学；物理光学重点介绍了光的干涉、衍射、偏振等；眼镜光学重点介绍了眼镜成像、近视、远视、散光成像的光学原理，各种眼镜片的设计原理，屈光力的计算。内容从最简单的单光眼镜过渡到双光眼镜再到目前最新的渐进多焦点眼镜。本教材结合了编者多年的教学积累，创新教学思路，采取“模块导向、任务驱动”的编写方法，每一个模块不仅明确指出了理论知识要点和技能要点，对每一个技能性问题，在编写方法和编写实例上做了“案例导入”的尝试，并在每一个任务的最后都安排了课后任务，力求达到“工学结合”的实际效果。

本教材精选典型插图 210 多幅，基本计算公式 130 多个，代表例题及其解答 110 多例，理论适中，实例丰富，深入浅出，易教易学，既可作为高职高专院校眼视光技术专业的教材，也能满足中专、中职（技校）院校相关专业的教学需要，还可作为社会培训教材、职业资格考试参考书和自学用书。

在教材编写过程中得到了郑州铁路职业技术学院领导，以及天津医科大学姚进教授、高祥璐教授的大力支持，在此谨致由衷谢忱！

由于水平所限，本教材难免存在一些错误或不足，深望各位同道不吝教正，以便再版时得以及时改正。

编者

2011 年 5 月

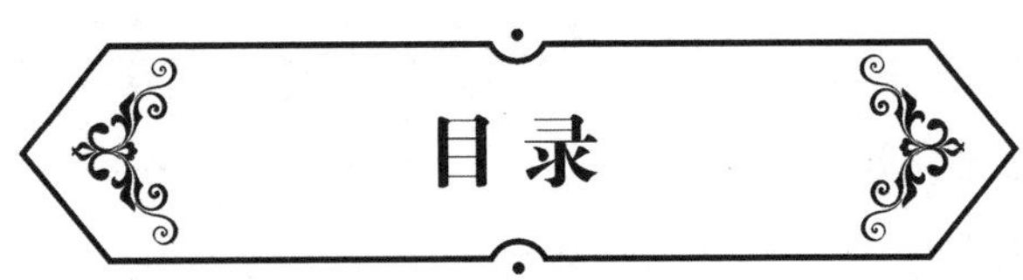

目录

模块一　物理光学

模块二　几何光学

模块三　眼镜光学

模块四 生理光学

模块五　目视仪器光学

模块一　物理光学

项目一

物理光学相关基础知识

【项目简介】

光的本质问题很早就引起了人们的注意。到了17世纪,形成了两种学说:一种是惠更斯提出的波动说,认为光是某种振动,以波的形式向周围传播;另一种是牛顿主张的微粒说,认为光是从光源发出的一种物质微粒,在均匀媒质中以一定的速度传播。本项目循着历史发展的线索,通过讨论光的波粒二象性、衍射、干涉、偏振、散射现象以及光度学和色度学基础,来认识光的本质及其与物质相互作用过程中所遵循的规律。

【项目分析】

物理光学是从光的波动性出发来研究光在传播过程中所发生的现象的学科,所以也称为波动光学。本项目一方面可以学习研究物理光学的基础知识、规律和现象,另一方面可以了解这些知识、规律和现象的应用。

【项目实施】

列举生活中常见的光学现象,激发学生学习兴趣,合理选择实验内容,强化学生对光的干涉、光的衍射、光的偏振等光学现象的理解。

我们小时候都玩过吹泡泡的游戏,将一个环状铁丝蘸上肥皂水或洗衣粉水,就能吹出有着彩色花纹的气泡,这些气泡与我们在晴朗天气洗衣服时看到的气泡是一样的,并且我们注意到,随着气泡大小的变化,气泡上的花纹也在不断地发生变化,这是怎么回事呢?

任务一　光的基本特性

人类对于客观世界的认识,绝大部分依赖于眼睛。现在我们知道,视觉的感知,是由光实现的。光究竟是什么？它由什么构成？

一、光和光源

（一）光

光是一种电磁波。电磁波按照频率的不同，从低频率到高频率，包括无线电波、微波、红外线、可见光、紫外光、X 射线和 γ 射线等。人眼可接收到的电磁辐射，波长在 380 ~ 760 nm，称为可见光。

从光学的角度谈光，包括紫外线、可见光和红外线；从日常生活角度谈光，仅指可见光。

（二）光源

能发光的物体称为光源。光源分为自然光源和人造光源。如太阳、火焰、日光灯、激光器等是自然光源；如点燃的蜡烛、电灯，是人工制造的，故称为人造光源。但像月亮表面、桌面等依靠反射外来光才能使人们看到它们，这样的反射物体不能称为光源。

在我们的日常生活中离不开可见光的光源，可见光以及不可见光的光源还被广泛地应用到工农业、医学和国防现代化等方面。自然界中大多数物体不发光，光遇到不发光物体时，根据物体性质和表面特征，不同程度地将光反射回来，眼睛借助物体表面的反射光来鉴别物体。

二、光源类型和光谱

（一）光源类型

1. 根据能量补给方式分类

（1）热发光（热辐射）光源：通过不断给物体加热来维持物体有一定的温度，从而使物体持续发光，如太阳、白炽灯。

（2）非热发光（非热辐射）光源：①电致发光光源，由特种波长的电磁波的照射或轰击下发出可见光的光源。②荧光，由荧光物质发光的光源。如日光灯、显示器。③磷光光源，有些物质经紫外线或 X 射线等照射后，可一段时间内保持发光。如夜光表上磷光物质发光。④化学发光光源，由化学反应而发光。如坟地中的“鬼火”就是坟中腐物中的磷在空气中缓慢氧化而发的光。⑤生物发光光源，生物体（萤火虫）发光实际是一种特殊类型的化学发光。

2. 根据光源的尺寸在所讨论问题中的作用分类

（1）点光源：虽然任何光源都是有一定形状和大小的，但是如果光源的大小比起它到被照物体的距离小得多时，常可以把它的大小和形状忽略不计，称为点光源。比如，研究照射到地面的太阳光的问题时，由于研究的距离很长，故常将太阳看作点光源。

（2）扩展光源：光源的尺寸在所讨论的问题中不能忽略时，则将光源称为扩展光源，在研究问题时，扩展光源可看作是点光源的集合。比如，日光灯照射到桌面，日光灯的大小不能忽略，日光灯就是扩展光源。

（二）光谱

1. 单色光　单一波长的光称为单色光。这里说的单色光与日常生活中所说的单色光有一定区别，日常生活中所说的单色常指红色、绿色等。其实同为红色，由于它们的波长不同，引起人的感觉也不相同，比如 760 nm 的红与 690 nm 的红感觉是不同的。

2. 复色光　多种单色光混合在一起称为复色光。用棱镜或其他分光仪对各种普通光源的光进行分光，均可分成多种单色光。

3. 光谱　复色光经过色散系统分光后，被色散开的单色光按波长大小而依次排列的图案，称为光谱。

光源不同，所产生的光谱也不同。一种是由热辐射光源的光谱，谱密度在很大的波长范围内连续分布，这种光谱叫连续光谱。另一种气体（或金属蒸汽）放电发射光谱，谱密度集中在一些分离的波长值 λ_1、λ_2、λ_3……附近，形成一条条的线，每条线叫作谱线，这样的光谱叫作线光谱。不同化学元素的物质各有自己的特征谱线，由于谱线的谱密度值分布在一定波长范围 $\Delta\lambda$ 内，所以每条谱线为近似的单色光，该波长范围 $\Delta\lambda$ 叫作谱线宽度。谱线宽度越窄，谱线的单色性越好。激光器的谱线宽度比普通光源的谱线宽度小得多，所以单色性好。表 1-1-1 为各种单色光的谱线。

表 1-1-1　单色光的谱线

颜色	红	橙红	黄		绿	青绿	青	蓝	紫
谱线名称	A′	C	D	d	e	F	g	G′	h
发光元素	K	H	Na	He	Hg	H	Hg	H	Hg
波长/nm	768.2	656.27	589.3	587.56	546.1	486.13	435.8	434.0	404.7

4. 光速　不同波长的光在真空中的光速均为 3×10^8 m/s，通常用 c 表示。但是在其他介质中，不同波长光的光速不相同，比如，在冕牌玻璃中，波长为 656.27 nm 的红光（光谱线的名称 C 线）的光速为 $1.980\ 7\times10^8$ m/s，波长为 587.56 nm 的黄光（光谱线的名称 d 线）的光速为 $1.976\ 8\times10^8$ m/s。

另外，同一波长的光在不同介质中的光速一般也不同。比如，对波长为 589.3 nm 的钠黄光（D 线），在水中的光速是 2.25×10^8 m/s，在冕牌玻璃（K_8）中的光速为 1.979×10^8 m/s。光在光密介质中传播慢，在光疏介质中传播快。

5. 折射率　当光从真空进入某一介质时，其速度减慢且发生偏折现象，偏折程度与介质的折射率有关，如以 c 代表光在真空中的传播速度，而以 v 代表光在某一介质中的传播速度，则折射率公式如下：

$$n=\frac{c}{v} \qquad \text{（公式 1-1-1）}$$

因为 c 总比 v 大，所以，n 总大于 1。

根据光速的特性我们可以看到，折射率与材料和入射光波长都有关系。比如，对冕牌玻璃，波长为 656.27 nm 的红光（光谱线的名称 C 线）的折射率 $n_c=1.514\ 6$，对波长为

587.56 nm 的黄光(光谱线的名称 d 线)的折射率 $n_d = 1.5176$,对波长为 484.13 nm 的蓝光(光谱线的名称 F 线)的折射率 $n_F = 1.5233$。另外对波长为 589.37 nm 的钠黄光(D 线),在水中折射率 $n_{水} = 1.33$,在冕牌玻璃(K_8)中的折射率 $n_{冕} = 1.5159$。

6. 光密和光疏介质　两种介质相互比较,折射率相对高的介质称为光密介质,折射率相对低的介质称为光疏介质。水与玻璃比较,水为光疏介质,玻璃为光密介质;水与空气比较,水为光密介质,空气为光疏介质。由此可知光密介质与光疏介质只是相对的,而不是绝对的。

任务小结

1. 光在透明介质中的传播速度称为光速。不同波长的光在真空中光速相同,均为 3×10^8 m/s,通常用 c 表示。

2. 某种波长的单色光在真空中的光速与在某种透明介质中的光速之比称为这种介质的折射率。折射率反映材料的特性,与光速及单色光在该材质中的速度没有关系。

3. 光密介质与光疏介质只是相对的,而不是绝对的。

任务考核

1. 什么是点光源?
2. 什么是光密介质? 什么是光疏介质?
3. 什么是单色光? 什么是复色光?
4. 光在所有介质中的速度是否一样?

任务二　光的本质

光的本质,不断争论了几个世纪,在物理学史上留下了十分精彩的篇章。从微粒说、波动说,到波粒二象性,牛顿、惠更斯、菲涅耳、赫兹、普朗克、爱因斯坦等科学家为我们揭示了同一事物的两个不同方面。

一、光的波动学说

惠更斯是荷兰物理学家、天文学家和数学家,著有《光论》,提出光的波动说,导出了光的直线传播光的反射和折射定律,并解释了双折射现象。菲涅耳是法国物理学家,波动光学的奠基人之一,对光的衍射和光的偏振进行了大量研究。

1678 年,惠更斯提出了惠更斯原理:波阵面上的每一点都可看成是发射子波的新波源,任意时刻子波的包迹即为新的波阵面。

根据这个原理,可以从某一时刻已知的波面位置求出另一时刻波面的位置,光的直线传播、反射、折射、晶体的双折射等都能以此来进行较好的解释,还可以解释光通过衍射屏时为什么传播方向会发生改变。但是,原始的惠更斯原理是十分粗糙的,它不能解释为什么会出现衍射条纹,更不能计算条纹的位置和光强的分布,由惠更斯原理还会得出倒退波的存在,而其实并不存在倒退波。

后来菲涅耳用子波相干叠加的重要概念发展了惠更斯原理,菲涅耳认为:从同一波阵面上各点发出的子波,在传播过程中相遇时,也能相互叠加而产生干涉现象,空间各点波的强度,由各子波在该点的相干叠加所决定,这个发展了的惠更斯原理称为惠更斯-菲涅耳原理。根据菲涅耳"子波相干叠加"的设想,如果已知光波在某时刻的波阵面,如图 1-2-1,则空间任意点 P 的光振动可由波阵面 s 上各面元 ds 发出的子波在该点叠加后的合振动来表示。

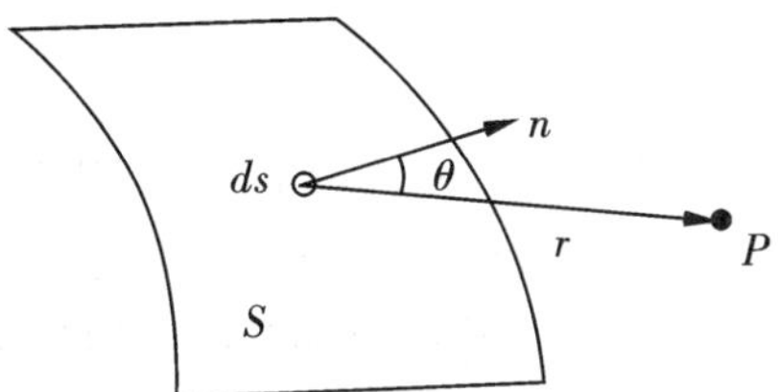

图 1-2-1　惠更斯-菲涅耳原理

菲涅耳指出,每一面元 ds 发出的子波在 P 点引起的振动的振幅与 ds 成正比,与 P 点到 ds 的距离 r 成反比,还与 r 和 ds 的法线 n 之间的夹角 θ 有关,若 $t=0$ 时的波阵面 s 各点初位相为零,则 ds 在 P 点引起的振动可表示为:

$$dE = C\frac{K(\theta)}{r}\cos 2\pi\left(\frac{t}{T}-\frac{r}{\lambda}\right)ds \qquad \text{(公式 1-2-1)}$$

式中 C 为比例系数,$K(\theta)$ 为随 θ 角增大而缓慢减小的函数,称为倾斜因子。当 $\theta=0$ 时,$K(\theta)$ 为最大;当 $\theta\geqslant\pi/2$ 时,$K(\theta)=0$,因而子波叠加后振幅为零,借此可以说明为什么子波不能向后传播。

波阵面上所有 ds 面元发出的子波在 P 点引起的合振动为:

$$E=\int dE=\int C\frac{K(\theta)}{r}\cos 2\pi\left(\frac{t}{T}-\frac{r}{\lambda}\right)ds \qquad \text{(公式 1-2-2)}$$

这就是惠更斯-菲涅耳原理的数学表达式,它是研究衍射问题的理论基础,可以解释并定量计算各种衍射场的分布,但计算相当复杂。后面我们讨论衍射现象时,采用菲涅耳提出的半波带法来讨论,以避免繁杂的计算。

1801 年,英国著名物理学家托马斯·杨进行了著名的双缝干涉实验,首次提出了光的干涉概念和光的干涉定律。1811 年,布儒斯特在研究光的偏振现象时发现了光的偏振现象的经验定律。1819 年菲涅耳成功地完成了由两个平面镜所产生的相干光源的干涉实验。上述实验无法用微粒说来解释,因而,再次证明了光是一种波。1882 年,德国天文学家夫琅和费首次用光栅研究了光的衍射现象，随后，施维尔德成功地解释了衍射现象。至此，新的波动学说牢固地建立起来。

二、光的微粒说

就在惠更斯积极地宣传波动学说的同时，牛顿的微粒学说也逐步建立起来了。牛顿认为光是从发光体发出的而且以一定速度向空间直线传播的微粒，这种看法被称为微粒说。微粒说很容易解释光的直进现象、影子的形成。解释光的反射也很容易，因为小球跟光滑平面发生弹性碰撞时的反射规律跟光的反射定律相同。

然而微粒说在解释一束光射到两种媒质分界面处会同时发生反射和折射的现象时，却发生了很大的困难。因为根据微粒说，光在镜面上发生反射，是由于光粒子受到镜面的排斥；发生折射，是由于受到折射物质表面的吸引。

1887 年，德国科学家赫兹发现了波动说不能解释的新现象——光电效应，光的粒子性再一次被证明。

三、光的波粒二象性

光的微粒说和波动说各有成功的一面，但都不能完满地解释当时知道的各种光现象。光电效应和康普顿效应，使人们无法不承认光的量子性质；而干涉和衍射现象又使人们不能放弃光的波动性。20 世纪初，普朗克和爱因斯坦提出了光的量子学说。把光的两重性质——波动性和微粒性联系起来，即动量和能量是光的粒子性的描述，而频率和波长则是波的特性。这样光就具有微粒和波动的双重性质，被称为“光的波粒二象性”。

必须注意的是，光子既不是经典的波，也不是经典的粒子，更不是两者的混合。其实当光子和物质相互作用时，它是粒子；当它在运动时，能发生衍射现象，它又是波动。但它究竟是什么，很难用经典物理学的概念来完全描述。真正把光的波粒二象性统一反映出来的理论是量子电动力学，它是在量子力学的基础上建立起来的。不仅光具有波粒二象性，而且电子、原子等一切实物粒子也都具有两重性。一个动量为 P、能量为 E 的自由运动的粒子，相当于一个波长为 $\lambda = \dfrac{h}{P}$（h 为普朗克常数）、频率为 $v = \dfrac{E}{h}$，并沿粒子运动方向传播的平面波。光子的能量和动量已经通过普朗克常数与描述光波的物理量联系在一起，由此可见，光既是粒子又是波。

光子的波动性与粒子性之间的联系。

（1）光子的波动性与粒子性是光子本性在不同的条件下的表现。波动性突出表现在其传播过程中，粒子性则突出表现在物体的电磁辐射与吸收、光子与物质的相互作用中。一般来说，频率越高、波长越短、能量越大的光子其粒子性越显著；而波长越长，能量越低的光子则波动性越显著。值得提出的是，在同一条件下，光子或者表现其粒子性，或者表现其波动性，而不能两者同时都表现出来。

（2）普朗克常数 h 把描述光的粒子性的动量、能量与描述光的波动性的频率、波长联系起来，起到了“桥梁”作用。

（3）一般说来，大量光子产生的效果往往显示出波动性；个别光子产生的效果往往显示出粒子性。

(4)按照波动概念,光强正比于光波振幅的平方。按照粒子概念,光强正比于光子流密度。于是,光波振幅的平方应该与光子流密度成正比。或者说,空间某处光波振幅越大,表示该处光子密度越大,光子到达该处的概率越大。从这个意义上讲,光波是一种“概率波”。它的强度分布描述了光子到达空间各点的概率。

光的波动说与微粒说之争以光的波粒二象性告终,前后共经历了300多年的时间。多位著名的科学家成为这一论战双方的主辩手。正是他们的努力揭开了遮盖在“光的本质”外面那层扑朔迷离的面纱。

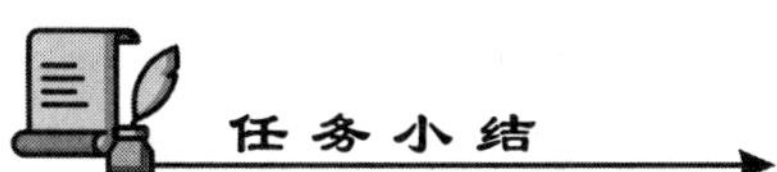

1. 光具有波动性和粒子性的双重性质,被称为光的波粒二象性。

2. 光的波动性与粒子性是光子本性在不同条件下的表现。频率越高、波长越短、能量越大的光子,其粒子性越显著;而波长越长,能量越低的光子则波动性越显著。

3. 光可以认为是一种概率波,大量光子表现出的波动性越强,少量的光子表现出的粒子性越强。

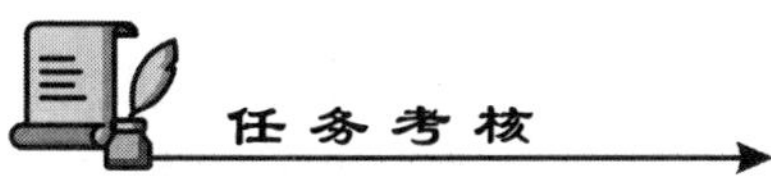

1. 什么是波粒二象性?

2. 光在何时显示波动性? 何时显示粒子性?

3. 光的波动性与粒子性之间的联系如何?

4. 如何用光的波粒二象性解释光的衍射现象?

任务三　光的干涉

肥皂泡沫在光线比较好的情况下,可以看到彩色图案,为什么会出现彩色的图案,这是什么原理,学习本任务后请解释该现象。

一、光的相干性

干涉是波特有的现象,只有频率相同、相位差恒定、振动方向相同的两列波——相干波,才能产生稳定的干涉现象。两列相干光波相遇时,使某些地方振动始终加强(显得明亮)或者始终减弱(显得暗淡)的现象,叫光的干涉现象。

二、相干光的获得

要获得能产生干涉的两束光，可以用以下方法。

1. 分波面法　把光源发出的同一波阵面上两点作为相干光源，从而产生干涉的方法，如杨氏双缝干涉实验。

2. 分振幅法　一束光线经过介质薄膜前后两个表面的反射与折射，形成的两束光线，从而产生干涉的方法，如薄膜干涉、等厚干涉等。

3. 采用激光光源　激光光源的频率、相位、振动方向及传播方向都相同，是目前最好的相干光源。

三、光程和光程差

光在真空中的波长为 λ，在折射率为 n 的介质中，波长变为 λ/n。如果光在折射率为 n 的介质中传出去距离为 L，则这段距离中出现波长数为：$\frac{L}{\lambda/n}=\frac{nL}{\lambda}$。其中，几何路程与媒质折射率的乘积 nL 称为光程。光程可以理解为：从波长个数的角度去考虑，此长度相当于真空中的波长。计算光在一段传播距离内出现几个波长，得拿光程除以真空中的波长，而不只是距离除以波长。

同时起步的两束光的光程的差值叫作光程差，常用 Δ 表示。

若 $\Delta=k\lambda(k=0,1,2,3,\cdots)$，则两束光相遇时，波峰遇波峰，波谷遇波谷，两束光同相，干涉相长；若 $\Delta=(2k+1)\lambda/2(k=0,1,2,3,\cdots)$，波峰遇波谷，两束光反相，干涉相消。

四、杨氏干涉实验

英国物理学家托马斯·杨于1801年首先巧妙而简单地解决了相干光源的问题，成功地观察到了光的干涉现象。其方法如图1-3-1(a)所示。把单个波振面分解为两个波阵面以锁定两个光源之间的相位差：第一个挡板上小孔 S 透出的光可看成点光源，第二个挡板上的两个小孔 S_1、S_2 与 S 等距离，所以，点光源 S 的波阵面同时到达 S_1、S_2，从 S_1、S_2 透出的两束光不但频率相同，而且总是同相的。这两个小孔就成了两个相干光源，它们发出的光在像屏某处叠加时，如果同相，光就加强，如果反相，光就减弱或抵消，因而在屏幕上形成固定不变的干涉条纹。

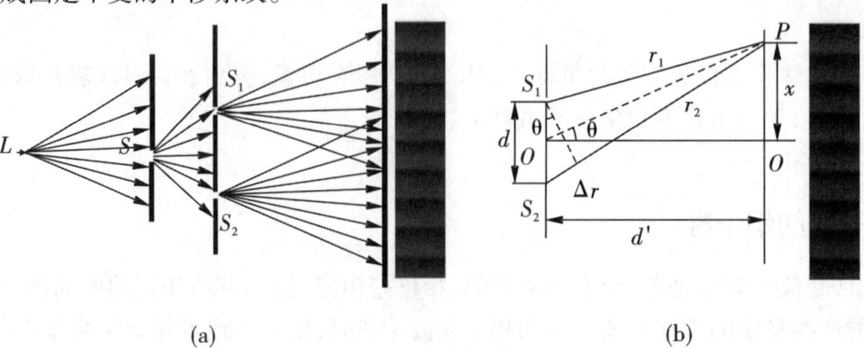

图1-3-1　杨氏干涉

干涉明暗条纹的条件由图 1-3-1(b)所示，设相干光源 S_1 与 S_2 之间的距离为 d，到屏幕的距离为 d'。在屏幕上任取一点 P，P 距 S_1 与 S_2 的距离分别为 r_1、r_2。从 S_1 与 S_2 所发出的光，到 P 点处的光程差为：

$$\Delta = r_2 - r_1 \approx d\sin\theta \approx d\frac{x}{d'}$$

如果此光程差等于波长的整数倍，即：

$$d\frac{x}{d'} = \pm k\lambda\ (k=0,1,2,3,\cdots) \qquad \text{（公式 1-3-1）}$$

则此处为一亮条纹，对应的 $x = \pm k\lambda\frac{d}{d'}\ (k=0,1,2,3,\cdots)$。

$k=0$ 相应于在 O 点处的中央明条纹。$k=1$，$k=2$，…相应的明条纹分别称为第一级、第二级……明条纹。

如果此光程差等于半波长的奇数倍，即：

$$d\frac{x}{d'} = \pm(2k+1)\frac{\lambda}{2}\ (k=0,1,2,3,\cdots) \qquad \text{（公式 1-3-2）}$$

则此处为一暗条纹，对应的 $x = \pm(2k+1)\frac{\lambda}{2}\times\frac{d}{d'}\ (k=0,1,2,3,\cdots)$。

$k=0,1,2,3,\cdots$相应的暗条纹分别称为各级暗条纹。

所以，相邻两明（暗）条纹间距为：

$$\Delta x = \lambda\frac{d'}{d} \qquad \text{（公式 1-3-3）}$$

由上式可知，当用不同的单色光源做实验时，各明暗条纹的间距并不相同。波长较短的单色光条纹较紧密；波长较长的单色光条纹较稀疏。如果用白光做实验，在屏幕上只有中央条纹是白色的，在中央白色条纹的两侧，由于各单色光的明暗条纹的位置不同，故形成彩色条纹。

在临床上，利用杨氏干涉原理已经研制成对比敏感度检测仪。该仪器将激光分成两束经过瞳孔直接投射到眼底上，在网膜上形成不同频率、不同亮度的干涉条栅。通过测定各种条栅频率下的对比度阈值可以绘制出受试者视觉系统的对比敏感度函数，对疾病的诊断提供一定的帮助。

五、薄膜干涉

水面上的薄油膜、机动车在潮湿马路上所遗留下来的油迹等，都会在阳光下出现灿烂的彩色花纹，这就是薄膜干涉现象。

光从光疏介质射向光密介质表面，反射光的相位发生大小为 π 的变化，即相当于多走（或少走）了半个波长的距离，这个现象称为半波损失。

如图 1-3-2(a)所示，光线照射透明薄膜时，膜的前后表面均会产生反射，在薄膜的上下两表面产生的反射光①、②来自同一个入射光，有恒定的相位差，满足相干光的条件，能产生干涉。①、②两束光经透镜汇聚，在焦平面上产生干涉条纹。考虑到半波损失，①、②两束光的光程差为：

$$\Delta = 2\ n_2 d\cos i' + \frac{\lambda}{2}$$（公式 1-3-4）

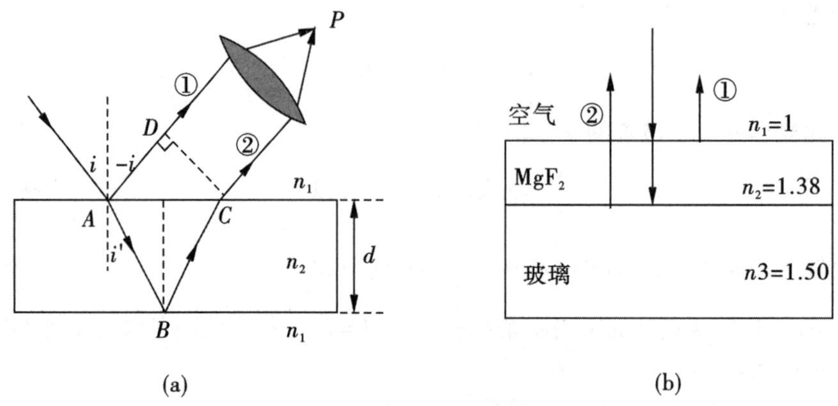

图 1-3-2　薄膜干涉

当光线为垂直入射时，可简化为：

$$\Delta = 2\ n_2 d + \frac{\lambda}{2}$$（公式 1-3-5）

当 $\Delta = k\lambda$，即 $d = \frac{(2k-1)\lambda}{4\ n_2}$（$k$=0,1,2,3,…）时，两反射光互相增强；（公式 1-3-6）

当 $\Delta = \frac{(2k+1)\lambda}{2}$，即 $d = \frac{k\lambda}{2\ n_2}$（$k$=0,1,2,3,…）时，两反射光互相削弱。（公式 1-3-7）

可利用薄膜干涉现象来减少镜片表面的反射，使更多的光进入透镜。在光学元件表面涂上一层透明膜，如图 1-3-2(b)所示。一般用氟化镁，其折射率 n_2 为 1.38，大小介于空气和透镜之间，因此两次反射均有半波损失。故两反射光波相互削弱的条件符合公式：

$$2\ n_2 d = \frac{\lambda}{2}，即\ d = \frac{\lambda}{4\ n_2}$$（公式 1-3-8）

当薄膜最小厚度是入射光在薄膜介质中波长的 1/4 时，在薄膜两个面上反射光的光程差恰好等于半个波长，因而互相抵消，大大减少光的反射损失，增强透射光强度。这种薄膜叫作增透膜。一定厚度的增透膜只能使一个特定波长的光增透。在选择增透膜的厚度时，一般是使人眼最敏感的光谱中部的绿光增透，而这时光谱边缘部分的红光和紫光并没有完全抵消，所以涂有增透膜的光学镜头常呈淡紫色。

相反，如果薄膜两个面上反射光的光程差恰好等于波长的整数倍，则互相叠加而增强，透光量减少，反射光增加，这种薄膜叫作增反膜。太阳镜等防护镜的表面需要涂上增反膜。

如果入射光以一定的倾斜角入射，那么相同入射角的反射光有相同的光程差，它们会形成同一干涉条纹。这种干涉条纹称为等倾条纹。

六、等厚干涉

当平行光垂直照射到厚度不均的薄膜上时，前后表面反射光的光程差仅与薄膜的厚度有关，厚度相同的地方，光程差相同，干涉条纹的级数也相同，这种干涉现象称为等厚干涉。典型的例子为牛顿环，它产生一系列明暗相间的同心圆环状干涉图样。如图1-3-3所示，用一个曲率半径很大的平凸透镜A的凸面和一平板玻璃B接触，在接触点的四周则是平面玻璃与平凸透镜所夹的空气气隙d。在日光下或用白光照射时，可以看到中心为一暗点，其周围为一些明暗相间的彩色圆环；而用单色光照射时，则表现为一些明暗相间的单色圆圈。这些圆圈的距离不等，随离中心点的距离的增加而逐渐变窄。这种现象是由平凸透镜下表面和平板玻璃上表面两束反射光在平凸透镜下表面处相遇而发生干涉形成了条纹。

相干光的光程差为$\Delta = 2d + \frac{\lambda}{2}$，其中$d$是气隙的厚度，$\frac{\lambda}{2}$是半波损失。由于光程差由气隙厚度决定，相同厚度的圆环状区域形成同一级明条纹（或者同一级暗条纹），所以牛顿环是一种等厚条纹。

当$2d + \frac{\lambda}{2} = k\lambda \ (k=0,1,2,3,\cdots)$时，两反射光干涉形成明环；（公式1-3-9）

当$2d + \frac{\lambda}{2} = (2k+1)\frac{\lambda}{2} \ (k=0,1,2,3,\cdots)$时，两反射光干涉形成暗环。（公式1-3-10）

在中心点，因有半波损失，两相干光光程差为$\frac{\lambda}{2}$，所以为一暗斑。由计算可知，环半径r与环的级数的平方根成正比，所以从环心越向外，圆环的分布越密。

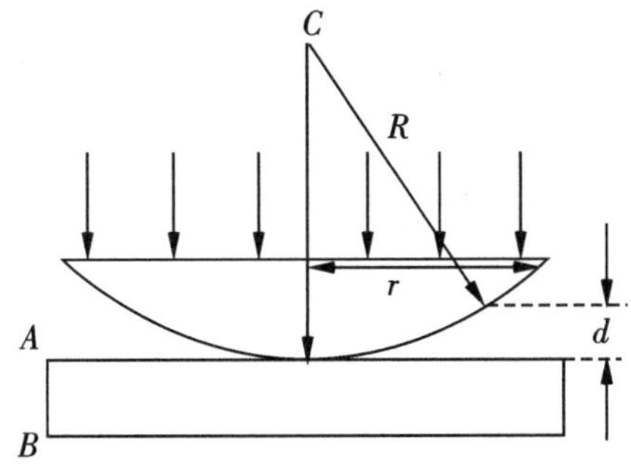

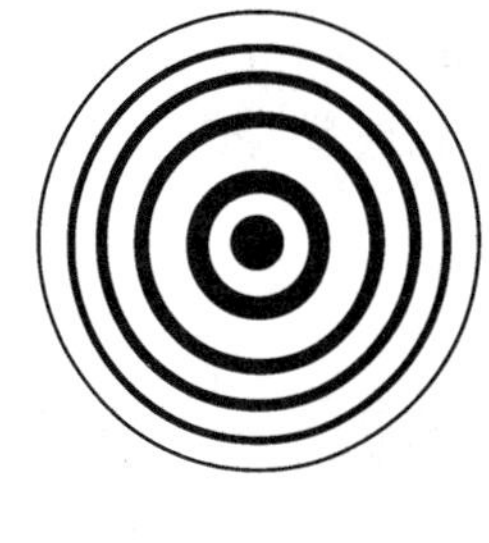
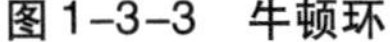

图1-3-3　牛顿环

牛顿环装置常用来检验光学元件表面的准确度。如果改变凸透镜和平板玻璃间的压力，能使其间空气薄膜的厚度发生微小变化，条纹就会移动。用此原理可以精密地测定压力或长度的微小变化。

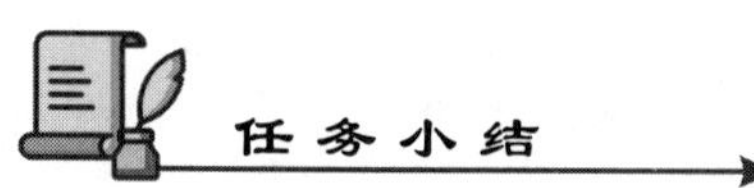

1. 光干涉现象的产生需要相干波源,即频率相同、相位差恒定、振动方向相同的波源。

2. 光程是指光在媒介中通过的几何路程与媒介折射率的乘积 nL,光程之差为光程差。

3. 如果入射光以一定的倾斜角入射,那么相同入射角的反射光有相同的光程差,它们会形成同一干涉条纹。这种干涉条纹称为等倾条纹。

4. 太阳镜等防护镜的表面则需要涂上增反膜,使膜上下两表面的反射光满足加强条件,以减少透光量,增加反射光。

5. 当平行光垂直照射到厚度不均的薄膜上时,前后表面反射光的光程差仅与薄膜的厚度有关,厚度相同的地方,光程差相同,干涉条纹的级数也相同,这种干涉现象称为等厚干涉。

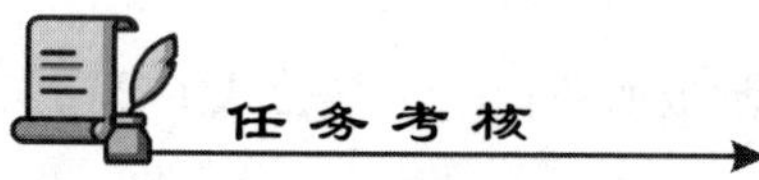

1. 干涉现象的条件是什么?

2. 什么是半波损失?

3. 以单色光照射到相距为 $d=0.2$ mm 的双缝上,双缝与屏的垂直距离 $d'=1$ mm。从第一级明纹到同侧第四级明纹间的距离为 7.5 mm,求单色光的波长;若入射光波长为 600 mm,求相邻明纹的间距。

4. 肥皂泡在太阳光照射下为什么会出现彩色的条纹?

5. 假设镜片表面上镀上一层折射率为 1.45 的薄膜,使垂直入射的波长 555 nm 的黄光全部通过,镀膜的最小厚度是多少?

任务四 光的衍射

水波、声波都会发生衍射现象,那么光是否也会发生衍射现象?若会发生,那么衍射图样是什么样的呢?

一、光的衍射现象

一般情况下,光以直线的路径进行传播。但若光在传播过程中,遇到尺度等于或小于光的波长的障碍物或小孔时,光将偏离原本直线传播的路线而绕到障碍物后面传播，这种现象就叫作光的衍射。

根据观察方式的不同，光的衍射现象分为两类：菲涅耳衍射和夫琅禾费衍射。

菲涅耳衍射是指当光源和观察屏与衍射屏之间的距离为有限远时的衍射，又称为近场衍射，如图 1-4-1 所示。其特点为观察比较方便，但定量计算却很复杂。

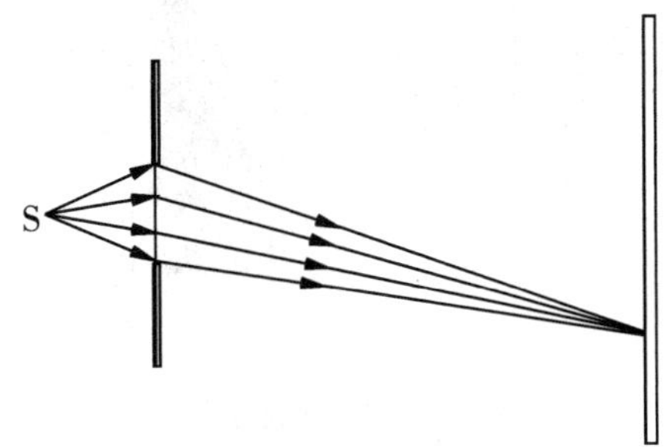

图 1-4-1　菲涅耳衍射

夫琅禾费衍射是指当光源与衍射屏和观察屏之间的距离为无限远时的衍射，又称为远场衍射，如图 1-4-2 所示。点光源发出的光经过透镜 L_1 变成平行光（等效于无限远处光源射来的光），另外一片透镜 L_2 置于障碍物后，将形成的衍射光在透镜的焦平面上成像。这样在保持衍射的性质不变的同时，又可以增加衍射图样的强度，便于观察。

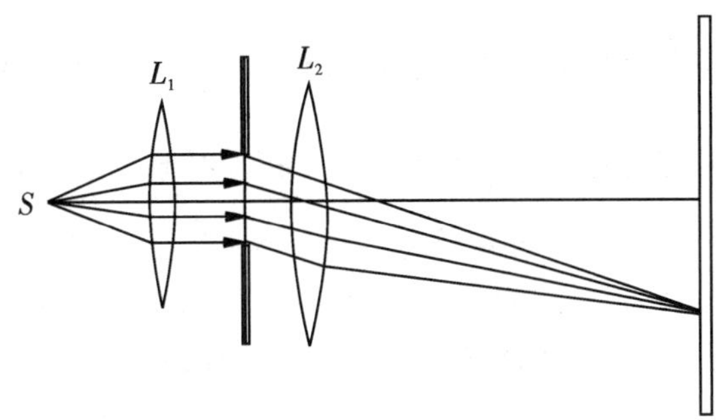

图 1-4-2　夫琅禾费衍射

以下讨论只限于夫琅禾费衍射。

二、单缝衍射

如图 1-4-3 所示，光源 S 在透镜 L_1 的焦点上，板 AB 上有狭缝，缝宽为 b，观察屏 E 在透镜 L_2 的焦平面上。当平行光垂直入射到狭缝上时，在屏幕 E 上会出现明暗相间的衍射图样。

如果 S 是单色光，得到的衍射图样是一组与狭缝平行的明暗相间的条纹。①各级亮纹的宽度不同：中央条纹最宽，两侧条纹越来越窄。②各级亮纹的亮度不同：中央亮纹最亮，向两侧亮度依次减小。

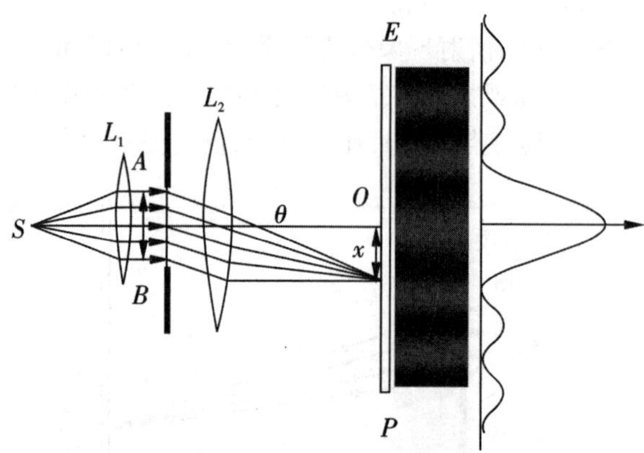

图 1-4-3 单缝衍射

单缝衍射可用半波带法来说明。如图 1-4-4 所示,设单缝的宽度为 b ,入射光的波长为 λ ,衍射角为 θ 。根据惠更斯-菲涅耳原理,屏幕上的衍射条纹情况,取决于各子波传到该点振动的相干叠加,其强弱情况,取决于各子波到达该点的光程差。由于平行光经过透镜会聚后不会产生额外的光程差,故一束衍射角为 θ 的平行光,通过单缝 b 两边缘的光线之间的光程差为:

$$\Delta = b\sin\theta \qquad \text{(公式 1-4-1)}$$

用 $\frac{\lambda}{2}$ 分割 Δ ,过等分点作 BC 的平行线,等分点将 AB 等分,这样将单缝分割成数个半波带。因为相邻半波带的对应点光程差为 $\frac{\lambda}{2}$,相干结果相消,即整个相邻半波带的子波相干结果是相消的。所以若 Δ 被分割成偶数个半波带,P 点为暗纹,如图 1-4-4 所示。若 Δ 被分割成奇数个半波带,P 点为明纹,如图 1-4-5 所示。当 $\theta = 0$, Δ 为零,屏幕中心 O 为中央明纹的中心位置,该处光强最大。对于其他任意衍射角, Δ 不能刚好等于半波长的整数倍,所以衍射图样介于最明和最暗纹之间的中间区域。

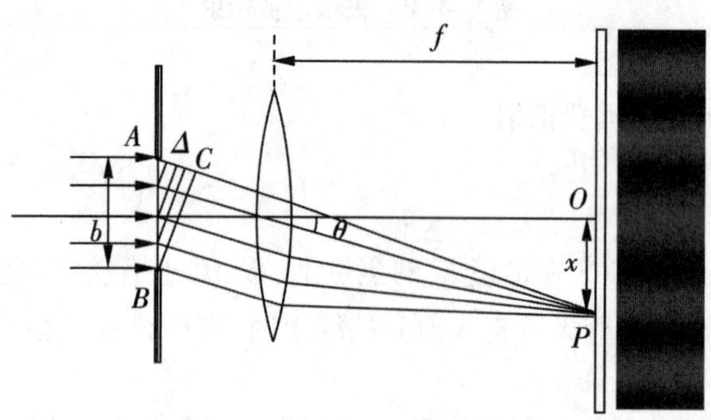

图 1-4-4 Δ 为偶数个半波带的单缝衍射

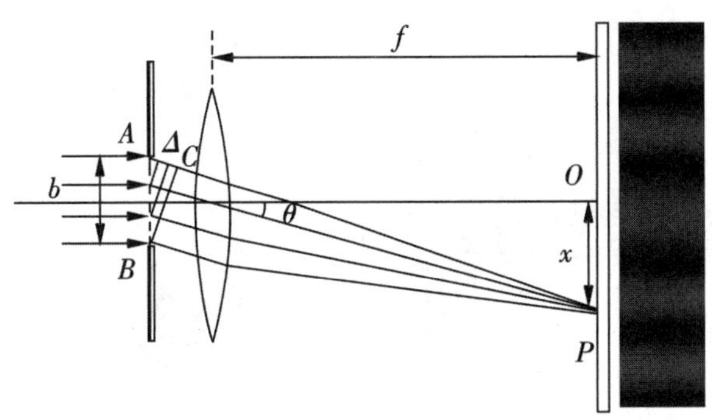

图 1-4-5　Δ 为奇数个半波带的单缝衍射

可见，衍射条纹的明暗条件为：

暗纹中心　　$b\sin\theta = \pm 2k\frac{\lambda}{2}$　　$(k=0,1,2,3,\cdots)$　　（公式 1-4-2）

明纹中心　　$b\sin\theta = \pm(2k+1)\frac{\lambda}{2}$　　$(k=0,1,2,3,\cdots)$　　（公式 1-4-3）

式中 k 为衍射级数，$k=0,1,2,3,\cdots$依次为第一级、第二级、第三级……暗纹和明纹。

两个第一级暗条纹中心间的距离即为中央明纹的宽度，因为一般 θ 较小，中央明纹的半角宽度为：

$$\theta \approx \sin\theta = \frac{\lambda}{b} \quad \text{（公式 1-4-4）}$$

若以 f 表示透镜的焦距，则屏幕上中央明纹的宽度为：

$$\Delta x = 2f\tan\theta \approx 2f\sin\theta = 2f\frac{\lambda}{b} \quad \text{（公式 1-4-5）}$$

屏幕上各级暗纹中心与中央明纹中心的距离为：

$$x = \pm kf\frac{\lambda}{b} \quad \text{（公式 1-4-6）}$$

相邻暗纹之间的宽度 $f\frac{\lambda}{b}$，即是一条明纹的宽度，所以中央明纹的宽度是其他明纹宽度的 2 倍，也是第一级暗纹中心与中央明纹中心的距离的 2 倍。由公式 1-4-6 可见，中央明纹的宽度与波长 λ 成正比，与缝宽 b 成反比。缝越宽，衍射越不明显；缝越细，衍射越明显。当 $b \gg \lambda$ 时，各级条纹向中央移近，密集到一定程度后便只能可见一条明纹。这时，光线传播遵循直线传播。可见，衍射是狭缝窄到一定程度时，光线沿直线传播的一个例外。

当 b 不变时，λ 越大，衍射角 θ 也越大。所以，当入射光为白光时，得到的中央明纹为白色，而其两侧由内到外依次为一系列由紫到红的彩色条纹。

三、圆孔衍射

平行光通过小圆孔后，再经透镜会聚，照射在焦平面上的屏幕上，也会形成衍射图样。如图 1-4-6(a)所示，衍射条纹中央是个明亮的圆斑，外围是一组同心的暗环和明环。

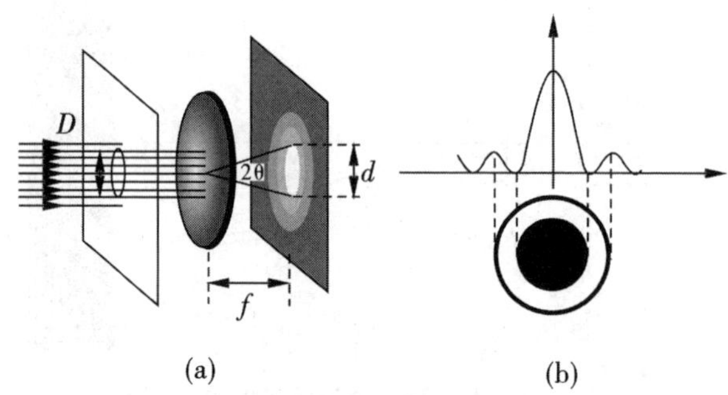

(a) (b)

图 1-4-6 圆孔衍射和爱里斑

如图 1-4-6(b)所示,中央明纹区域称作爱里斑,它的边界是第一级暗纹极小值,集中了衍射光能的 83.5% 。设 D 为小圆孔直径,由理论推导可知,其半角宽度 θ 为:

$$\theta \approx \sin\theta = 1.22\frac{\lambda}{D} \quad \text{(公式 1-4-7)}$$

若以 f 表示透镜的焦距,爱里斑的半径为:

$$r = \frac{1}{2}d = f\theta = 1.22f\frac{\lambda}{D} \quad \text{(公式 1-4-8)}$$

可见 D 越小或 λ 越大,爱里斑的半径 r 就越大,衍射现象越显著。

若距离相近的两个点光源经过透镜成像,因为通光孔的直径 D 有限,所以,两个点光源很近时,以几何像象点为中心的衍射图样会重叠,从而不能分辨。

一般光学仪器成像,可以看成圆孔衍射,由于衍射现象,会使图像边缘变得模糊不清,因此圆孔的夫琅禾费衍射对光学仪器的分辨率即成像质量有直接影响。实验证明,光学仪器的分辨率遵循瑞利判据,即一个发光物点的爱里斑中心恰好与另一发光物点爱里斑的第一个暗纹重合时,即两爱里斑中心距离为爱里斑的半径时,这两个发光物点刚好能被分辨。

(1)两个点光源相距较远,两衍射图样没有重叠,两点能被清晰地分辨,如图 1-4-7(a)。

(2)当两点光源靠近,两衍射图样刚好满足瑞利判据时,两点恰能被分辨,如图 1-4-7(b)。此时分辨角为最小分辨角,大小符合公式 1-4-9。$\frac{1}{\theta_0}$ 称为分辨率,见公式 1-4-10,光学仪器的最小分辨角越小,分辨率就越高。

$$\theta_0 = \frac{d}{2f} = 1.22\frac{\lambda}{D} \quad \text{(公式 1-4-9)}$$

$$\frac{1}{\theta_0} = \frac{D}{1.22\lambda} \quad \text{(公式 1-4-10)}$$

由公式可知:光学镜头直径越大,分辨率越高;入射光波长越短,分辨率越高。一般天文望远镜的直径都很大,中国的天文望远镜“天眼”,直径达到 500 m。电子显微镜用加速的电子束代替光束,其波长约 0.1 nm,可用它来观察分子结构。

(3)当两点光源继续靠近,$\theta<\theta_0$时,两点不能被分辨,而被认为是单个光源,如图1-4-7(c)。

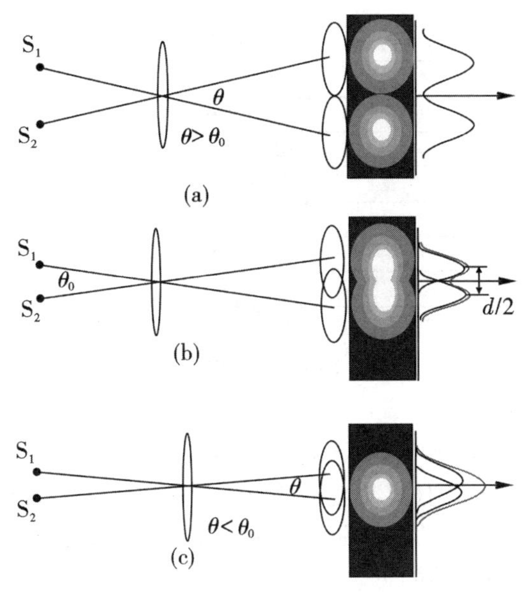

图1-4-7　两点光源的分辨

【例1-4-1】　人眼瞳孔直径在一般的照度下约为3 mm,对感光细胞最灵敏的黄绿光的波长$\lambda=555$ nm,人眼的最小分辨角是多大?在无穷远处(5 m处),所能分辨的最近两点之间的距离是多少?

【解】　$\lambda=555$ nm,$D=3$ mm代入公式1-4-9,得:

$$\theta_0=\frac{d}{2f}=1.22\frac{\lambda}{D}=1.22\times\frac{0.000000555}{0.003}rad\approx0.8'$$

设5 m处恰能分辨时的两物点相距为x,则有:

$$\theta_0=\frac{x}{L}$$

即$x=L\theta_0=5\times0.00023=0.00115$ m$=1.15$ mm

即人眼的最小分辨角为$0.8'$,在5 m处能分辨的最近两点间距为1.15 mm。

四、光栅衍射

光栅是由大量等宽、等间距的平行狭缝所构成的光学元件。在玻璃平片上刻划出一系列平行等距的划痕,刻过的地方不透光,未刻的地方透光,便制成了常见的透射光栅,如图1-4-8。因其能产生衍射效应,故称为衍射光栅。

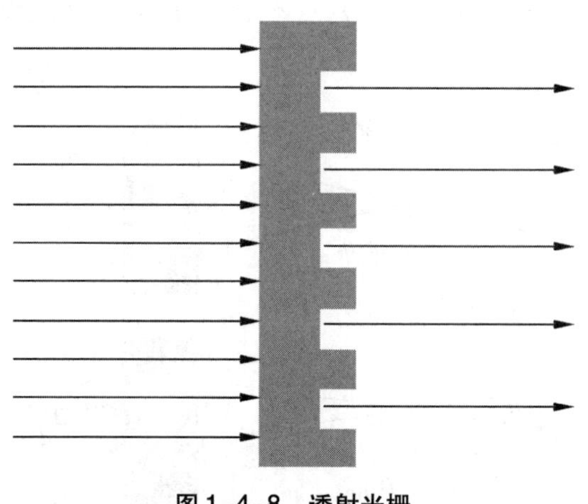

图 1-4-8　透射光栅

如图 1-4-9 所示，当平行光垂直入射到透射光栅上，其中每一条狭缝都在屏幕上的同一个位置产生单缝衍射的图样，又由于各条狭缝都处在同一波阵面上，所以各条狭缝的衍射光也将在屏幕上相干叠加，于是在屏幕上形成了光栅的衍射图样。因此，光栅衍射图样是单缝衍射和多缝干涉的总效果。

透光缝宽度 b 和不透光缝宽度 b' 之和，即 $d = b + b'$ 被称为光栅常数，如图 1-4-9。

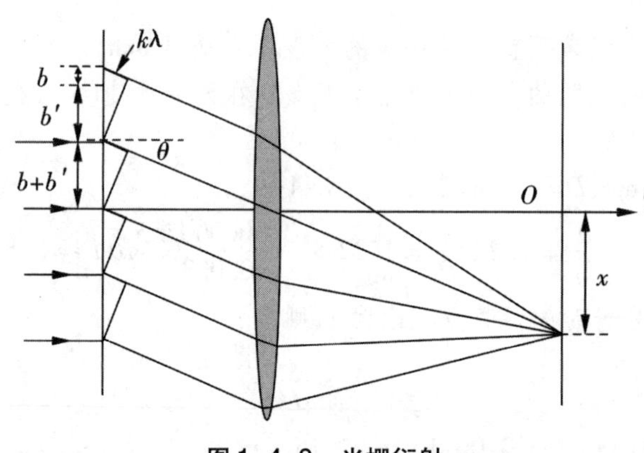

图 1-4-9　光栅衍射

在衍射角为任意角 θ 的方向上，从相邻两条光线发出的光到达光屏的光程差均为 $d\sin\theta$ 。当 θ 满足下列光栅方程时，所有光线到达光屏时都是同相，彼此增强而形成明条纹。

$$d\sin\theta = \pm k\lambda \quad (k=0,1,2,3,\cdots) \qquad \text{（公式 1-4-11）}$$

光栅常数越小，各级明条纹的衍射角就越大，明条纹就越窄，相隔得越远。对给定长度的光栅，总缝数越多，明条纹越亮；光栅常数一定时，入射光波长越大，各级明条纹的衍射角也越大。

如果入射光为复色光，则除中央零级条纹仍为复色光外，其他各级明条纹都按波长不同各自分开，形成光栅光谱。这种由各种波长的单色光经衍射光栅形成的一组谱线又称为衍射光谱。通过衍射光谱可以较精确地测量光波的波长，了解原子、分子的内部结构,还可以了解物质由哪些元素组成及每种元素所占的比例,因此光栅已成为光谱分析仪的核心部件。

任务小结

1. 光的衍射现象分为两类:菲涅耳衍射和夫琅禾费衍射。

2. 光的衍射现象是光偏离了直线传播方向绕到障碍物阴影区的现象,衍射光强按一定的规律分布,形成明暗相间的条纹,它的规律与缝宽、孔的大小及光的波长有关。

3. 光学镜头直径越大,分辨率越高;入射光波长越短,分辨率越高。

4. 光栅常数越小,各级明条纹的衍射角就越大,明条纹就越窄,相隔得越远。对给定长度的光栅,总缝数越多,明条纹越亮;光栅常数一定时,入射光波长越大,各级明条纹的衍射角也越大。

任务考核

1. 光的衍射现象与光沿直线传播两者相矛盾吗?为什么?

2. 什么叫光的衍射?发生衍射现象的条件是什么?

3. 假设在强照度下人眼瞳孔直径 D 为 2 mm。取感光细胞最灵敏的黄绿光波长为 555 nm。人眼的最小分辨视角是多大?在明视距离 25 cm 远处,能分辨的最近两点之间的距离是多少?

4. 什么是瑞利判据?

任务五　光的偏振

在夏天中午开车的时候,我们会发现路面反射光线非常刺眼;逆光垂钓时,水面上反射光线非常刺眼,有时候看去就是白茫茫的一片,很难看清浮漂情况……通过本任务的学习,试解释上述现象。

一、自然光和偏振光

光跟其他电磁波一样是横波,电矢量、磁矢量都和光的传播方向相互垂直,其中能引起感光作用和生理作用的是电矢量 E(光矢量)。人们常把光矢量朝相互垂直的两个方向上进行分解,来对它进行研究,如图 1-5-1(a)所示。对于普通光源而言,与光的传播方向相垂直的平面内,光矢量沿着各个方向振动的光矢量强度都相同,不存在有优势的振动方向,这种光叫作自然光,如图1-5-1(b)、(c)所示。

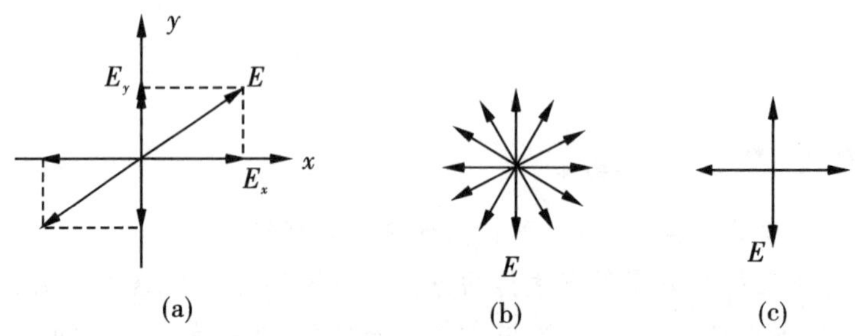

图1-5-1　自然光光矢量平面的矢量分解

如果光矢量只沿某一固定的方向振动,就称为线偏振光或平面偏振光。通过矢量分解,自然光可以简化分解为方向垂直、取向任意的两个偏振光,这两个偏振光振幅相同,强度各为自然光强度的一半,如图1-5-1(c)和图1-5-2(a)、(b)。

如果只存在一个方向上的振动分量,就称为完全偏振光,如图1-5-2(c)、(d);如果在光矢量分布的平面上,其中一个方向上的光振动强于另一个方向上的光振动,则称为部分偏振光,如图1-5-2(e)、(f)。

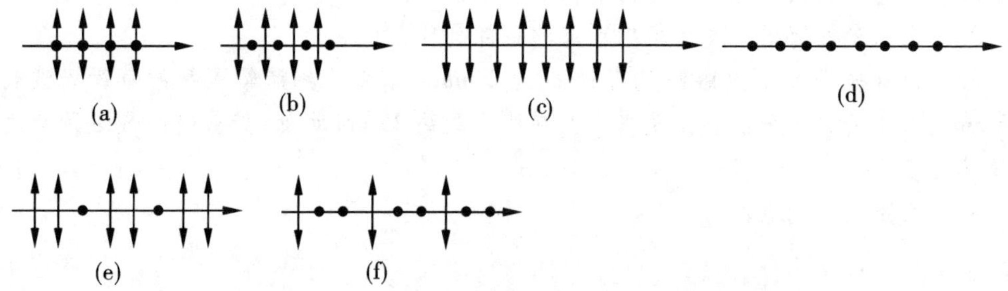

图1-5-2　自然光、偏振光和部分偏振光的图示法

二、偏振片起偏和检偏

某些物质如电气石晶体、碘化硫酸奎宁等,能吸收某一方向的光振动,而只让与这个方向垂直的光振动通过,形成偏振光。这种对相互垂直的两个光振动具有选择性吸收的性能称为二向色性。

1. 偏振片　将具有二向色性的材料敷于透明薄片上,就可制成偏振片。偏振片上允许特定光振动通过的方向,叫作偏振化方向或称为偏振片的透光轴,通常用记号"↕"表示。

2. 起偏　将自然光转变为偏振光的过程称为起偏,产生偏振光的装置称为起偏器,如图1-5-3。偏振片可作为起偏器使用。

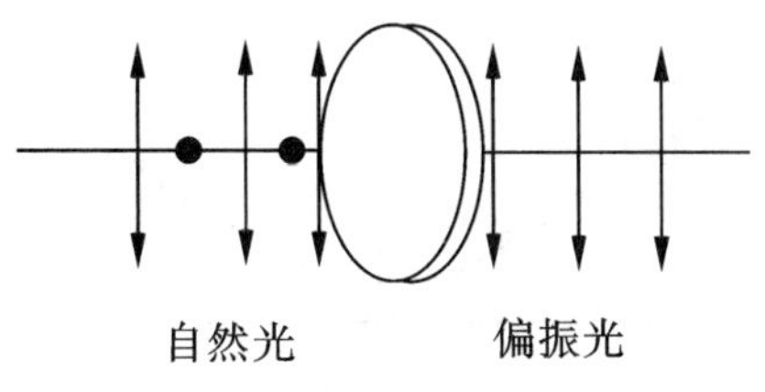

图 1-5-3　起偏示意

3. 检偏　检测某一光是否是偏振光的过程称为检偏，用于检测光波是否是偏振光并确定其振动方向的装置称为检偏器。任何起偏器均可作为检偏器。如果某个光经过旋转中的检偏器，其光强始终保持不变，该光即为自然光；如果光强由亮至全暗（$I=0$），则该光是完全偏振光；如果光强由亮至暗（$I\neq 0$），则该光是部分偏振光。

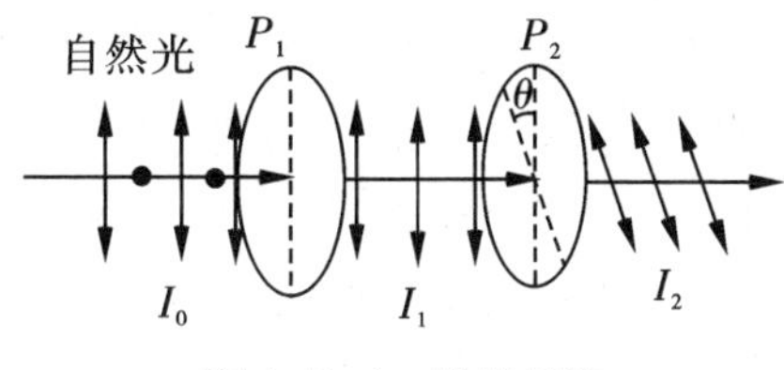

图 1-5-4　检偏示意

如果起偏器 P_1 和检偏器 P_2 的透射轴成一定的角度 θ，如图 1-5-4 所示，那么会有部分出射光 I_2 通过 P_2。角度 θ 不同，就会导致出射光的强度不同，它们的关系符合马吕斯定律：

$$I_2 = I_1 \cos^2\theta = \frac{1}{2}I_0 \cos^2\theta \qquad \text{（公式 1-5-1）}$$

式中 I_2 表示通过检偏器后的出射光强，I_1 表示通过起偏器后的出射光强，I_0 表示通过起偏器前的入射光强，θ 表示起偏器和检偏器透光轴之间的角度。

由公式 1-5-1 可见，当 $\theta = 0°$ 或 $180°$ 时，$I_1 = I_2$，出射光强最大；当 $\theta = 90°$ 或 $270°$ 时 $I_2 = 0$，没有光从检偏器射出，称为消光。当 θ 为其他值时，出射光强介于 0 和 I_1 之间。

三、布儒斯特定律

自然光以一定的角度进入不同的光学媒质时，除了有反射和折射现象外，还有偏振现象。反射光和折射光都成为部分偏振光，反射光中垂直振动多于平行振动，折射光中平行振动多于垂直振动。在特殊情况下，反射光有可能成为完全偏振光，其振动方向和入射面（包含入射光和法线的平面）垂直，如图 1-5-5 所示。根据布儒斯特的研究，反射光的偏振化程度和入射角有关。当入射角 α 和折射角 β 之和等于 90° 时，反射光即成为光振动垂直于入射面的完全偏振光，引起这种偏振光的入射角（布儒斯特角）的大小符合公式 1-5-2：

$$\tan\alpha = \frac{n_2}{n_1} \qquad \text{（公式 1-5-2）}$$

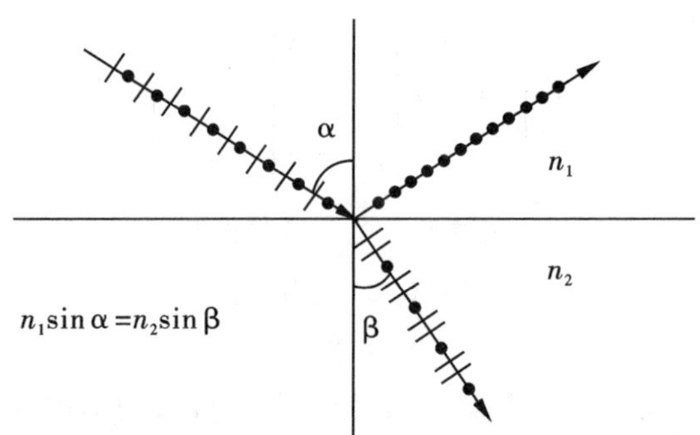

图 1-5-5　折射光和反射光的偏振

当入射角满足公式 1-5-2 时，反射光成为振动方向垂直于入射面的完全偏振光，只存在垂直振动，并且只占入射光的垂直振动的小部分，不存在平行振动，这个规律称布儒斯特定律，α 称为布儒斯特角或起偏角。此时，折射光与反射光线垂直，为部分偏振光，含有垂直振动的大部分和所有的平行振动，见图 1-5-5。

如果重复以上过程，例如使用多重的平行玻璃片，就能逐渐增加折射光的偏振程度；经过多次折射后，透射出的光也接近于线偏振光，其振动面平行于入射面，从而可以作为起偏器和检偏器来使用。

四、偏振片在眼视光临床上的应用

1. 滤光片　一般的滤光片都是过滤不同波长的光，如红绿眼镜的镜片；而偏振片可以阻挡某一方向的振动光，用来当作滤光片以降低透过的光强。

2. 太阳镜　物体表面反射的耀眼的阳光是偏振光，特定角度的偏振镜片可以阻挡这种阳光。若你朝着午后的太阳开车，路面的反射光会很强烈而偏振方向与路面平行。此时戴透光轴为垂直方向的偏振太阳镜会把水平偏振的眩光阻挡掉，只让垂直偏振的光线进入眼中。

3. 分像镜片　偏振片常用于眼视光的各种诊疗仪器中，如立体视检查本、综合验光仪、检眼镜、同视机等。以立体视检查本为例，检查本中存在以随机点方式隐藏的具有不同偏振方向的图案；再利用偏振镜片使左右眼分别接收到不同偏振方向的图案，以造成视差，经大脑融合后便产生立体视效果。若使用的是互相垂直的线性偏振光（45°和135°），便需要搭配同角度的线性偏振镜片来达到分像的目的。

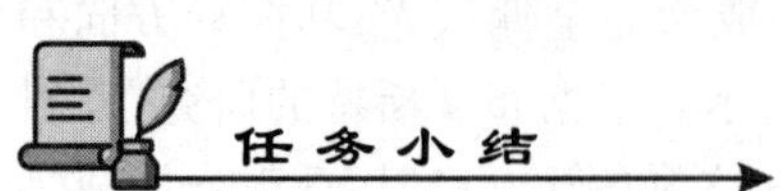

1. 在任意方向上平均分布，光矢量在其分布的平面上不存在有优势的振动方向，这种光叫作自然光。如果在这个平面上，光矢量只沿一个方向固定地振动，就称为线偏振光或平面偏振光。

2. 如果起偏器和检偏器的透射轴既不一致，也不垂直，而是成一定角度的话，那么当角度不同时,就会导致出射光线的强度不同,它们的关系满足马吕斯定律。

3. 当入射角满足一定条件时,反射光成为振动方向垂直于入射面的完全偏振光(只存在垂直振动,并且只占入射光的垂直振动的小部分,不存在平行振动),这个规律称为布儒斯特定律。

4. 偏振片广泛应用于眼视光的各种诊疗仪器中,例如立体视检查本、综合验光仪、检眼镜、同视机等。目前人们常说的钓鱼镜和滑雪镜指的也是偏光镜。

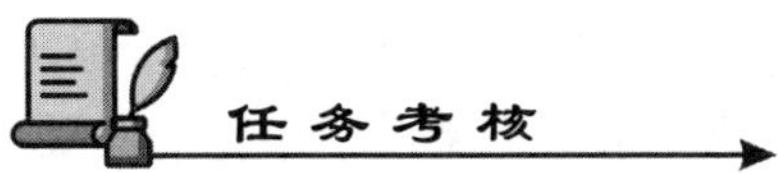

1. 两偏振片以一定的间隔安置于光具座上,正交后消光,一片不动,另一片转动45°,会有什么现象? 如果有出射光,是什么原因? 其光如何?

2. 简述布儒斯特定律。

3. 渔民在打捞鱼时,因为水面刺眼的太阳光反光,看不见浅水下的鱼,该如何应对?

任务六　光的散射与眩光

我们白天经常可以看到蓝天、白云,而在早晨和傍晚日出和日落前后的天边,时常会出现五彩缤纷的彩霞。这些都是阳光的散射造成的,那么为什么同是阳光却产生了如此不同的景色呢?

一、光的散射

如果光在光学性质均匀的介质中传播,沿光束的侧面进行观察就应当看不到光;但当光束通过光学性质不均匀的物质时,从侧面却可以看到光,这个现象叫作光的散射。

光学性质的不均匀可能是由于均匀物质中散布着折射率与它不同的其他物质的大量的微粒,也可能是由于物质本身组成部分(粒子)不规则的聚散造成,例如尘埃、烟、雾、悬浊液、乳状液及毛玻璃等。

散射光是部分偏振的,蜜蜂能够感知天空散射的偏振光,利用其偏振性辨别方向。

通常根据能量是否损失将散射分为弹性散射和非弹性散射两大类:弹性散射是散射光和入射光的频率和波长保持一致的散射,如瑞利散射和米散射;非弹性散射为散射光的频率和波长不同于入射光的散射,如拉曼散射和布里渊散射。

(一)瑞利散射

当入射光通过的光学介质中所含分子微粒尺度小于光的波长时(小于0.1 μm),由于构成该物质的分子密度涨落而被散射的现象称为瑞利散射。散射光和入射光波长、频率相同，散射光的强度和散射方向有关，并和波长的四次方成反比，这种关系称为瑞利散射定律。

如大气散射主要是氧气和氮气的密度涨落引起的瑞利散射。红光波长是蓝光波长的 1.8 倍左右，根据瑞利散射定律，在入射的蓝紫光的光强与红光光强相等的条件下，蓝紫光的散射大约是红光的 10 倍。因此，蓝色光比红色光散射得更厉害，故散射光中波长较短的蓝光占优势，晴朗的天空会呈现浅蓝色。

但只有在微粒尺度比光波的波长小的情况下，才能够观察到这种符合瑞利定律的散射。

（二）米散射

当入射光通过的光学介质中所含的分子微粒尺度与入射光波长可以比拟时，散射光的规律不再遵循瑞利定律，其强度分布复杂且不对称，称为米散射。米散射中光的波长、频率不发生变化。

白云对可见光的散射就是米散射，白云是由大气中的水滴组成的，由于这些水滴的半径与可见光的波长相比已不算很小，瑞利散射不再合适，这样，水滴产生的散射与波长的关系不大，这就是云雾呈现白色的原因。

低层大气中含有较多的尘粒，这里的散射以米散射为主，阳光被散射后基本仍为白光，因此，地平线附近的天空为灰白色或青灰色。

清晨，在茂密的树林中，常常可以看到从枝叶间透过一道道光柱，这种自然界现象就是丁达尔现象，为米散射的一种表现。我们在化学实验室里也可以看到这种现象。

丁达尔现象产生的原因，是因为在溶胶中，胶体微粒的直径大小恰当，当光束照射胶粒上时，胶粒将光从各个方向全部反射，胶粒即成为一小光源，故可以明显地看到无数小光源形成的光亮“通路”。散射光的强度，随着微粒直径的增加而变化。

悬（乳）浊液分散质粒子直径太大，对于入射光只有反射而不是散射：溶液里溶质粒子太小，对于入射光散射很微弱，所以溶液和悬（乳）浊液无丁达尔现象。

眼科临床上常利用这种现象检查眼前房炎症反应，正常前房在裂隙灯下为暗光区，当前房出现炎症时，渗出物中的微粒使得入射光束发生散射，出现了光的通路，炎症反应越重，散射越明显。此外，还设计了激光散射光计来定量前房炎症反应的程度。

（三）拉曼散射

在光的散射过程中，如果分子的状态也发生变化，则入射光与分子交换能量的结果可以导致散射光的频率、波长发生改变，叫作拉曼散射。拉曼散射的强度极小，约为瑞利散射的 1‰。拉曼光谱、频率、强度及偏振等标志着散射物质的性质，可用于研究分子结构及分析化合物的成分。利用激光产生的受激拉曼散射，可导致生物组织细胞损伤。

（四）布里渊散射

在光的散射过程中，如果和原子的热运动模式偶合而造成了能量微小变化，使得入射光的频率发生偏移，这种散射称为布里渊散射。经过高解析光谱分析，可以得出频移的量，由此来研究物质的基本性质（弹性、磁性变化）及多种交叉效应（压电、磁弹、光弹等）。利用激光产生的受激布里渊散射，可致细胞破裂，出现水肿。

二、眩光

眩光是指由于视野中的光源亮度分布和亮度范围不适宜，或存在极端的亮度对比，以至引起不舒服的感觉或降低了对目标和细节的分辨能力的视觉现象。眩光现象是影响视觉质量的最重要因素之一。

眩光光源可分为直接眩光光源和间接眩光光源。直接眩光如太阳、夜间对面开来的车的车灯等；间接眩光如平滑的墙面、水面、镜面等物面上反射的光等。

（一）眩光的分类

眩光主要分为 3 种形式，即不适性眩光、失能性眩光和目盲眩光。

1. 不适性眩光　由于视野中不同区域光的亮度相差太大或过亮的照明所致，会导致视觉不适，引起心理上不舒适的感觉，如头痛、眼部疲劳、烧灼感、流泪等，但不一定影响视力和视觉功能。比如在强烈阳光下或在很亮的光源直射的视野中看书，或在正午从室内走到室外等情况，均会产生不适的感觉，这种不适感觉可以通过视觉逃避而避免视力丢失，如驾驶时面对明亮的汽车前灯会转过脸去。

2. 失能性眩光　是指不一定引起不舒适的感觉，但会导致视力或视功能下降的眩光，如由光照在脏的车挡风玻璃上而产生的视力丢失，这种视功能的下降是由于眩光光源经过眼外不均匀介质或角膜、晶状体等眼内组织时产生散射，在眼内形成光幕，其叠加于视网膜像上，导致视网膜物像的对比度下降，视功能随之下降。

视网膜像的对比度：

$$C = \frac{L_{max} - L_{min}}{L_{max} + L_{min}} \qquad \text{（公式 1-6-1）}$$

式中，L_{max} 表示视网膜像的最大亮度；L_{min} 表示视网膜像的最小亮度。

当眩光光源发生散射时，以光幕状叠加于视网膜像上，使得最大亮度和最小亮度之差保持不变，而最大亮度和最小亮度之和增大，故对比度下降。

3. 目盲眩光　视野中存在极端强度的眩光光源，即使在其被移除一段时间后，仍无法看见任何物体，产生类似于一种暂时目盲状态。如在直视很强的闪光灯照射后，周围的物体即不能产生分辨。

（二）眩光产生的原因

眩光的产生多数是光源亮度的缘故，可有以下几种情况：环境亮度越低，光源本身的亮度越高，则眩光越显著；光源与眼睛的距离越近，投射方向越靠近视轴，则眩光越强烈；光源的面积越大，光源数目越多，则眩光越显著。

引起眩光的生理性原因主要有以下几点：①由于高亮度的刺激，使瞳孔缩小。②由于角膜、晶状体等对光线的散射在眼内形成光幕。③由于视网膜受高亮度的刺激，使适应状态被破坏。是否能造成眩光现象，眼的适应状态是重要的因素，暗适应状态下即使光线不甚强烈也可能产生眩光。

眩光的检测和评估系统众多，目前眼科临床上检测的大多为失能性眩光。它主要评价眼内出现散射光时对视功能的影响。眼内如出现散射光附加在视网膜影像上，会使视网膜像的对比度下降，导致视功能降低。由此，眩光是与对比敏感度密切相关的一种视功能检查方法。通过在有或无眩光情况下测定患者看远或看近的对比敏感度及视力，进行比较后可以评估该眩光对视力和视功能的影响程度。

（三）眩光的防护

考虑到视功能和用眼的舒适度，必须对眩光加以控制或尽量避免，如降低眩光光源的亮度，增大光源与视轴之间的夹角，必要时佩戴防护眼镜等。

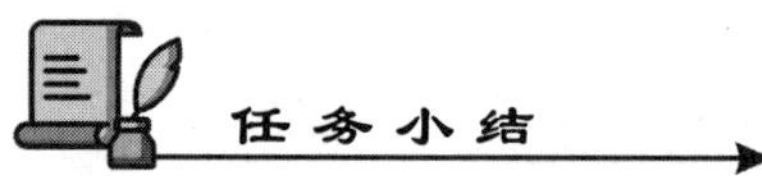

1. 光束通过不均匀媒质时，部分光束将偏离原来方向而分散传播，从侧向也可以看到光的现象，叫作光的散射。

2. 当入射光通过的光学介质中所含分子微粒尺度小于光的波长时发生的散射现象称为瑞利散射。

3. 瑞利散射中，散射光和入射光波长、频率相同，散射光的强度和散射方向有关，并和波长的四次方成反比，这种关系称为瑞利散射定律。

4. 当入射光通过的光学介质中所含分子微粒尺度与入射光波长可比拟时，散射光强度分布复杂且不对称，称为米散射。

5. 眩光主要分为 3 种形式，即不适性眩光、失能性眩光和目盲眩光。

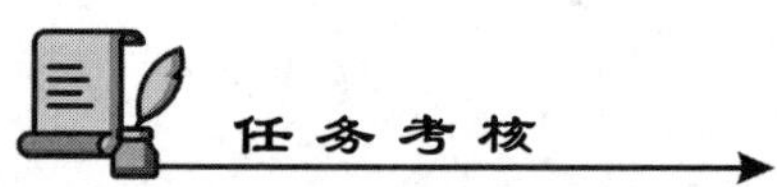

1. 假设一混合光经过大气层，蓝光的波长为 400 nm，而红光的波长为 720 nm，根据瑞利定律，散射光中蓝光和红光的强度比是多少？

2. 为什么旭日和夕阳呈红色？

3. 在大雾中，汽车的车灯照出的光通路属于哪种散射？

4. 激光角膜屈光手术后早期可能出现的眩光属于哪种眩光？

任务七 光度学基础

在很多的时候，我们可以通过量化获得更多的信息。比方说新交了一个朋友，父母问你新交的这个朋友多高，你可能会说跟我差不多高，那这个时候父母只能有一个大概的印象，日常生活中基本上就可以了。但在有些情况下，比方说要购买一个能够在白天不关窗帘就能让同学们看清屏幕的教学用投影机，就得用量化的方法，确认它的光通量是多少流明。

一、光度学

可见光的波长在 380 ~ 760 nm，其能量度量可以分为两类，一类为物理量，称为辐射度学量，描述了可见光的辐射能量的大小；另一类是结合人眼对辐射能的灵敏度，来描述可见光强度大小的生理量，称为光度学量。这种考虑到人眼的主观因素后的相应计量学科称为光度学。

二、辐射（能）通量

单位时间内通过某一面积元 ds 的辐射能叫作辐射通量，又称辐射功率，SI 单位制中该量的单位是瓦。

1. **辐射通量谱密度**　单位时间内通过光源面积元 ds 的某一波长附近（$\lambda \sim \lambda + d\lambda$）的单位波长间隔内的光能量，用 $e(\lambda)$ 表示。

2. **波长 dλ 范围内光谱辐射通量**　单位时间内通过光源面积元 ds 的某一波长附近（$\lambda \sim \lambda + d\lambda$）的光能量，用 $d\varepsilon = e(\lambda)d\lambda$ 表示。

3. **辐射通量**　单位时间内面积元 ds 辐射出来的所有波长光的能量，用 ε 表示。

$$\varepsilon = \int_0^\infty e(\lambda)\,d\lambda \qquad \text{（公式 1-7-1）}$$

三、视见函数（光见度函数）

在可见光谱中，不同波长的光所引起的视觉反应程度即光谱灵敏度不同，人眼对黄绿色光最灵敏，对红光和紫光灵敏度较差，而对红外光、紫外光则没有反应。

将波长 555 nm 的光与某个波长的光，产生相同的明暗视觉感受所需要的辐射通量的比值叫作明视觉视见函数。在标准亮度下，人眼最敏感的波长 $\lambda = 555$ nm 的黄绿光之视见函数规定为 1，对红光、紫光的视见函数小于 1，而红外光和紫外光的视见函数为 0。

也就是说，设某一波长 λ 的光和波长 555 nm 的光，产生相同的亮暗视觉感受所需的辐射通量分别为 $\varepsilon(\lambda)$ 和 $\varepsilon(555)$，则比值 $\nu(\lambda) = \dfrac{\varepsilon(555)}{\varepsilon(\lambda)}$ 叫作明视觉视见函数。显然，$\nu(\lambda) \leqslant 1$。

如图 1-7-1 为明视觉视见函数曲线。

在弱光条件下，人眼最灵敏的波长是 505 nm，视见函数是不同的，称为暗视觉视见函数。

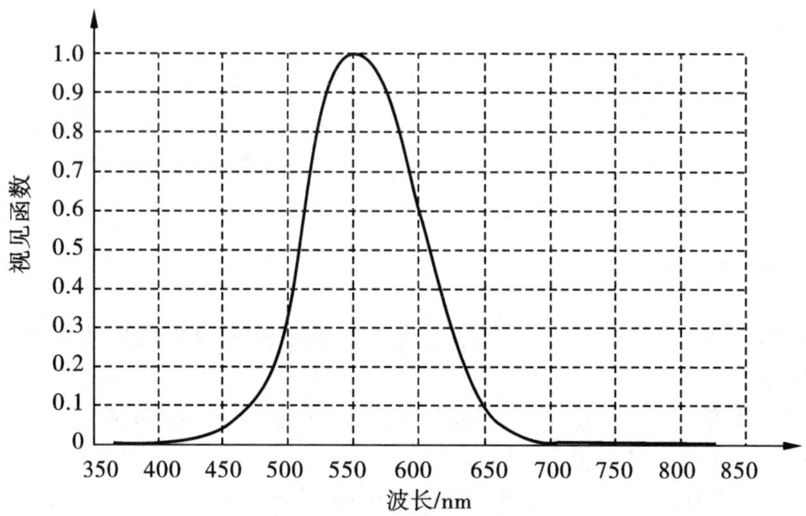

图 1-7-1　明视觉视见函数

【**例** 1-7-1】　人眼同时观察距离相同且在观察方向上辐射强度相等的两个辐射体 A 和 B,A 的波长为 600 nm,B 为 500 nm。问两个辐射体对人眼的视觉强度的关系如何?

【**解**】　由明视觉视见函数曲线可知,$\nu(600)\approx0.6$,$\nu(500)\approx0.3$

$$\because\quad \nu(\lambda)=\frac{\varepsilon(555)}{\varepsilon(\lambda)}$$

$$\therefore\quad \frac{\nu(600)}{\nu(300)}=\frac{\dfrac{\varepsilon(555)}{\varepsilon(600)}}{\dfrac{\varepsilon(555)}{\varepsilon(500)}}=\frac{\varepsilon(500)}{\varepsilon(600)}=\frac{0.6}{0.3}=2$$

即辐射体 A 对人眼产生的视觉强度大约为 B 的 2 倍。反之,若使两者对人眼产生相同的视觉强度,则 A 的辐射强度应该是 B 的一半。

四、光通量

单位时间里光源发出的能量称为辐射通量 Φ_e。但是,并非各种波长的光都能使人眼产生视觉,能引起人眼视觉强度的辐射通量称为光通量 Φ_v,它与辐射通量和视觉函数之积成正比:

$$\Phi_v = Cv(\lambda)\Phi_e \qquad \text{(公式 1-7-2)}$$

式中 Φ_e 表示辐射通量,单位是瓦特(W); $\nu(\lambda)$ 表示视见函数;Φ_v 表示光通量,单位是流明(lm)。光通量是指光源发出的能够被人的视觉系统所感受的那部分光辐射功率大小。因此,只要用到光通量这个词,所指的光辐射就不包括红外线和紫外线。

1 W 功率 555 nm 的黄绿光发出的光通量是 683 lm;一只 40 W 的日光灯输出的光通量大约是 2100 lm。

五、发光强度

一个小灯泡,通电后,向四面八方发出光;把它装到手电筒的反光灯罩中,其发出的光通量虽然不变,但是发出的光被聚集在一定的范围里,这个光源的效果就会更明显。这就是发光强度的变化。

一个任意形状的封闭锥面所包含的空间角叫作立体角 Ω。立体角的单位是球面度(sr),以锥顶为中心,以 r 为半径作一个圆球,如锥面在球面上所截的面积为 r^2,则该立体角是一个球面度。即若以 Ω 表示立体角,则此立体角对应的锥面在球面上所截的面积 $S=\Omega r^2$。例如圆心对整个圆球来说,立体角为 4π,对应整个球体表面积为 $4\pi r^2$。

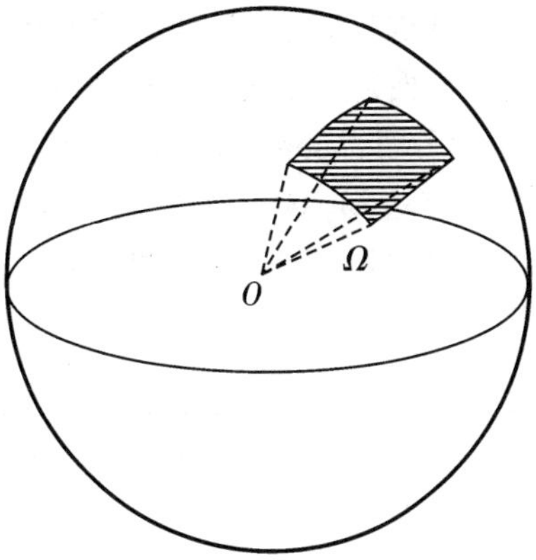

光源单位立体角中发出的光通量叫作发光强度。即:

$$I=\frac{\Phi_v}{\Omega}\qquad\text{(公式 1-7-3)}$$

图 1-7-2　立体角

发光强度的单位是坎德拉(cd),1 cd(坎德拉) = 1 lm/1sr。

对于均匀发光体,向空间各个方向的光通量为:$\Phi=4\pi I$。

六、亮度

光源表面(法线方向上),每单位面积上所发出的发光强度叫亮度(表 1-7-1)。

$$L=\frac{I}{S}\qquad\text{(公式 1-7-4)}$$

亮度的单位是尼特(nit),或 cd/m^2。

$$1\ \text{nit}=\frac{1\ \text{cd}}{\text{m}^2}=\frac{1\text{lm}}{\text{m}^2\times\text{sr}}\qquad\text{(公式 1-7-5)}$$

表 1-7-1　常见发光体的亮度

发光体	亮度/nit	发光体	亮度/nit
人眼适应的最好亮度	100	眼能习惯的亮度	3000
人眼能比较好地分辨出颜色的亮度	1	太阳表面	2000000000
满月表面	2500	满月下的白纸	0.07
白炽灯灯丝	10000000	阳光下的白纸	30000
无月夜空	0.0001		

七、照度

照度是表征受照面被照明程度的物理量,它可用落在受照物体单位面积上的光通量的数值来量度,即:$E=\frac{\varphi}{S}$,光照度的单位是勒克斯(lx)。被光均匀照射的物体,在 1 m^2 面积上得到的光通量为 1 lm 时,它的照度是 1 lx。

光照度是表征受照面被可见光照射程度的物理量，反映受照面的明亮程度。在实际生活中对于视觉的影响是有意义的。

人眼辨认方向所需的照度是 1 lx，晴朗夏天室内的照度为 100 ~ 500 lx，而太阳不直射的露天地面光照度达到了 1 000 lx。我国规定教室课桌面上的平均照度值不应低于 150 lx，教室黑板应设局部照明，其平均垂直照度不应低于 200 lx。在视力表检测视力时，它的表面光照度应达到 200 ~ 800 lx。在临床眼屈光学及卫生学方面，光照度都有重要的意义。表 1-7-2列出了特定场所的规划光照度值和自然光条件下所能达到的光照度值。

表 1-7-2 一些典型情况的光照度值

场合	光照度/lx	场合	光照度/lx
观看仪器示值	30 ~ 50	太阳直照时的地面照度	10 万
一般阅读及书写	50 ~ 75	辨别方向所必需的照度	1
精细工作（如修表等）	100 ~ 200	满月在天顶时的地面照度	0.2
国际对数视力表的照度	200 ~ 800	无月夜地面的照度	3×10^{-4}
晴朗夏日采光良好的室内	100 ~ 500	眼睛能感受的最低照度	3×10^{9}

为了更好地理解以上几个物理量，可以把它们用以下几个图来形象地表示。

关于光通量，如图 1-7-3，对发光体来说，光通量可以用光线条数表示，光线条数越多，光通量越大。从左到右，光通量越来越小。

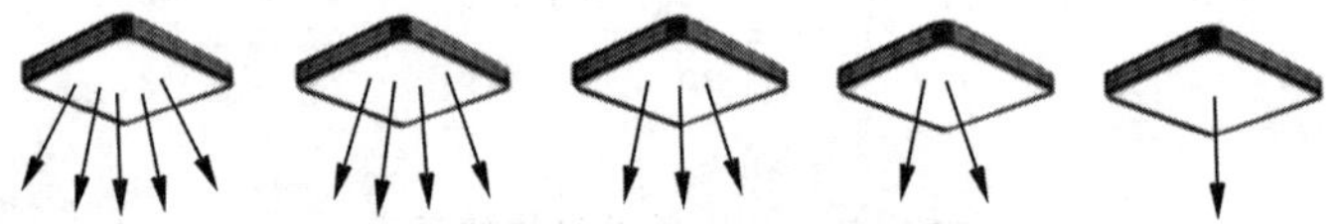

图 1-7-3 发光体光通量的形象表示（图中的小方块为吸顶灯）

关于发光强度，如图 1-7-4，对发光体来说，发出同样多的光线（光通量），但是立体角大小不同。从左到右，发光强度越来越大。

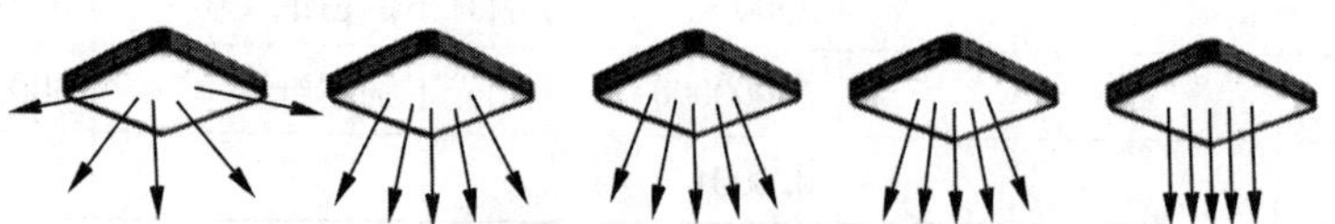

图 1-7-4 发光体发光强度的形象表示

关于亮度，如图 1-7-5，对发光体来说，同样方向和数量的光线来自的发光面积不同，发光强度（光线数量相同，立体角相同）一样。从左到右，亮度越来越小。

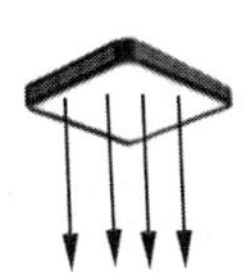
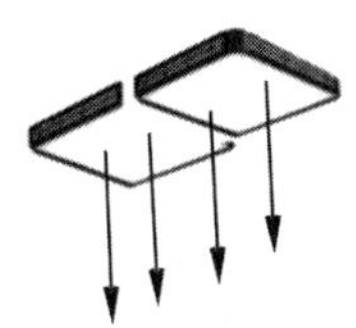
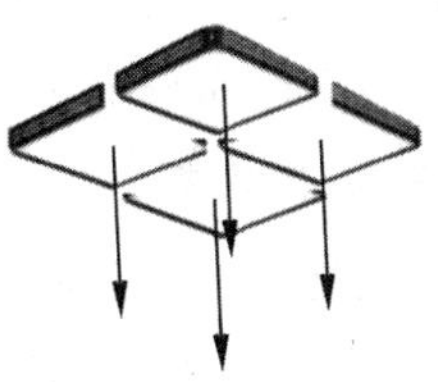

图 1-7-5　发光体亮度的形象表示

照度是指落在受照物体单位面积上的光通量，所以，如图 1-7-6，对被照射的物体来说，从左到右，照度越来越小。

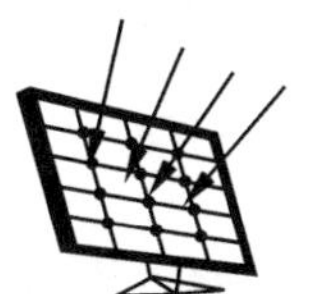
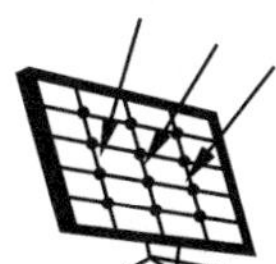
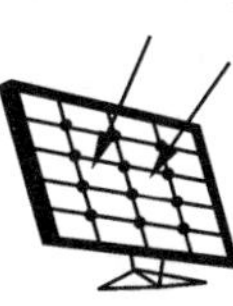
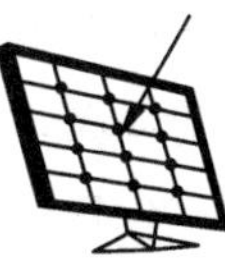

图 1-7-6　被照射物体照度的形象表示
（图中的小方块为太阳能电池板）

八、反射比与反射光能损失

光垂直照射到两种透明介质的光滑界面上时，在发生折射的同时，也会有一小部分光反射回原介质。没通过界面的反射光，形成光能损失。反射的光通量与入射光的光通量之比称为反射比，通常用 ρ 表示。

$$\rho = \left(\frac{n' - n}{n' + n}\right)^2 \qquad \text{（公式 1-7-6）}$$

例如，在折射率为 1.5 的玻璃与空气交界面上的反射损失达到了 4%。

反射光能损失与界面两侧介质的折射率有关。界面两侧的介质折射率相差越大，反射损失越大，反射的光能不仅减小成像的光强度，同时还在像面上形成杂散光背景，像的对比度降低，分辨率下降。在镜片生产加工工艺中，通过在镜片的表面镀防反射膜（即增透膜）来降低反射损失，提高成像质量。

九、光度学与视觉

视觉的形成是一个极其复杂的过程，它涉及物理学、生理学和心理学几个方面。在此我们只从光度学的角度考虑影响视觉的因素，从改善光强度、光照度及光亮度等方面去改善视觉环境，以降低人眼屈光不正的发生率。

（一）光强度与视力

照明强度与视力高低有对应关系，但这种关系有不确定性，此外还具有个体差异。例如在同一照明强度下，某些人可以得到很好的视力，不会出现任何不适。但敏感的人可能感到视力下降，还可能引起屈光不正、视疲劳或引起眼睛疾病。为了保证用眼卫生,不要在强烈阳光下阅读,要保证光亮度适当,太亮太暗或者反光都会影响视力。尽量在自然光线比较好的条件下阅读或写字。

(二)光照度与视力

改善照度的均匀性和强弱,能有效预防和克服视疲劳,降低屈光不正的发生率。

(1)在不同职业工种中,提高照度的均匀性以及控制照度的强弱是必要的、有益的。

(2)在观察物体细部时,适当增加照度可以改善视觉效果。

(3)在长时间持续阅读用眼时,更要注重照度对视力的影响。比如在教室中,合理的照明标准和采光设计,有利于保护学生的视力。

(4)在使用的视力表检测时,应采用人工照明,如用直接照明法,表面照度应达到200 ~700 lx。如用后照明法(视力表灯箱后屏幕显示),则视力表白底的亮度应达到80 ~320 cd/m^2。同时要求照明均匀、恒定、无反光、无眩光。

(三)光亮度与视力

物体亮度与照明强度以及该物体的表面反射系数有关。各种物体的漫反射特性不同,即漫反射系数不同。漫反射系数越大,亮度越大,越容易观察。例如屏幕的光亮度 L 与其光照度 E 满足 $L=\frac{\rho E}{\pi}$(其中 ρ 为反射比)。有关研究资料表明,在一定的范围内加大亮度可以提高视力,夜间的交通事故往往与夜间光线亮度不足导致视力下降有直接的联系。周围环境与注视目标的亮度对比也会影响视力。亮度对比过大,可致视力下降,甚至视疲劳。如驾驶员开车刚从隧道出来,因亮度的突然变化,容易导致视力不适。

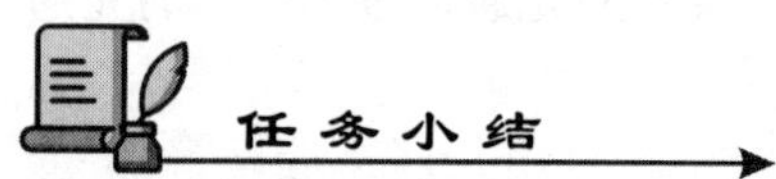

1. 光度学研究内容包括光通量、发光强度、光照度和光亮度等。
2. 这些光学量和视觉的形成高度相关。
3. 在实际中应该考虑这些光学量对视力的影响。

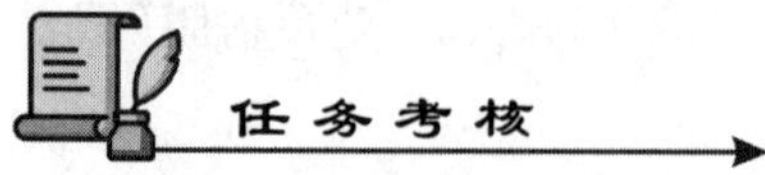

1. 光度学中哪些物理量会影响视力?
2. 反射光能损失与哪些因素有关? 如何减少反射损失?
3. 光度学中的描述发光体的基本物理量都有哪些? 其单位分别是什么? 描述被照射面的基本物理量都有哪些? 其单位分别是什么?

任务八　色度学基础

从黑白照片到彩色照片、从黑白电视到彩色电视，人类的很多发明创新都是围绕着颜色展开的，给我们带来了很好的生活体验。本任务就来学习颜色是怎么回事。

当可见光进入人眼，主观感觉根据波长不同表现为各种不同的颜色。色度学是把主观的颜色感知和客观的物理刺激联系起来，研究颜色视觉规律和测量理论及其技术的一门学科。它是以光学、视觉生理、视觉心理等学科为基础的综合性科学，是研究颜色的感觉、计算、测量和辨别的学科。

一、颜色和人的色觉

（一）颜色

波长一定的光称为单色光，其颜色称为光谱色（简称谱色）。还有很多颜色是由几种波长不同的光混合而成，这样的颜色并不出现在光谱色中，它们称为非光谱色（简称非谱色）。单色光的颜色是连续变化的，不存在严格的界限（表 1–8–1）。

表 1–8–1　不同波长与颜色的关系

波长/nm	颜色感觉	波长/nm	颜色感觉
620 ~ 760	红	500 ~ 530	绿
590 ~ 620	橙	470 ~ 500	青
560 ~ 590	黄	430 ~ 470	蓝
530 ~ 560	黄绿	380 ~ 430	紫

（二）人的色觉

辨别颜色的能力是指视网膜对不同波长光的感受特性，人眼视网膜锥状感光细胞内有 3 种不同的感光色素，它们分别对 670 nm 的红光、535 nm 的绿光和 445 nm 的蓝光吸收率最高。当 3 种感光色素吸收率不同（即表现为红、绿、蓝 3 种颜色混合比例不同），就可形成不同的颜色，从而产生各种色觉。实验发现，人眼对任一色彩的视觉反应取决于红、绿、蓝 3 种色输入量的代数和（此称格拉斯曼定律），这一结论为色度学理论奠定了重要基础。

例如当黄光进入人眼时，它能同时刺激视网膜上含有红敏素和绿敏素的两类锥状细胞，产生的是“红”和“绿”的综合感觉——黄色。

二、颜色的分类及其属性

（一）颜色的分类

1. 颜色可以分为彩色和非彩色两大类　非彩色指白色、黑色和不同程度的灰色组成的颜色系列。彩色指除非彩色系列以外的所有颜色。

2. 原色、间色、复色和补色　在众多的颜色中，有些颜色可以通过其他颜色合成得到，而有些颜色不能通过合成得到。于是彩色可以区分为原色、间色及复色和补色。

原色：不能由其他颜色混合合成得到的颜色，但可以合成其他的颜色，这种颜色称为原色。

间色：两种原色混合得到的颜色称为间色。

复色：两种或两种以上的间色混合得到的颜色叫复色。

补色：凡是混合可得到白色或灰色的两种色称为补色。补色都是相互的（图 1-8-1）。

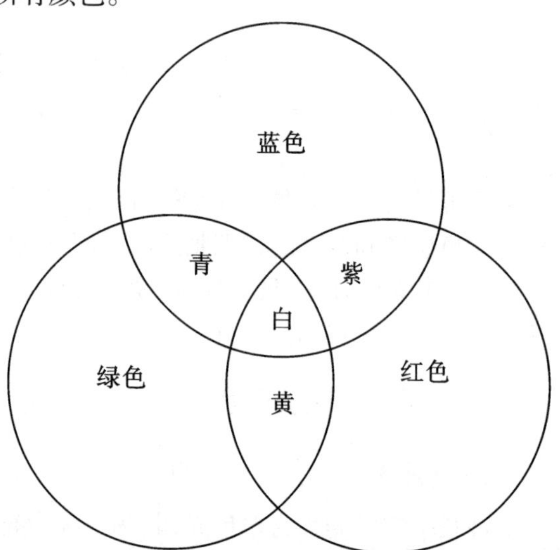

图 1-8-1　原色、间色、复色和补色

【例 1-8-1】　红色+绿色=黄色（间色）

红色+蓝色=紫色（间色）

蓝色+绿色=青色（间色）

【例 1-8-2】　绿色与紫色互为补色，蓝色与黄色互为补色，红色与青色互为补色。

（二）颜色的属性

物理学家麦克斯韦定义了颜色的 3 个变量，即色调（色相）、明度（明亮度）和饱和度（纯度），这是颜色的属性。

1. 色调　色调是区分不同颜色的特征。太阳光可分解为 7 种颜色，实际上是指 7 种不同的色调。在可见光谱范围内，不同波长的辐射，在视觉上呈现不同的色调。光源颜色的色调取决于辐射的光谱的组成，而物体的颜色则与照明的光谱组成有关，还与物体对光的选择吸收有关。

2. 明度　明度也称色阶、亮度、深浅，表示颜色的明亮程度。同一色调的明度不同表现着这种色调色彩深浅的差别。黑色明度最低，白色明度最高。

3. 饱和度　饱和度也称彩度、纯度，表示彩色的纯洁性。在可见光谱中，各种单色光是最饱和的颜色。一种颜色，可以看成是某种光谱色与白色混合的结果，其中光谱色所占的比例越大，颜色饱和度就越高。

彩色必须具备上述 3 个特征，其参数不同，表示着颜色间的差别。

非彩色只有明度的差别，没有色调的区分，饱和度为 0。

4. 色调、明度与饱和度三者之间的关系　色调、明度、饱和度的数字规定，除颜色本身的光学性质外，人的生理因素起着很重要的作用。1905 年，美国美术教师孟谢尔根据人的色觉敏感度和知觉性的差异，对 8 个基本色调的明度和饱和度做了规定，如表 1-8-2 所示。

表 1-8-2　基本色调的明度和饱和度

色调	明度	饱和度	色调	明度	饱和度
红	4	14	蓝绿	5	6
黄橙	6	12	蓝	4	8
黄	8	12	蓝紫	3	12
黄绿	7	10	紫	4	12
绿	5	8	紫红	4	12

颜色的 3 个基本属性——明度、色调、饱和度可以用一个三维空间纺锤体表示出来，如图 1-8-2。白黑系列明度的变化由立体的垂直轴代表；圆周上的各点代表光谱上各种不同的色调；从圆周向圆心过渡表示饱和度逐渐降低。这样，客观上存在的各种颜色都能在图中找到相应的位置。

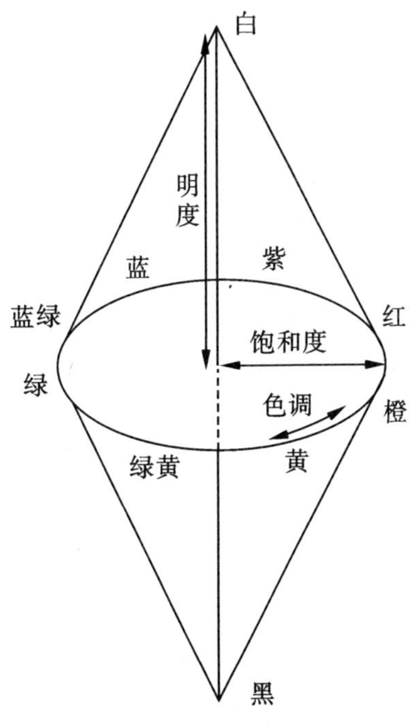

图 1-8-2　颜色属性

三、颜色混合及颜色混合定律

（一）颜色混合

各种颜色可以通过两种或两种以上的颜色混合得到。颜色混合有两种方式。

1. 色光混合　不同颜色光的直接混合称为色光混合，该混合是颜色的相加混合。颜色的相加混合，是几种颜色光同时或者快速先后刺激人的视觉器官，产生不同于原来颜色的新的颜色感觉。见图 1-8-1。

【例 1-8-3】　红色+绿色=黄色

红色+蓝色=紫色

蓝色+绿色=青色

红色+绿色+蓝色=白色

2. 色料混合　在绘画、彩色印刷中，颜料相混配色属于相减混合。在白光照射下，颜料将某些光谱成分吸收（减去），而其余光谱成分被反射出来呈现某种颜色。

【例 1-8-4】　黄色=白色-蓝色（因为白光中的蓝光被吸收呈现出黄颜料色）

（二）颜色混合定律（又称格拉斯曼颜色混合定律）

（1）色调、明度和饱和度是人的视觉能分辨的颜色的 3 种变化。

（2）如果两个颜色混合成一种混合色，其中一种颜色连续变化，则混合色的外貌也随之连续变化。

补色律：每一种颜色都有一个相应的补色。如果某一颜色与其补色以适当比例混合，便产生白色或灰色；如果两者按其他比例混合，便产生近似比重大的颜色成分的非饱和色。

间色律：任何两个非补色混合，便产生间色，其色调、饱和度决定于两颜色的比例。

（3）颜色外貌相同的光，不管它们的光谱组成是否一样，在颜色混合中都有相同的效果。换言之，凡是在视觉上相同的颜色都是等效的。

代替律：相似色混合后仍相似。

如果：颜色 A=颜色 B，颜色 C=颜色 D

那么：颜色 A+颜色 C=颜色 B+颜色 D

【例 1-8-5】　设 A+B=C，如果 X+Y=B，那么 A+(X+Y)=C。

根据代替定律，可以利用颜色混合方法来产生或代替各种所需要的颜色。

亮度相加定律：混合色的亮度等于参与混合的各种颜色光亮度之和。

格拉斯曼颜色混合定律是色度学的一般规律，适用于各种颜色光的相加混合，但不适用于染料或涂料的减光混合。

四、色觉检查

色觉主要属于黄斑的功能，是视锥细胞对各种颜色的分辨能力。正常人可以分辨各种颜色，凡是不能准确分辨各种颜色者为色觉障碍。临床上按色觉障碍的程度不同，可以分为色盲和色弱。色盲中以红绿色盲较为多见，蓝色盲和全色盲较少见。色弱者主要表现辨别颜色能力迟钝或易疲劳，是一种轻度的色觉障碍。色觉检查属于主观检查，有以下几种检查方法。

1. 同色图（也称色盲本）　在同一副色彩图中，既有相同亮度不同颜色的斑点组成的图形或数字，也有不同亮度的相同颜色的斑点组成的图形或数字。正常人以颜色来辨认，色盲者只能以明暗来判断。能够正确认出，但是表现出困难或辨认时间延长者为色弱。检查必须在充足的自然光线下进行，图表距眼 0.5 m，应在 5 s 内读出。

2. FM-100 色彩试验及 D-15 色盘试验　要求受试者按色调将有色棋子依次排列，根据其排列顺序正常与否，判断有无色觉障碍及其性质和程度。

3. 色觉镜检查　利用红光与绿光适当的比例混合形成黄光的原理，根据受试者调配红光与绿光的比例是否合适，判断其是否有色觉障碍以及视觉障碍的性质以及程度。此仪器能精确做色觉定量测定。

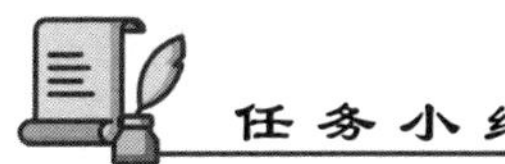

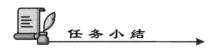

任务小结

1. 色觉是不同波长可见光辐射作用于人的视觉器官后在大脑中所产生的综合感觉。
2. 一切颜色均来自光谱中的红、绿、蓝三原色的不同组合。
3. 颜色的属性包括色调（色相）、明度（明亮度）和饱和度（纯度）。
4. 颜色混合定律包括补色律、间色律、代替律、亮度相加律。
5. 参加混色的各颜色的量调节到与指定颜色在视觉上相同的过程，称作颜色匹配。
6. 颜色辨别能力低下或丧失称为色觉异常。

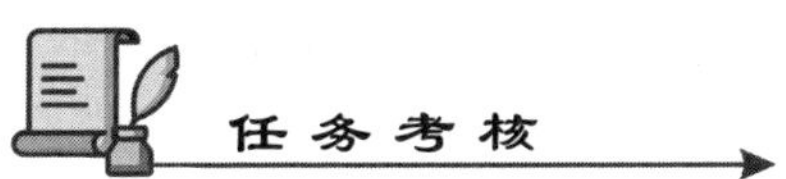

任务考核

1. 怎样用图分别表示原色、混合色、复色和补色的概念？
2. 颜色的混合有几种形式？
3. 颜色的属性有哪些？

（乔庆军　李盈盈）

模块二　几何光学

项目二

几何光学相关定律与原理

【项目简介】

经过前述的项目和任务学习,我们已经知道光具有波动性,这一点可以通过光的干涉、衍射现象得到证实。在波动光学中,主要关注的是光的波长、振幅、相位等。本项目主要关注光线,内容包括光的直线传播定律、光的独立传播定律等基本定律,以及费马原理等几何光学相关定律和原理。通过运用这些基本定律和原理,既可以分析常见的光学现象,也为下一步深入理解几何光学成像打下基础。

【项目分析】

本项目围绕几何光学的基本定律和原理,设计了3个任务。任务一是几何光学的基本概念,通过本任务学习,我们可以知道光、光源、光强等基本概念内涵。任务二是几何光学基本定律与原理,这一任务包括了光的直线传播定律、光的独立传播定律等基本定律,以及费马原理等几何光学相关定律和原理。任务三是费马原理,在这一任务中我们将学习几何光学的基本原理——费马原理,从费马原理可以导出几何光学的基本定律。

【项目实施】

本项目围绕"光线"这一核心概念,结合图示,结合相关的工作和生活实例,将抽象的几何光学内容转化为生动具体的学习任务内容,促进学习者理解光线、几何光学概念、基本定律与原理,加深学习者对内容的理解。

光在生活中无处不在。人眼能看到外界的物体,是因为人眼能接收外界物体反射或发出的光。经过前文的学习,我们已经知道光具有波粒二象性,即光既具有"波动性",又具有"粒子性"。光是波,但是在研究分析一些实际问题上,比如光学仪器的设计应用上,我们将光视为"光线"可以简化分析。这就涉及几何光学的问题。几何光学是波动光学的近似,是当光波的波长很小时的极限情况。下面我们具体来学习几何光学涉及的基本概念、基本定律和基本原理。

任务一　几何光学的基本概念

光，很常见，我们的生活中处处充满了光；光，很神秘，人们对光进行了漫长的研究探索过程，而且至今还未停下脚步。在实际光学问题的分析上，我们愿意将光视为“光线”进行研究。那么“光线”是什么呢？通过本任务的学习，大家将解开疑惑。

几何光学是波动光学的近似，是当光波的波长很小时的极限情况。几何光学中将光看成了能够传输能量的几何线，即以光线为基础，研究光的传播和成像规律。

一、光线与光束

（一）光线

光线是具有方向的“几何线”。光线没有大小和质量。在图 2-1-1 中，我们用一带有“箭头”的几何线段代表光线，箭头的方向代表光传播的方向。因为光的传播伴随着能量传播，因此光线的方向是指光能量传播的方向。“光线”这一概念的引入，使几何光学中研究光的传播问题变成了研究光线传播的问题。注意，“光线”这一概念是为了表示光的传播而引入的抽象概念，并不是实际存在的。

另外，需要注意的是，光线和光波之间具有联系。同前所述，几何光学是波动光学的近似。光线实际上相当于波线。前边已经学习过，在各向同性的均匀介质中，点光源发射的光波波面，形成以发光点为球心的球面。波传播的空间中，波线作为波面各点的法线，代表了波传播的方向。从几何光学的角度看，光线的方向代表了光的传播方向，光线相当于波面的法线。

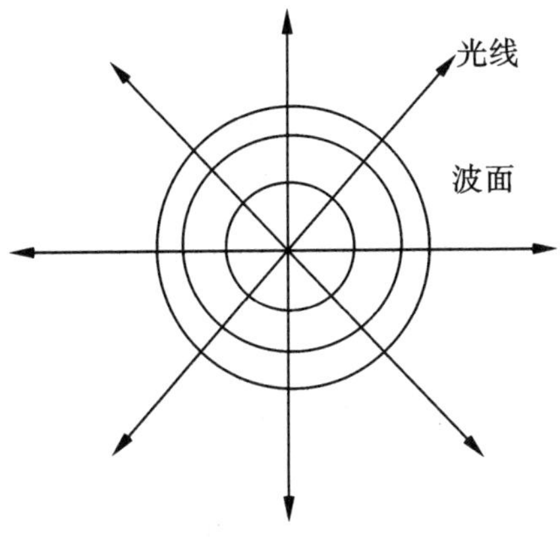

图 2-1-1　光线与波线

（二）光束

光束是具有一定关系的光线的集合体。光束代表的是能量流。

1. 光束的分类

(1)单心光束：又称为同心光束，是由一点发出或会聚到一点的光束，包括发散光束、平行光束和会聚光束。比如图 2-1-2 中的发散光束是指光线从一点发出；会聚光束是指光线会聚于一点；平行光束是指光线从无穷远处的一点发出，会聚到无穷远处的一点，光线在传播中互不相交。

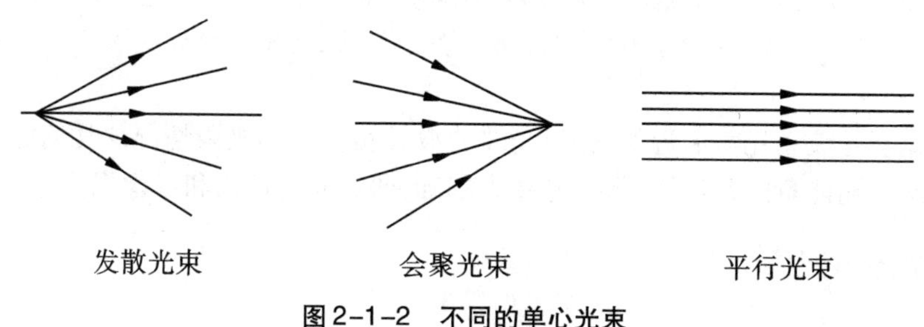

图 2-1-2　不同的单心光束

(2)像散光束：像散光束是真实光线或真实光线的延长线无法会聚到一点的光束。像散光束的形状因光学系统各子午线的弯曲状况而不同。图 2-1-3 为一像散光束，它是通过各子午线的弯曲程度有一定规律的光学系统后所形成的光束。

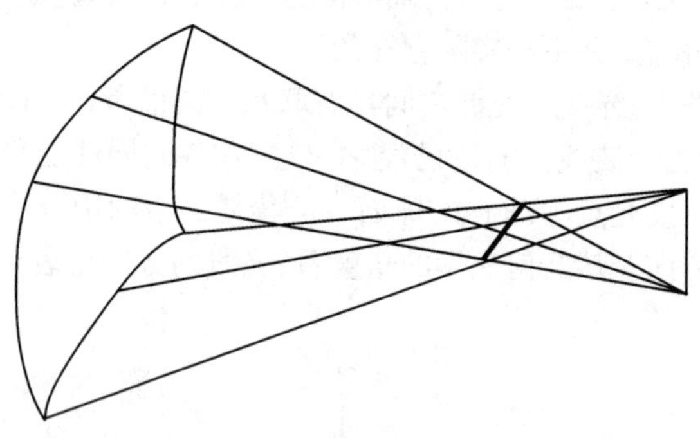

图 2-1-3　像散光束

2. 光束的定量表示　可以用光束聚散度定量描述光束的会聚或者光束的发散程度。光束聚散度用符号“L”来表示，具体计算公式如下：

$$光束聚散度 = \frac{实际光线所在介质的折射率}{光束的发出点（或会聚点）至基准面的距离}$$

用 L 代表光束的聚散度，用 n 代表实际光线所在介质的折射率，用 s 代表光束的发出点（或会聚点）至基准面的距离。则上述公式可写为：

$$L = \frac{n}{s} \qquad （公式 2-1-1）$$

光束聚散度的单位：屈光度(D)，$1D = 1\ m^{-1}$。

注意，将光束发出点(或会聚点)至基准面的距离 s 代入上述计算公式时，需要遵循一定的规则确定 s 的符号正负。这个规则就是：以基准面为起点，逆光线方向则距离取负值，顺光线方向则距离取正值。什么叫顺光线方向呢？什么叫逆光线方向呢？我们在测量距离 s 时，看从基准面到光束的发出点(或会聚点)这个方向和光线传播方向是否相同，如果二者是相同方向就是顺光线方向，那么距离 s 取正值；如果二者是相反方向就是逆光线方向，那么距离 s 取负值。

【例 2-1-1】 计算图 2-1-4 中各入射光束和出射光束的聚散度。

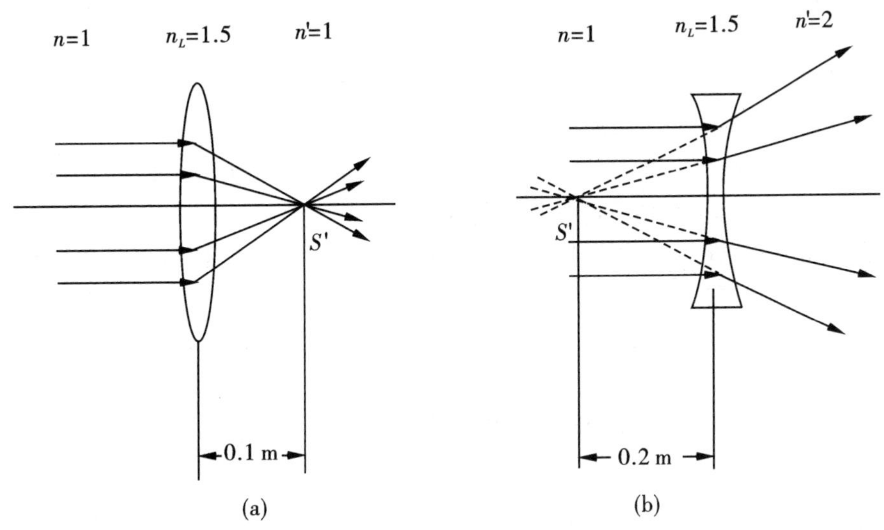

图 2-1-4　光束聚散度的计算

【解】

1. 图 a 中光束聚散度的计算

分析：计算光束聚散度需知道光线所在介质折射率 n、光束会聚点到基准面的距离 s 分别是多少。根据图中光线的箭头方向，我们可以判断入射光束和出射光束分别对应哪个光束。首先，对于入射光束，根据题意可知入射光所在介质折射率为 1，入射光束为平行光，那么入射光束的发出点(无穷远处)到基准面的距离为∞；出射光所在介质折射率为 1，从基准面到出射光束的会聚点这一方向与出射光线方向相同，则距离 s 的符号为正，距离 s 为 0.1 m。将上述数值代入公式计算即可。

入射光束聚散度：$L=\dfrac{n}{s}=\dfrac{1}{\infty}=0\text{D}$。

出射光束聚散度：$L=\dfrac{n'}{s'}=\dfrac{1}{0.1}=10\text{D}$。

2. 图 b 中光束聚散度的计算

分析：在图 b 中，入射光束聚散度的计算同图 a 所示实例。出射光束聚散度的计算关键在于判断光束所在介质的折射率，根据图示可知，出射光束为发散光束，其反向延长线相交于一点(像点)，虽然虚像点所在介质折射率为 1，但是出射光束所在介质折射率为 2,因此按照实际光线所在介质折射率看,应将 $n'=2$ 代入公式计算。此外,从基准面到入射光束的会聚点这一方向与光线传播方向相反,因此此时距离 s 的符号为负,距离 s 为-0.2 m。将上述数值代入公式计算即可。

入射光束聚散度:$L=\frac{n}{s}=\frac{1}{\infty}=0\mathrm{D}$。

出射光束聚散度:$L=\frac{n'}{s'}=\frac{2}{-0.2}=-10\mathrm{D}$。

二、光速

(一)光速

光在透明介质中的传播速度称为光速。有如下性质。

1. 不同波长的光在真空中光速相同　光在真空中光速均为 3×10^8 m/s,通常用 c 表示。但不同波长的光在其他介质中光速就不相同。

2. 同一波长的光在不同透明介质中光速一般不同　不同波长的光线在真空中的传播速度是一样的,但在不同介质中传播时,因波长的不同而速度不一。光在光密介质中传播速度较慢,在光疏介质中传播速度较快。比如在水中的光速要小于在空气中的光速。

3. 不同波长的光在真空之外的介质中光速不相同。

(二)折射率

某种波长的单色光在真空中的光速与在某种透明介质中的光速之比称为这种介质对这种单色光的折射率,用 n 来代表:

$$n=\frac{c}{v} \qquad \text{(公式 2-1-2)}$$

n 代表介质对某单色光的折射率;c 代表真空中的光速;v 代表某单色光在介质中的光速。

因为 v 总比 c 小,所以,n 总大于 1,由于各种不同波长的光在真空中速度相等,但在同一介质中的传播速度不一,因此,各种波长的光在同一介质中有各自的折射率。

根据上述可知,折射率与材料、与入射光波长都有关系。比如,对冕玻璃,波长为 656.27 nm 的红光(光谱线的名称 c 线)的折射率 $L=\frac{n}{l}$,对波长为 587.56 nm 的黄光(光谱线的名称 d 线)的折射率 $n_d=1.5176$。

【例 2-1-2】 光在某介质中的传播速度是 $\frac{2}{3}c$,请问这种介质的折射率是多少?

【解】

根据题意可知,$v=\frac{2}{3}c$,代入公式有:

$$n=\frac{c}{v}=\frac{c}{\frac{2}{3}c}=1.5$$

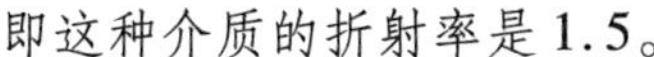

即这种介质的折射率是1.5。

(三)阿贝数

阿贝数,也称为倒色散系数,是表示材料色散能力的参数,用 V 表示。由于同一透明介质对不同波长的光的折射率不同,那么白光经过透明介质时就会发生色散现象。眼镜片也属于一种透明介质,白光通过镜片就会发生色散。如果镜片阿贝数较大,那么色散相对明显,就可能会引起配戴者的不适。眼镜片的阿贝数一般为30~60。

(四)光密和光疏介质

多种介质相互比较时,折射率相对高的介质称为光密介质,折射率相对低的介质称为光疏介质。比如,折射率为1的空气与折射率为1.33的水比较,空气的折射率相对较小,则空气为光疏介质,水为光密介质。再如,折射率为1.5的玻璃与折射率为1.33的水比较,水的折射率相对较小,则水为光疏介质,玻璃为光密介质。根据上述实例中可知,光密介质与光疏介质是相对的,而不是绝对的。

任务小结

1. 光线是具有方向的“几何线”。
2. 光束是具有一定关系的光线的集合体。光束代表的是能量流。
3. 单心光束可以分为发散光束、平行光束和会聚光束。
4. 像散光束是真实光线或真实光线的延长线无法会聚到一点的光束。
5. 光束聚散度可以定量描述光束的会聚或者光束的发散程度,$L=\frac{n}{s}$。
6. 光在透明介质中的传播速度称为光速。不同波长的光在真空中光速相同,同一波长的光在不同透明介质中光速一般不同,不同波长的光在真空之外的介质中光速不相同。
7. 某种波长的单色光在真空中的光速与在某种透明介质中的光速之比称为这种介质对这种单色光的折射率,$n=\frac{c}{v}$。
8. 多种介质相互比较时,折射率相对高的介质称为光密介质,折射率相对低的介质称为光疏介质。

任务考核

1. 什么是光线?
2. 可以将光束分为哪几类?
3. 试计算图2-1-5中入射光束和出射光束的聚散度分别是多少?

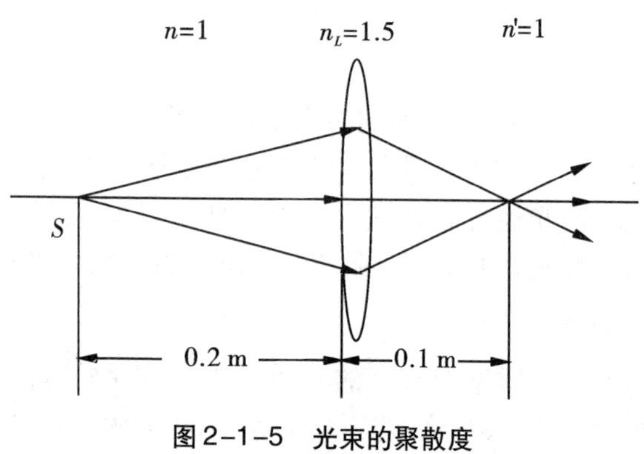

图2-1-5　光束的聚散度

4. 什么是光速?

5. 什么是折射率?

6. 折射率1.5的冕牌玻璃和折射率为1.6的火石玻璃相比,哪种材质是光密介质?哪种材质是光疏介质?

任务二　几何光学基本定律与原理

有个成语是“立竿见影”,字面意思是把竹竿立在太阳光下,立刻就能看到竹竿的影子,这个影子的形态和竹竿本身的形态相关。这个成语常被用于比喻收效迅速。如果把竹竿放在临河的地面上,还会看到河中有竹竿的倒影。那么,这两类影的形成和什么有关呢?

一、光的直线传播定律

光的直线传播定律是指光在均匀透明介质中沿直线传播。

注意,这里有一个关键词,是“均匀”,即在折射率一致的介质中。如果光在传播过程中遇到了障碍物或小孔时,则根据波动光学可知,将发生衍射现象,即光将偏离直线传播的路径而绕到障碍物后面传播。如果光从一种透明介质进入另一种透明介质,如果两种介质折射率不一样,就会发生折射,而非直线传播。

在日常生活中,我们会发现,在阳光下,会看到地上有周围建筑物、树木、行人等形成的影子,这反映了光在空气这种均匀透明介质中是沿直线传播的。除了影的形成,小孔成像、日食、月食、皮影戏等均与光的直线传播有关。在眼视光工作中,在分析单球面折射、透镜成像等时,在分析一些光学仪器的设计应用时,均会应用到光在均匀透明介质中沿直线传播这一定律,这为我们开展几何光学成像分析提供支撑。

二、光的独立传播定律

光的独立传播定律是指来自不同光源、不同方向的光束相遇后各自沿原方向前进而互不影响。光在生活中无处不在。人眼能看到外界物体，与外界的光进入人眼有关。外界物体发出或反射的光束相遇后互不干涉，使我们能看到外界物体的本来模样，不然我们看到的世界会失真。比如，我们在马路上会看到，夜晚汽车会车时，会开启近光灯，不同车辆发出的光束互不干扰。

三、光的反射定律和折射定律

（一）反射定律

光的反射定律是指入射光线、法线和反射光线在同一平面，入射光线和反射光线分居在法线两侧，入射角等于反射角。

具体来看，如果一束光线照射在两种透明介质的交界面上，其中一部分光线在交界面上反射回入射光线所在透明介质中，那么这部分光线就是“反射光线”。除了反射光线，还有部分光线在两种透明介质的交界面上发生折射，也就是改变了原来的光线传播方向，光进入了另一种透明介质，这部分光线就是“折射光线”。我们在后面的项目和任务中，会学习到平面反射、球面反射相关内容，这与反射定律密切相关。

如图 2-2-1 所示，两种透明介质的交界面的垂线就是“法线”，入射光线与法线之间的夹角就是入射角；反射光线与法线之间的夹角就是反射角；折射光线与法线之间的夹角就是折射角。

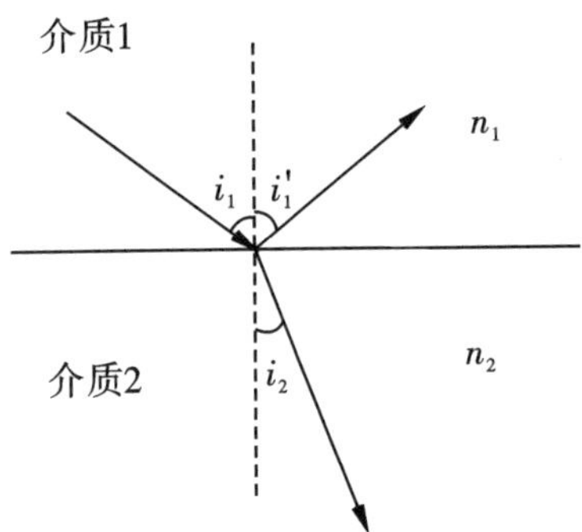

图 2-2-1　光的反射与折射

在眼视光工作中，光的反射应用广泛，比如在做近视力检查时，被检查者会手持一个近视力表进行检查，这个近视力表本身不会发光，但是被检眼却可以看到近视力表，这和近视力表反射的光线进入被检眼内相关。再如，用检影镜检查屈光不正时，我们会转动检影镜使其发出的光照向被检眼，光在通过被检眼的屈光介质时会反射和折射，到达被检眼眼底的光会发生反射，最终到达检查者的眼内，使检查者看到被检者眼底的反射光情况，从而判断被检眼屈光不正情况。在日常生活中，如果没有光的反射，那么不会发光的物体就不会被人眼看到，比如黑板、书本、树木等，那么将难以想象看到的世界是什么样子的。

（二）光的折射定律

光的折射定律是指入射光线、法线和折射光线在同一平面，入射光线和折射光线分居在法线两侧，入射角的正弦（$\sin i_1$）与折射角的正弦（$\sin i_2$）之比等于折射光线一侧介质的折射率（n_1）与入射光线一侧介质的折射率（n_2）之比。即：

$$\frac{\sin i_1}{\sin i_2} = \frac{n_2}{n_1} \quad \text{（公式 2-2-1）}$$

【例 2-2-1】 如图 2-2-2 所示，入射光线所在透明均匀介质的折射率是 n_1，折射光线所在透明均匀介质的折射率是 n_2。当折射光线分别对应图中的情况一、情况二、情况三的光线时，试分析两种透明介质的折射率相对大小。

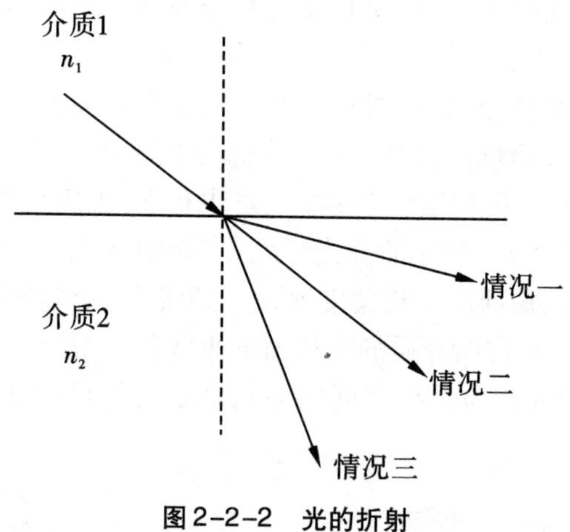

图 2-2-2 光的折射

分析：当光线从第一种介质射入第二种介质时发生了折射，如果折射光线为情况一中的折射光线，说明入射角小于折射角，那么，根据折射定律可知入射侧介质折射率相对较大；如果折射光线为情况二对应的折射光线，说明折射光线没有改变原来的传播方向，即光是沿直线传播的，反映两种透明介质的折射率一样；如果折射光线为情况三对应的折射光线，说明入射角大于折射角，那么，根据折射定律可知入射侧介质折射率相对较小。

实际上，在眼视光工作中，光的折射应用广泛。比如，人眼戴镜时，光线从眼外射入人眼，对于戴镜者而言，由于眼镜和空气的折射率不一致，光线从空气射向眼镜片表面时不仅会发生反射，还会发生折射。发生折射的那部分空气会在眼表再次发生折射进入人眼。再如，我们在工作中会利用综合验光仪来进行屈光检查和视功能检查，综合验光仪上有各类发挥不同检查作用的镜片，被检眼通过放置在眼前的镜片来看视标，视标的光线通过这些镜片会发生反射和折射，再经过人眼屈光介质，最终达到视网膜，被检眼就可以看到各类视标。如果没有光的折射，那么这些眼视光检查又该如何进行呢？

四、光路可逆原理

如果光线沿着一定的路线从 A 传播到 B，从 B 发出的光线沿着原来的路径反向传播，则会传播到 A，光传播的这种性质称为光路可逆原理。几何光学中，光线在均匀透明介质中沿直线传播，因此无论是光从 A 传播至 B 位置，还是从 B 传播到 A 位置，都是沿直线传播，光路是可逆的（图 2-2-3）。当光在两种介质的交界面上发生反射时，根据反射定律可知，如果原来的反射光线变为入射光线，那么原来的入射光线变成反射光线，原来的入射角变为反射角，反射角变为入射角，光路是可逆的。当光在两种介质的交界面上发生折射时，根据折射定律可知，如果原来的折射光线变为入射光线，那么原来的入射光线变成折射光线，原来的入射角变为折射角，折射角变为入射角，光路可逆定理依然成立。

在日常生活中，如果两个人在照同一个平面镜时，如果一个人在平面镜中看到了另一个人的眼睛，那么另一个人也必然会看到站在旁边的人的眼睛，这与光路可逆原理相关。

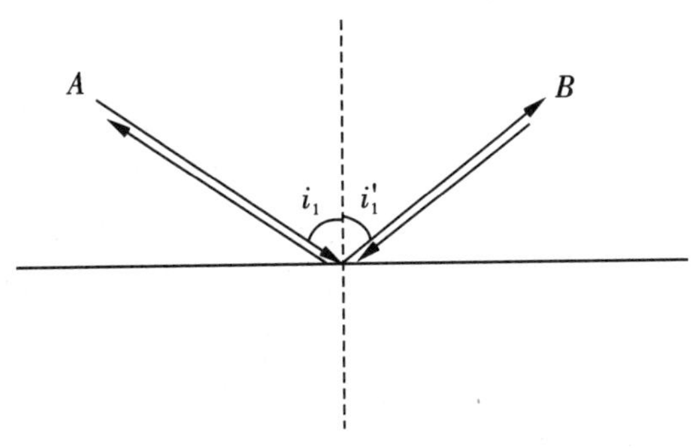

图 2-2-3　光路可逆原理

五、光的全反射

假设在图 2-2-4 中，介质 1 的折射率为 n，介质 2 的折射率为 n'，并且 $n>n'$。可以看到介质 1 中有一发光点发出了发散光束，光束中的光线以不同的入射角度达到了介质 1 和介质 2 的交界面。根据折射定律 $\frac{\sin i_1}{\sin i_2}=\frac{n_2}{n_1}$ 可知，此时折射角是大于入射角的，而且当入射角逐渐增大时，折射角也逐渐增大，同时反射光线的强度随之增大，折射光线的强度逐渐减少。当入射角增大到 i_0 时，折射角增大到 90°；如果此时入射角继续增大，那么入射光线将被全部反射，折射光线将不存在，这样的现象就是“全反射”。我们把折射角为 90°对应的入射角称为“临界角”或“全反射角”。

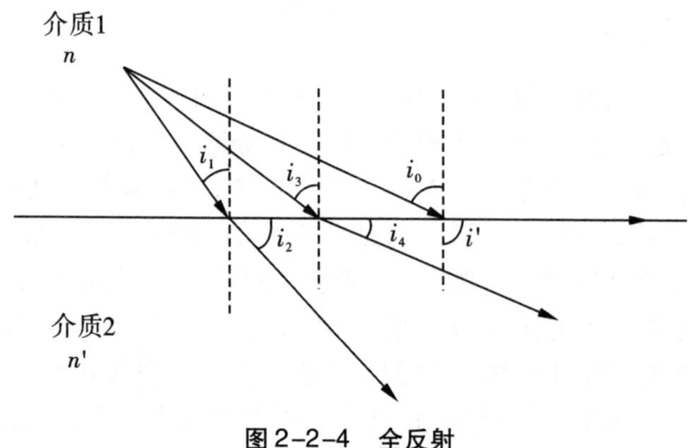

图 2-2-4 全反射

根据折射定律可知，$\frac{\sin i_0}{\sin 90} = \frac{n'}{n}$

则有：

$$i_0 = \arcsin \frac{n'}{n} \tag{公式 2-2-2}$$

从上述分析可知，光从折射率较大的介质 1 到折射率较小的介质 2 时发生了全反射，即光从光密介质到光疏介质发生了全反射。如果反过来，即光从光疏介质到光密介质是否会发生全反射呢？根据折射定律可知，如果入射光线所在介质折射率小于折射光线所在介质折射率，那么入射角就会大于折射角。此时，如果入射角持续增大时，折射角也会持续增大，但是当入射角达到极限，也就是入射角为 90°时，折射角还没有到达 90°，就不会发生全反射。

从上述分析，可以总结出全反射发生的两个条件：①入射光线必须由光密介质射向光疏介质；②入射角必须大于临界角，$i>i_0$。

【例 2-2-2】 当光线从折射率为 1.33 的水中射向空气时，其产生全反射时的临界角是多少？

【解】 已知：$i' = 90°$，$n_{空} = 1$，$n_{水} = 1.33$

代入临界角的计算公式，得临界角为：

$$i_0 = \arcsin \frac{n'}{n} = \arcsin \frac{1}{1.33} = 48.75°$$

发生全反射的临界角是 48.75°。

【例 2-2-3】 当光线从折射率为 1.5 的玻璃射向空气时，其产生全反射时的临界角是多少？

【解】 已知：$i' = 90°$，$n_{空} = 1$，$n_{玻璃} = 1.5$

代入临界角的计算公式，得临界角为：

$$i_0 = \arcsin \frac{n'}{n} = \arcsin \frac{1}{1.5} = 41.81°$$

发生全反射的临界角是 41.81°。

（二）全反射的应用

1. 全反射与常见生活现象　应用全反射可以解释日常生活中的一些现象。我们常听见“海市蜃楼”这个词语。海市蜃楼,又称蜃景,是光在非均匀折射率的空气中传播时产生全反射,使眼看到的一种景象,常出现于沿海或沙漠。夏天,海面附近的空气温度比空中的空气温度低,所以海面附近空气的折射率比高空中空气的折射率高,远处海面上的景物发出的光通过不同折射率的空气时会发生折射,越向上,入射角就越大,相应的折射角也就越大。当入射角大于临界角时,会发生全反射。当反射光线进入人眼后,大脑会根据入射光线反向延长找到“景物”的位置,就出现了“海市蜃楼”。再比如,雨过天晴后,我们常常在天空中见到彩色的圆弧,这种圆弧有时能见到两个,一种是“虹”,也就是彩虹,颜色组成上是红色在外、紫色在内;另一种叫“霓”,颜色组成上是红色在内、紫色在外。这是因为雨后的天空中有大量的小水滴,当太阳光射入大量球形小水滴时,在小水滴内、小水滴和空气交界面上发生多次折射、反射,最终光线进入人眼。同时,由于太阳光中所包含的不同波长的光折射率不同,发生色散现象,所以我们会看到虹与霓的颜色组成较为丰富。其中,太阳光在水滴中经过一次全反射的是虹,发生两次全反射则形成霓。

2. 全反射在光学仪器和光学技术中的应用　全反射在光学仪器和光学技术中有着广泛应用。光导纤维,简称“光纤”,就是利用了全反射原理的一类光学元件。光导纤维分为内、外两层,其中内层材料的折射率相对较高,外层材料的折射率相对较低。当光在光导纤维内传播时,如果光是从内层射向内外两层的交界面时,入射角大于临界角的那部分光线会发生全反射,在光导纤维内呈锯齿形路线传播。光导纤维在日常生活、医学检查、军事上都得到应用。再如,可以利用全反射原理构成反射棱镜,使全部光线在反射面上的入射角均大于临界角,使光线全部反射,以此来代替镀反光膜的反射镜,从而减少光能的损失。而一般的镀反光膜的反射镜则不能使光线全部反射。另外,可以应用全反射用于测量未知的介质折射率,比如阿贝折射仪就是基于测定临界角从而测量处介质折射率的仪器。

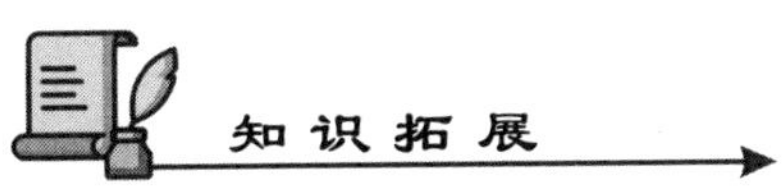

折射定律是几何光学基本定律之一。光的折射定律的内容看起来很简单,但是这一定律的探索过程却是漫长的。许多物理学家都致力于研究光的折射现象。

早在古希腊时代,托勒密就曾做过光的折射实验,他在一个圆盘上装两把能绕盘心旋转的尺子,将圆盘的一半浸入水中,让光线由空气射入水中,转动两把尺子使其分别与入射光线和折射光线重合。然后取出圆盘,根据尺子的位置标记出入射角和折射角。托勒密通过实验测定了光从空气向水中折射时入射角与折射角的对应关系,他认为入射角与折射角成正比。后来,开普勒对光的折射现象进行了深入研究,在1611年出版了《折光学》一书,书中记载了他通过实验比较入射角和折射角的关系,但是并没有找到正确的折射定律的表达式。在1621年,荷兰的斯涅耳在前人研究的基础上,通过进一步实验得到了折射定律的正确表达式。实际上,斯涅耳通过实验确定了的折射定律的原始表达是:入射角与折射角的余割之比为一常数,即 csci1/csci2 = 常数(相对折射率)。斯涅耳的折射定律(也称斯涅耳定律)是从实验中得到的,并没有进行严格的数学推导。1637

年,法国的数学家、哲学家笛卡尔也推导出了同样的结果,他的名著《方法论》中有一附录,叫《屈光学》,他没做实验,而是从理论上推导了光的折射问题。笛卡尔首次把折射定律表述为今天的这种形式。在1661,费马用数学方法推导出了折射定律,这就是费马著名的时间最短原理,也就是说,光之所以要折射,是因为选择了一条时间最短的路径。

从上述可以看出,虽然折射定律的内容看起来很简单,但是这一追求真理的过程却十分曲折,背后凝聚了数位科学家的心血。追求科学、追求真理的过程往往是漫长且的,需要研究者脚踏实地,善于发现问题,乐于探究问题,对待工作秉持着一丝不苟的态度。

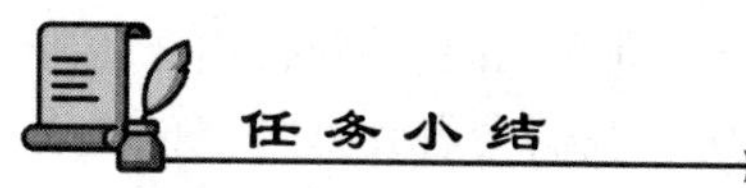

1. 光的直线传播定律是指光在均匀透明介质中沿直线传播。

2. 光的独立传播定律是指来自不同光源、不同方向的光束相遇后各自沿原方向前进而互不影响。

3. 光的反射定律是指入射光线、法线和反射光线在同一平面,入射光线和反射光线分居在法线两侧,入射角等于反射角。

4. 光的折射定律是指入射光线、法线和折射光线在同一平面,入射光线和折射光线分居在法线两侧,入射角的正弦($\sin i_1$)与折射角的正弦($\sin i_2$)之比等于折射光线一侧介质的折射率(n_1)与入射光线一侧介质的折射率(n_2)之比。

5. 如果光线沿着一定的路线从 A 传播到 B,从 B 发出的光线沿着原来的路径反向传播,则会传播到 A,光传播的这种性质称为光路可逆性原理。

6. 全反射是指光从折射率较高的介质射向折射率较低的介质,入射角大于临界角时,入射光线将被全部反射。

7. 全反射在生活和工作中有广泛的应用。

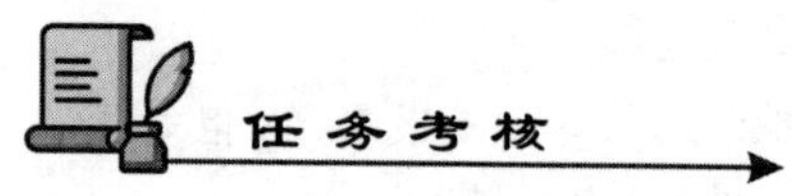

1. 几何光学的基本定律有哪些?

2. “立竿见影”和哪个几何光学基本定律相关呢?

3. 请举出一些反映光的独立传播定律的生活实例。

4. 什么是全反射?

5. 为什么会形成海市蜃楼呢?

6. 全反射有哪具体的应用呢?

任务三　费马原理

前述已经学习过光的直线传播定律、光的反射定律等几何光学的基本定律，但是实际上在几何光学中，还有一个更为基本的原理——费马原理。根据这个原理，可以导出几何光学的基本定律。

一、光程

假设光在介质内 1 内的传播速度是 v_1，经过时间 t 后从 A_1 传播到 B_1，介质 1 的折射率为 n_1；光在介质 2 内传播速度是 v_2，经过时间 t 后从 A_2 传播到 B_2，介质 2 的折射率为 n_2。那么，光在两介质中几何路程和光速之间的关系分别如下：

在介质 1 中：$\overline{A_1B_1} = v_1t$

在介质 2 中：$\overline{A_2B_2} = v_2t$

由于 $n_1 = \frac{c}{v_1}$，$n_2 = \frac{c}{v_2}$

根据上述可知，$\frac{A_1B_1}{A_2B_2} = \frac{v_1}{v_2} = \frac{n_2}{n_1}$

即为：$n_1A_1B_1 = n_2A_2B_2$。在相同时间内，虽然光在不同介质中通过的几何路程不同，但是在不同介质中的几何路程与该介质折射率的乘积是相同的。光在介质中通过的几何路程与该介质的折射率的乘积即为光程。

根据折射率的计算公式 $n = \frac{c}{v}$ 可知，光程 $\Delta = \frac{c}{v}s$，而光在介质中通过的几何路程与光在这种介质中的传播速度之比为光的传播时间，则有 $\Delta = ct$。那么，光在真空中传播的几何路程就相当于是在相同的光传播时间内，光在介质中通过的几何路程与该介质的折射率的乘积。

二、费马原理

费马原理是由法国科学家皮埃尔·德·费马在 1662 年提出。费马原理是几何光学中最普遍的基本原理，具体内容是光在 A、B 两点间传播的实际路径，与其他可能路径相比，光程为极值。也就是说，光沿光程为最大值、最小值或恒定值的路径传播。在一般情况下，光程极值取最小值。该原理的数学表达式为：

$$\int_B^A ndl = \text{极值（最大值、最小值或恒定值）} \qquad \text{（公式 2-3-1）}$$

根据费马原理：光线在两点间的实际路径是使所需的传播时间为极值的路径。在大部分情况下,此极值为最小值,但有时为最大值,有时为恒定值。可以用费马原理导出几何光学的基本定律,具体如下。

(一)光的直线传播定律

根据前述内容可知,在均匀介质中,光程 $\Delta = ns$ 。根据费马原理可知,光在 A、B 两点间传播时,对应的光程是极值,那么光在均匀介质中通过的几何路程也是极值。而又根据两点之间直线最短这一几何公理,可知光从 A 到 B 的传播的路径实际上是从 A 到 B 的一条直线。由此,根据费马原理就导出了光在均匀介质(或真空)中沿直线传播定律。

(二)光路的可逆性

费马原理是表述光线传播规律的形式之一,并没有涉及光线的传播方向。如果路径 AB 取极值,则其逆路径 BA 的光程也应取极值,那么也就说明了光路的可逆性。

(三)光的反射定律和折射定律

费马原理是几何光学中的一条重要原理,由此原理不仅可导出光在均匀介质中传播时遵从光的直线传播定律,还可导出光的反射定律和光的折射定律等。

1. 由费马原理导出光的反射定律　如图 2-3-1 所示,假设 A 点、B 点位于折射率为 n_1 的介质内。为方便表示光线的位置,建立了如图的直角坐标系,则 A 点的坐标可以表示为 $(x_1, y_1, 0)$,B 点的坐标可以表示为 $(x_2, y_2, 0)$,M 点的坐标可以表示为 $(x, 0, 0)$,M' 点的坐标可以表示为 $(x, 0, z)$,光线从 A 点经过两种介质交界面上任意一点 M' 到 B 点的光程如下:

$$[l] = n_1 AM' + n_1 M'B = n_1\sqrt{(x - x_1)^2 + y_1^2 + z^2} + n_1\sqrt{(x - x_2)^2 + y_2^2 + z^2}$$

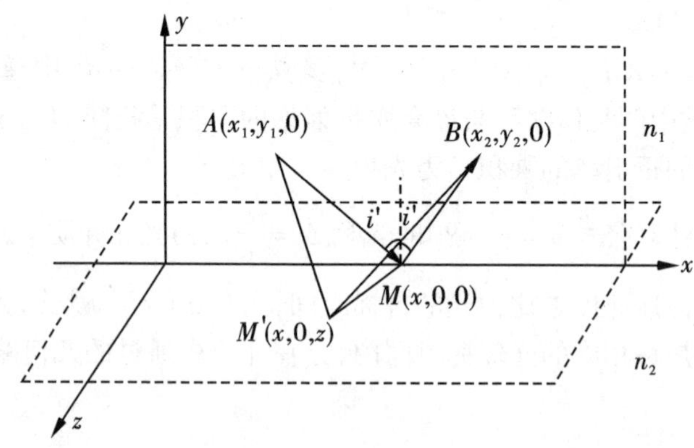

图 2-3-1　光的反射定律

光程会随着 M' 点的位置不同而发生变化。根据费马原理,实际光线是沿着光程取极值(最大值、最小值或恒定值)的路线进行传播的。因此,如果想要使光程为极值,就需要让光程值对 x、z 的一阶偏导数同时为零,即为:

$$\frac{\partial[l]}{\partial x} =_1 \frac{n_1(x - x_1)}{\sqrt{(x - x_1)^2 + y_1^2 + z^2}} + \frac{n_1(x - x_2)}{\sqrt{(x - x_2)^2 + y_2^2 + z^2}} = 0$$

$$\frac{\partial[l]}{\partial z}=\frac{n_1 z}{\sqrt{(x-x_1)^2+y_1{}^2+z^2}}+\frac{n_1 z}{\sqrt{(x-x_2)^2+y_2{}^2+z^2}}=0$$

所以,$z=0$

因此,入射线和反射线应在 xy 平面内。

$M'(x,0,z)\rightarrow M(x,0,0)$

因为 $AM+MB<AM'+M'B$

光程$[l]$取极小值 $z=0$

即有:

$$\frac{n_1(x-x_1)}{\sqrt{(x-x_1)^2+y_1{}^2}}=\frac{n_1(x_2-x)}{\sqrt{(x-x_2)^2+y_2{}^2}}$$

$$\frac{x-x_1}{\sqrt{(x-x_1)^2+y_1{}^2}}=\sin i\ \frac{x-x_2}{\sqrt{(x-x_2)^2+y_2{}^2}}=\sin i'$$

$\therefore i=i'$

所以,$i=i'$

2. 由费马原理导出光的折射定律　与上述分析推导过程类似,但是此时 A 点和 B 点位于不同折射率的介质中。同样建立一个直角坐标系,则 A 点的坐标可以表示为(x_1,y,z_1),B 点的坐标可以表示为(x_2,y,z_2),P 点的坐标可以表示为$(x,\mathrm{y},0)$,其中 A 点所在介质折射率为 n_1,B 点所在介质折射率为 n_2(图 2-3-2)。光线从 A 点经过两种介质交界面上任意一点 P 到 B 点的光程如下:

$$[APB]=n_1 l_1+n_2 l_2$$

$$l_1=\sqrt{z_1{}^2+(x-x_1)^2+y^2}$$

$$l_2=\sqrt{z_2{}^2\ (x-x_2)^2+y^2}$$

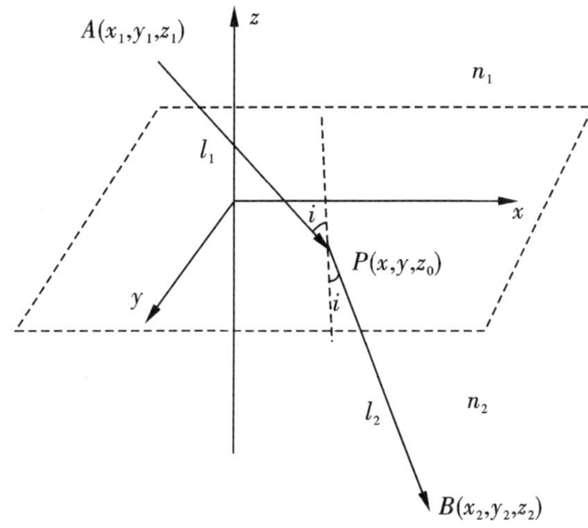

图 2-3-2　光的折射定律

由光程取极值可知：

$$\frac{\partial(n_1l_1+n_2l_2)}{\partial y}=0 \qquad \frac{\partial(n_1l_1+n_2l_2)}{\partial x}=0$$

$$\frac{\partial(n_1l_1+n_2l_2)}{\partial y}=\frac{n_1y}{l_1}+\frac{n_2y}{l_2}=0$$

$$\frac{\partial(n_1l_1+n_2l_2)}{\partial x}=n_1\frac{x-x_1}{l_1}+n_2\frac{x_2-x}{l_2}=0$$

$$\frac{x-x_1}{l_1}=\sin i_1 \qquad \frac{x_2-x}{l_2}=\sin i_2$$

所以，$n_1\sin i_1=n_2\sin i_2$

任务小结

1. 光在介质中通过的几何路程与该介质的折射率的乘积即为光程。光在真空中传播的几何路程就相当于是在相同的光传播时间内，光在介质中通过的几何路程与该介质的折射率的乘积。

2. 费马原理可以表述为：光在给定的两点间传播，实际的光程为极值。换句话说，光沿光程为最大值、最小值或恒定值的路径传播。

3. 费马原理是几何光学中最普遍的基本原理，可以通过费马原理导出光的直线传播定律、光的反射定律、光的折射定律等。

任务考核

1. 光程是什么？
2. 什么是费马原理？
3. 费马原理有什么应用？

（谷中秀　马俊磊）

项目三

几何光学成像

【项目简介】

在前述项目和任务中，我们已经学习了几何光学的基本概念、基本定律及原理，对光线、光束、反射、折射等有了基本认知，但是光经过不同种类的光学元件后成像是什么样的呢？本项目就以平面镜、球面反射镜、薄透镜、厚透镜等不同类别的光学元件为骨架，逐个应用成像公式计算和作图分析成像特点与性质，促进对人眼成像的理解。

【项目分析】

本项目主要分为5个任务，按照由浅入深、循序渐进的原则安排了相应的学习内容。任务一是几何光学成像的基本概念，通过本任务学习可以知道什么是物与像？什么是物空间与像空间？以及知道成像的基本条件。任务二是单平面光学系统成像，在这一任务中我们将学习到平面反射镜和平面折射成像的相关知识。任务三是单球面光学系统成像，这一任务包括了单球面反射成像和单球面折射成像两类情况。任务四是透镜成像，我们会在前述单球面成像的基础上，进行薄透镜、厚透镜成像特点及成像分析。在任务五"理想光学系统成像"中，我们将系统学习理想光学系统成像。

【项目实施】

本项目注重学习者对于几何光学成像的理解和应用，因此主要通过作图与光学实例分析结合，将平面反射镜、球面反射镜、薄透镜、厚透镜等不同的光学成像特点以及不同的成像公式呈现于学习者面前。同时在任务内容部分主要强化计算公式的应用，侧重培养学生对于光学问题的分析能力，部分相对烦琐的公式的推导过程则放在了相应任务的"知识拓展"部分。

在实际光学系统中，可能包含有平面镜、球面反射镜、薄透镜、厚透镜等，光线遇到这些光学元件后同样会遵循光的反射定律、折射定律等基本定律，但是物体发出的光线遇到这些光学元件后究竟会发生什么变化，最终成像呈现哪些特点呢？比如外界目标物发出的光线经过人眼角膜后，最终是如何成像于视网膜的呢？人眼配戴的眼镜又相当于平面镜、球面反射镜、薄透镜、厚透镜中的哪一种呢？这就涉及了几何光学成像的相关知识。

任务一 几何光学成像的基本概念

我们在生活中经常听到“物”与“像”这两个字眼，但是从光学的角度讲，什么是物？什么是像呢？为什么我们在生活在能看到外界的物体，但是宇航员在太空中看到的是一片漆黑呢？

一、物与像的基本认知

1. 物与像 如果单心光束的顶点，即发光点发出的光束经光学系统发生反射或折射后，仍保持为单心光束，我们就把这个单心光束的顶点叫作“物”，而经光学系统后的单心光束的相交点称为光学系统对点物所成的点像。在此，物与像均有“实”与“虚”之分。

判断是“实”还是“虚”的关键在于判断是否有真实光线相交。对于“物”来讲，如果是实际光线的出发点，那么就是实物；如果是实际光线的反向延长线相交的点，那么就是虚物。对于“像”来讲，如果光束通过光学系统后在某点会聚，那么这个点为实像；如果光束通过光学系统后是发散的，但是其反向延长线相交于一点，那么这个点为虚像。比如图 3-1-1 所示为实物与虚物示意；图 3-1-2 所示为实像与虚像示意。

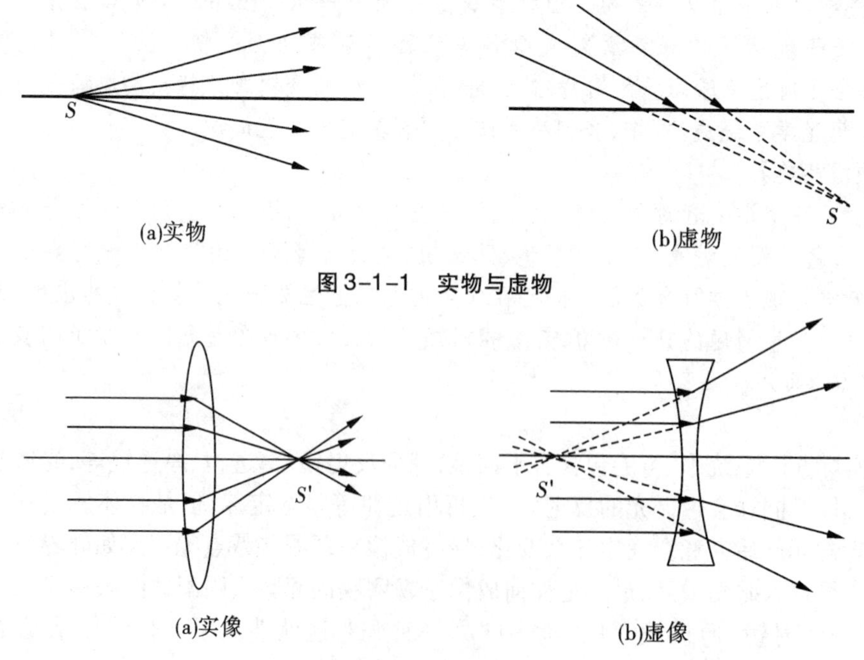

图 3-1-1 实物与虚物

图 3-1-2 实像与虚像

需要注意的是,物和像是相对的,前面光学系统所生成的像,即为后一个光学系统的物。例如,虚物通常就是前面一个光学系统所成的像。同时,在理想光学系统中,物与像存在共轭关系,即物与像的点、线、面是一一对应的关系。

由于光束是光能的载体,所以只有进入眼内的光束刺激视网膜才能引起视觉。对于人眼来讲,只要进入人眼内的光束是单心光束,那么无论是光束的会聚点(实像)还是发散光束反向延长线的交点(虚像),均可以被人眼看到"像"。

2. 物空间与像空间　实际的目标物都有一定的尺寸,可以被看作是无数发光点的集合,而每一个发光点发出的光束经过光学系统后均能成相应的像点,无数个像点会组合为像。我们把物体(包括虚物)所在的空间称为物空间:像(包括虚像)所在的空间称为像空间。

几何光学中,我们一般默认光线自左向右传播,整个光学系统第一面左方的空间为实物空间,第一面右方的空间为虚物空间;整个光学系统最后一面右方的空间为实像空间,最后一面左方的空间为虚像空间。

二、光学系统的种类

为使光线经过光学元件发生反射或折射后的传播方向符合我们的使用需要,会将一些光学元件进行组合,这样的组合就是光学系统。如果所有光学元件表面的曲率中心都位于一条直线上,那么这条直线就是光轴,这个光学系统就是"共轴系统"。

光学系统可以分为共轴球面系统和平面镜棱镜系统。其中,共轴球面系统中的光学元件均由球面(透镜)构成,而且所有球面的球心均位于同一条直线上。由于这类系统的所有光学元件都排布在同一直线上,因此所占空间较大,不便于组合安装。这时,平面镜棱镜系统就可以发挥作用了,利用平面镜或棱镜的旋转来改变共轴系统中的光轴方向和位置。关于平面镜、棱镜的相关知识,我们都会在后续的任务中学习。

光通过光学系统后会成相应的像。我们希望光学系统所成的像是"理想"的,即每一个物点对应一个像点。在近轴区域内成像近似为理想像。在本项目的任务学习中,我们主要考虑的还是近轴成像的情况。

三、符号规则的应用

几何光学中的"符号规则"以距离、角度的符号正负来更好地反映光线传播的方向、物与像的相对位置、成像性质等,这个规则的建立使公式计算结果具有普适性。在后续的任务内容中,我们将学习单平面光学系统成像、单球面光学系统成像的相关计算公式,所涉及的距离、角度的符号需要应用这样的规则来判断。

1. 距离

(1)水平距离:以基准面或基准点为初始点测量,逆光线方向的距离取负号,顺光线方向的距离取正号。这里的"逆"是指距离的测量方向与光线传播方向相反;"顺"是指距离的测量方向与光线传播方向相同。我们在前面学习的聚散度的计算公式中,基准面到光束会聚点(或发出点)之间的距离的符号问题,实际上就是符号规则内容的一部分。

(2)垂直距离:以光轴为起始,从光轴往上测量的距离取正号,从光轴往下测量的距离取负号。

2. 角　以锐角为度量，顺时针取正号，逆时针取负号。此时，角度测量的有 3 种情况：一是测量光轴与光线之间的夹角时，则从光轴起转至光线测量；二是测量光线与法线之间的夹角时，从光线起转至法线测量；三是测量光轴与法线之间的夹角时，从光轴起转至法线测量（注意：如角度测量的起始轴相反，则顺时针取负号，逆时针取正号）。

3. 全正图形　在全正图形中，均用正值标记距离和角度；如果是用字母表示，那么字母代表的是负值时需要再加上负号。在求图形中的距离和距离之间的比例关系或者是加减关系时，需要在计算中代入正数的形式，也就是全正图形中所标记的数值形式。图 3-1-3 所示是全正图形中距离和角度标记的实例。

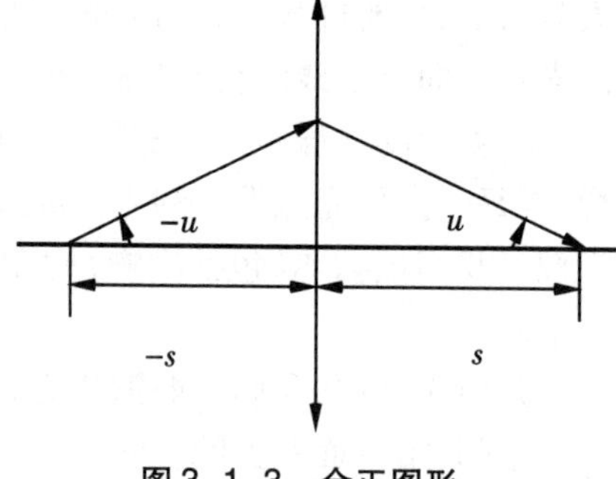

图 3-1-3　全正图形

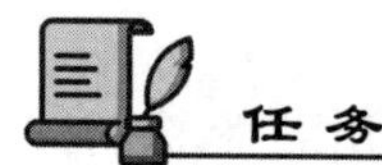

任务小结

1. 如果单心光束的顶点发出的光束经光学系统发生反射或折射后，仍保持为单心光束，那么这个单心光束的顶点叫作“物”，而经光学系统后的单心光束的相交点称为光学系统对点物所成的点像。

2. 物与像是相对的；物与像具有共轭关系。

3. 把物体（包括虚物）所在的空间称为物空间：像（包括虚像）所在的空间称为像空间。

4. 判断是“实”还是“虚”的关键在于判断是否有真实光线相交。

5. 为使光线经过光学元件发生反射或折射后的传播方向符合我们的使用需要，会将一些光学元件进行组合，这样的组合就是光学系统。

6. 光学系统可以分为共轴球面系统和平面镜棱镜系统。

7. 符号规则对距离和角度的正负均做出了规定。

8. 在全正图形中，均用正值标记距离和角度。

任务考核

1. 什么是物？什么是像？

2. 怎么判断是实像还是虚像？

3. 什么是光学系统？

4. 如何判断一个光学系统是不是共轴球面系统？

5. 符号规则是指什么？

6. 什么是全正图形？

任务二　单平面光学系统成像

我们对平面反射镜并不陌生。在日常生活中,镜子就是一个平面反射镜,我们在照镜子时,会发现镜子中的像有什么特点呢?换句话说,平面反射镜成像有什么样的特点呢?在眼视光实际工作中,在检查视力的场地空间有限时,我们会让被检者通过平面镜来看视力表,这是依据什么原理呢?

一、平面反射成像

平面反射镜是指反射面为平面的反射镜。那么,平面反射成像具有什么特点呢?平面反射镜又有哪些应用呢?

(一)平面反射成像作图

我们可以利用反射定律作图画出光线经平面反射镜后的反射光线。如图 3-2-1(a)所示为实物成虚像的实例,自物点发出发散光束,光束中各条反射光线均遵循反射定律,所以反射光束成为发散光束,各条反射光线的反向延长线在镜面后一点 S' 相交,该点就是发光点 S' 的虚像。此时如果将光屏放在 S' 的位置,那么是接收不到这个虚像的。但是人眼可以看到发散光束反向延长线的交点(虚像)。

如图 3-2-1(b)所示为虚物成实像的实例,自物点发出会聚光束,光束中各条反射光线均遵循反射定律,经反射镜反射后,反射光线在镜面前一点会聚,该点为实像点 S',它的物点可认为是入射光线延长线的会聚点 S,该物点属于虚物点,是为方便研究问题而引入的。

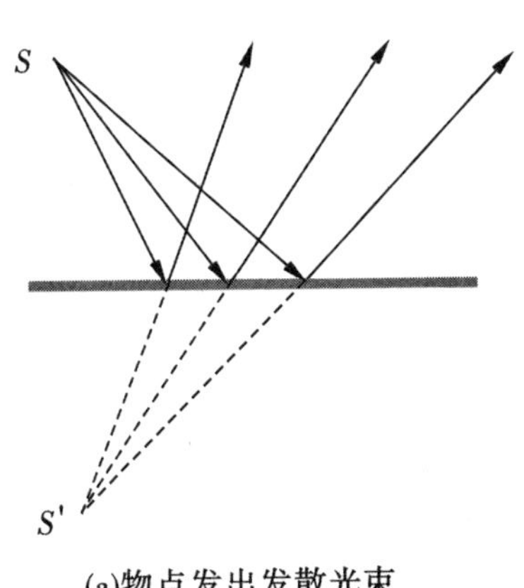

(a)物点发出发散光束

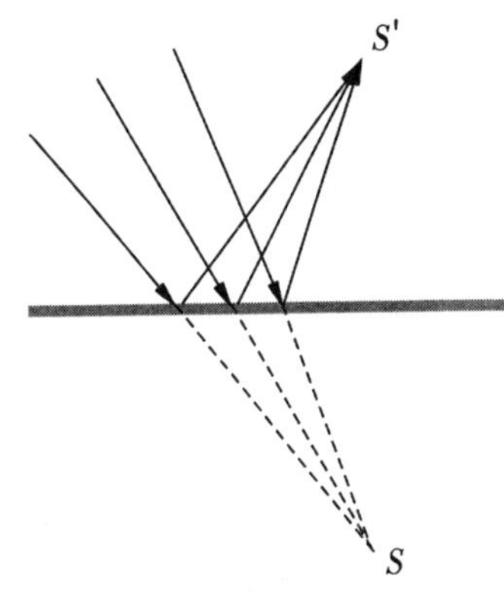

(b)物点发出会聚光束

图 3-2-1　平面反射成像

(二)平面反射成像分析

根据上述平面镜成像作图可知,发散光束经平面反射镜反射后仍为发散光束,会聚光束经平面反射镜后反射后仍为会聚光束,反映平面反射镜不改变光束单心性。除了这一特点外,平面反射镜成像还有哪些特点呢?为了便于分析,我们只画出一条入射光线和反射光线进行分析,如图 3-2-2 所示。

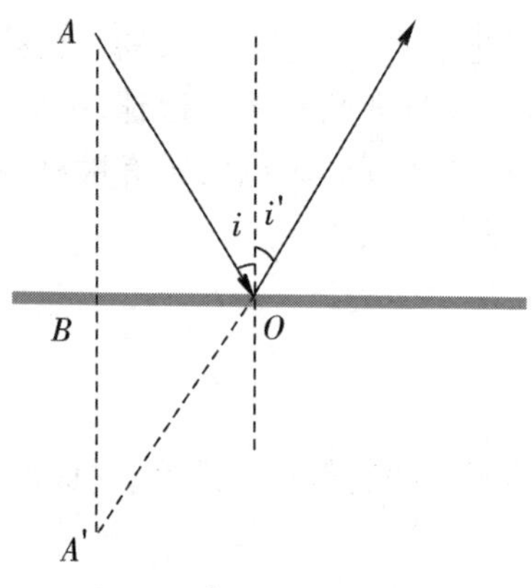

图 3-2-2 平面反射成像

根据反射定律可得 $i=i'$

则有,$\angle AOB=\angle A'OB$

又因 $OB\perp AA'$,则有 $\triangle AOB\cong\triangle A'OB$

所以,$AB=A'B$

从上述的分析可知,物点到平面镜的距离与像点到平面镜的距离相等,即 $-s=s'$。同时,可推理出,像的大小与物的大小相等,即 $M=\dfrac{h'}{h}=1$。无论物体与平面镜的距离如何变化,物体在平面镜中所成的像的大小始终不变,与物体的大小总一样。以上成像特点与 A 点发出的是哪条光线或者 A 点处于哪个位置均无关,换句话来讲,从 A 点发出的任意光线经平面镜反射后其反射光线的延长线均能相交于一点,也就是说能形成完善的像。

综上,平面反射成像时,像与物大小相等,像与物关于镜面对称。平面反射镜是一个最简单、不改变光束单心性、能成完善像的光学系统。

(三)平面反射镜的应用

平面反射成像在眼视光相关检查和仪器设备中得到了一定的应用。一是利用了平面镜反射成像的特点开展一些眼视光检查和操作中。比如我们在检查视力时,为满足远视力检查距离 5 m 的需求,可以在距离被检者 2.5 m 的距离处放置一块平面镜,视力表放在与被检者平齐的位置,这样视力表与平面镜的距离为 2.5 m,视力表所成的像与平面镜的距离也为 2.5 m,那么被检者在看平面镜中的视标像时,相当于与视标像的距离为 5 m。再如,隐形眼镜配戴者会选择对着平面镜进行隐形眼镜的摘戴,而不是对着凸面镜或者凹面镜进行摘戴。二是在眼视光学仪器的设计中会利用平面反射镜来改变光的传播方向。比如,我们常用直接检眼镜检查被检者眼底情况,检眼镜镜筒中含有一个折射镜为平面反射镜或三棱镜,用于使来自光源的光的传播方向发生 90°偏转,从而使光从镜筒中发出,最终射入被检眼内。

平面反射镜在我们的生活中同样发挥了重要的作用。比如,我们会通过照镜子来整理妆容,这个镜子就选用平面镜,而不是选用凹面镜或者凸面镜,这是因为平面镜成像时物与像关于镜面对称,而且能成完善像。再比如,潜望镜内安装平面镜,用于改变光传播的方向,使被遮蔽的景象被观察到。可以说,平面反射镜与我们的生活和工作均息息相关。

二、平面折射成像

光从一种介质到另一种透明介质时,如果遇到交界平面,不仅会发生平面反射,也会发生平面折射。那么,平面折射有哪些特点呢?

(一)平面折射成像作图

我们可以利用折射定律进行平面折射作图,具体方法是:先根据折射定律计算出折射角,再画出折射光线,但是这种方法涉及角度计算,相对烦琐。可以选择按照以下 5 个步骤便捷作图。

第一步:画出任意一条线段代表两种介质的交界面,一个带有箭头的线段代表入射光线,入射光线与分界面的交点即为入射点 O。

第二步:以入射点 O 为圆心,以任意长度为半径画圆。

第三步:过圆与入射光线的交点 A_1,作垂直于分界面的线段 A_1B_1。

第四步:根据 $OB_2=\frac{n}{n'}OB_1$ 在分界面上找到 B_2点,并过点 B_2作分界面的垂线,找到垂线与圆的交点 A_2。

注意,为什么可以根据 $OB_2=\frac{n}{n'}OB_1$ 来找到折射光线与圆的交点 A_2呢? 我们可以根据折射定律和图中的几何关系反推,过程如下:

根据折射定律,$\frac{n}{n'}=\frac{\sin i'}{\sin i}$

根据图中几何关系可知,$\sin i=\frac{OB_1}{OA_1}$,$\sin i'=\frac{OB_2}{OA_2}$

又因为 $OA_1=OA_2$

那么根据上述关系式则有,$OB_2=\frac{n}{n'}OB_1$。

第五步:自入射点 O 过点 A_2作直线,该直线即为折射光线(图 3-2-3)。

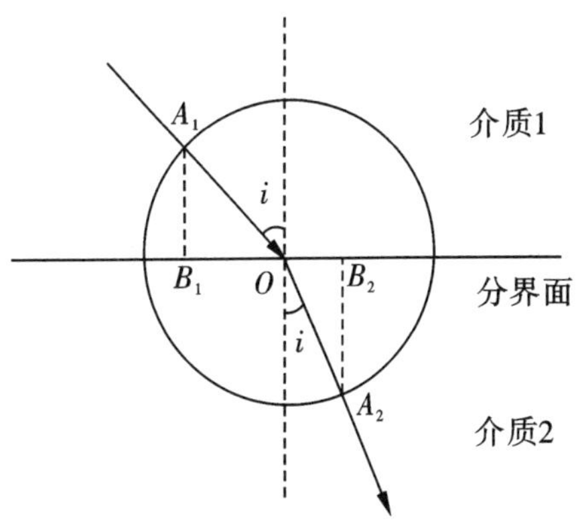

图 3-2-3　平面折射成像

（二）平面折射成像分析

根据上面的作图方法，我们可以对某一点发出的各条光线做出反射光线。我们在作图中会发现，这些折射光线是散开的，即将每条折射光线反向延长后并不交于一点，这说明折射光束不具有单心性。

非单心光束成的像会有偏差，即点物不能成点像。但实际上，我们对此感觉并不明显，比如在图 3-2-4 中，一物点 A 发出的单心光束，以小角度入射时从介质 1 射入介质 2 后，部分折射光线的折射角相差很小，使得它们的反向延长线基本可以相交于一点，因此可以得到较为清晰的像点。在眼移动位置后，会是另外一组光线进入人眼。

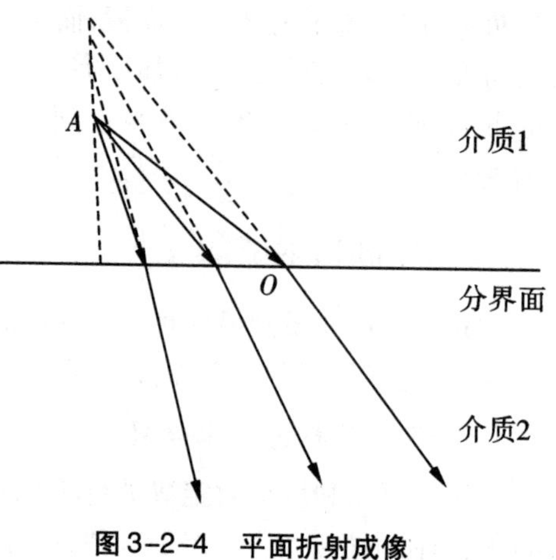

图 3-2-4 平面折射成像

假设入射光线所在介质的折射率是 n，折射光线所在介质的折射率是 n'，物距为 $-s$，像距为 $-s'$。考虑近轴成像的情况，即当入射角 i 很小时，有：

$$\tan i = \frac{x}{-s} \approx i\ ,\ \tan i' = \frac{x}{-s'} \approx i'\ ,\ n'i = ni'$$

则有：

$$n'\frac{x}{-s} = n\frac{x}{-s'}$$

得到：

$$s' = \frac{n}{n'}s \qquad \text{（公式 3-2-1）}$$

上述公式就是平面折射成像公式（图 3-2-5）。

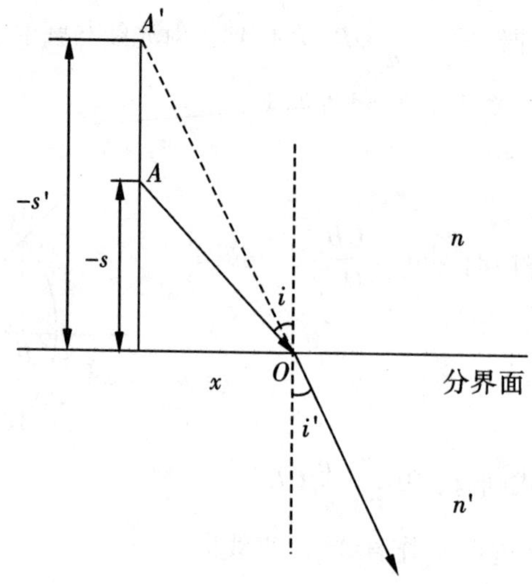

图 3-2-5 平面折射成像分析

【例 3-2-1】 水下 1 m 处的鱼看上去的深度是多少？

【解】 根据题意可知，$s=-1$ m，$n=1.33$，$n'=1$

根据 $s'=\frac{n}{s}s$，有：$s'=\frac{-1}{1.33}=-0.75$ m

水下 1 m 处的鱼看上去的深度为 0.75 m。

（三）平面折射的应用

在日常生活中，平面折射成像随处可见。比如，我们透过水面观察水下的情况，那么水下物体发出的光线经过水与空气的交界面时就发生了平面折射。再比如，一般窗户上安装的玻璃的内外两个面都是平面，我们透过窗户看窗外的景色时，外界目标物发出的光线通过玻璃后不改变其传播方向。这是因为虽然光线在通过空气与玻璃外表面时会发生折射，但是在通过玻璃内表面与空气的交界面时会再次发生折射，根据折射定律可知，发生这两次折射后，光线的传播方向并没有发生改变。平面折射可以看作是球面曲率半径无穷大时的球面折射的一种情况。

任务小结

1. 平面反射镜是指反射面为平面的反射镜。

2. 可以利用反射定律作图画出光线经平面反射镜后的反射光线。

3. 平面反射成像时，像与物大小相等，而且像与物关于镜面对称。

4. 平面反射镜是一个最简单、不改变光束单心性、能成完善像的光学系统。

5. 平面反射镜在视力检查、检眼镜设计等得到了应用，与生活和工作息息相关。

6. 光从一种介质到另一种透明介质时，如果遇到交界平面，不仅会发生平面反射，也会发生平面折射。

7. 平面折射成像有如下公式：$s'=\frac{n}{s}s$，其中入射光线所在介质的折射率是 n，折射光线所在介质的折射率是 n'，物距为 $-s$，像距为 $-s'$。

任务考核

1. 平面反射成像有哪些特点？

2. 平面反射镜有哪些实际应用？

3. 在墙上放一平面反射镜，当一人从远走近时，镜中的像会发生什么变化？

4. 图 3-2-6 中已画出物点 S 的反射光线，请根据这些反射光线作出物点 S 在平面反射镜中的像。

5. 平面折射成像有哪些特点？

6. 当透过折射率为 1.5 的平板玻璃板，看距离玻璃板 10 cm 处的物体时，实际成像的位置是什么？

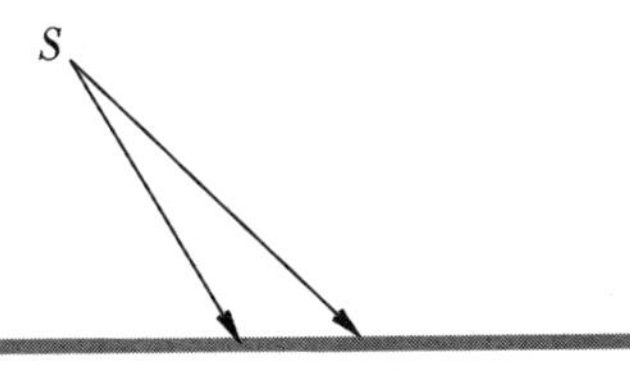

图 3-2-6　平面反射成像

任务三　单球面光学系统成像

我们在日常生活中会发现，汽车的后视镜、公路转弯处反射镜等都是球面反射镜，这是为什么呢？球面反射镜有哪些特点呢？另外，如果某一球面镜材质是透明材质，那么光在球面表面不仅会发生反射还会发生折射，怎么分析球面折射的成像呢？

一、球面反射成像

（一）球面反射镜的结构

球面反射镜是指反射面为球面的反射镜。球面反射镜的结构如图 3-3-1 所示。图 3-3-1(a)所示是以凹球面作为反射面，这种球面反射镜就是凹面镜。图 3-3-1(b)所示是以凸球面作为反射面，这种球面反射镜就是凸面镜。注意，在图 3-3-1(b)中画成了光线自右向左传播，这只是为了让读者对比图(a)和图(b)，我们在作图和计算时一般默认光线自左向右传播。判断是凹面镜还是凸面镜应看反射面是凹球面还是凸球面，而不是看这个球面反射镜放的位置，正如图 3-3-1(a)和(b)所示。

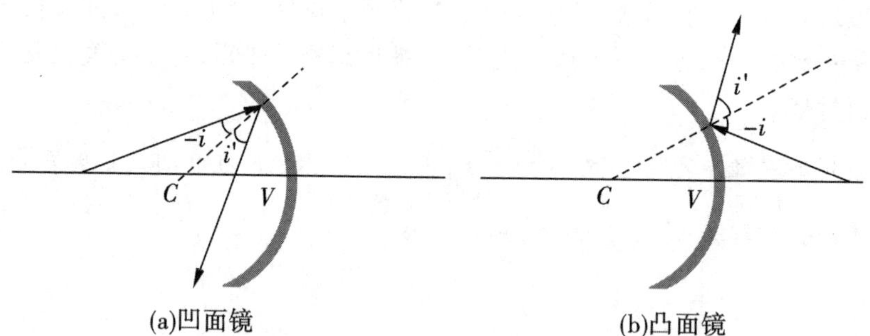

图 3-3-1　球面反射镜的结构

无论是凹面反射镜还是凸面反射镜，球面反射镜成像涉及的结构包括：

1. 顶点　球面反射镜的几何中心即为顶点，可以用字母 V 来表示。

2. 球面曲率中心　可以用字母 C 表示。

3. 光轴　通过球面反射镜的顶点 V 与球面曲率中心 C 的直线称为球面反射镜的光轴。

对于球面反射镜，在测量球面曲率半径（球面顶点与球面曲率中心间的距离）、物距、像距等距离参数时，均以球面顶点作为测量起点。

（二）球面反射成像分析

球面反射镜是可以反射光线的光学元件。我们可以运用反射定律进行球面反射成像作图。比如图 3-3-1 中，将入射光线与球面反射镜的交点和球面曲率中心进行连线，这条连线就是法线。根据反射定律，入射光线与反射光线分居法线两侧，入射角与反射角大小相等，我们可以做出反射光线。注意，当球面反射镜的曲率半径无穷大，球面反射镜相当于平面反射镜。

但是图 3-3-1 所示仅是一条入射光线入射的情况。对于光轴上的一个发光点，当我们多画几条入射光线，再根据反射定律画出反射光线后，可以看出各条反射光线并不交于一点，也就是说单心入射光束经球面反射镜反射后并不能成单心的反射光束，如图 3-3-2 所示。但事实上，我们确实可以看到球面反射镜所成的像。对于球面镜来说，只要球面曲率半径足够大，相当于曲面接近平面，而入射光线离光轴较近，根据反射定律画几条反射光线，几乎就可以会聚在光轴上的一点。下面我们讨论的都是近轴成像的情况。

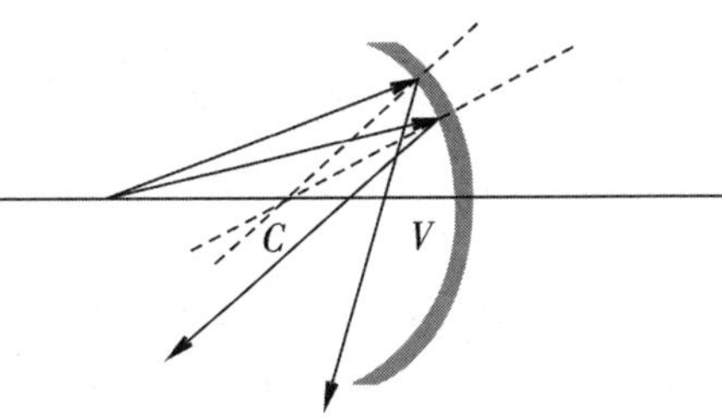

图 3-3-2　球面反射成像

1. 近轴光线下球面反射的物像公式　经过平面反射成像作图，我们可以结合几何关系的推理，得到球面反射镜的近轴成像公式如下：

$$\frac{1}{s'}+\frac{1}{s}=\frac{2}{r}\qquad\text{（公式 3-3-1）}$$

其中，s 是物距，s'是像距，r 是球面曲率半径。

我们可以直接运用以上公式计算球面反射镜近轴成像位置。以上公式的推导过程已放在本任务的知识拓展部分。

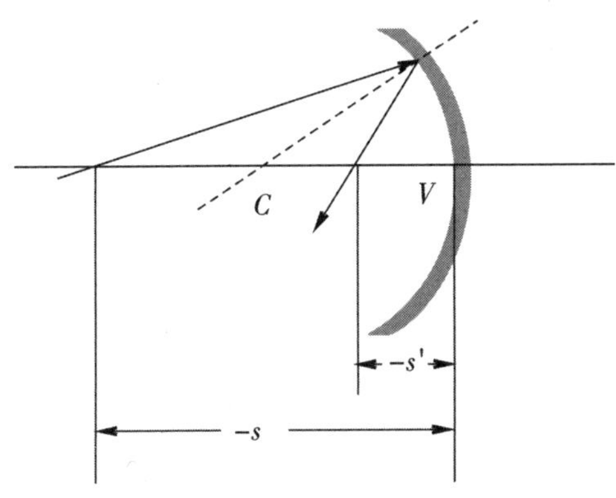

图 3-3-3　球面反射成像

2. 焦点与焦距　当物点在正对球面反射镜的无限远时（$s=\infty$），发出的光是平行光，经反射镜后所成的像点位置称为像方焦点，用 F' 表示。从顶点到像方焦点的距离称为像方焦距，用 f' 表示。

当 $s=\infty$ 时,则 $s'=f'$, $\frac{1}{f'}+\frac{1}{\infty}=\frac{2}{r}$

得到:

$$f'=\frac{r}{2} \qquad \text{(公式 3-3-2)}$$

根据光的可逆性原理,放在像方焦点上的发光点,经球面反射镜反射后,反射光与光轴平行。此时,这个焦点位置又可称为物方焦点,用 F 表示。从顶点到物方焦点的距离称为物方焦距,用 f 表示。

当 $s'=\infty$ 时,则 $s=f$, $\frac{1}{f}+\frac{1}{\infty}=\frac{2}{r}$

得到:

$$f=\frac{r}{2} \qquad \text{(公式 3-3-3)}$$

从上述分析可知,球面反射镜的物方焦点和像方焦点均在球面反射镜曲率半径一半的位置处,即 $f=f'$。将这样的光学系统称为等焦光学系统。

任何成像的光学系统都存在两个焦点,一个是作为物存在的焦点,称为物方焦点,又称物侧焦点、第一焦点或前焦点。另一个是作为像存在的焦点称为像方焦点,又称像侧焦点、第二焦点或后焦点。

3. 横向放大率　我们研究球面反射成像,不仅要知道成像的位置,同时也要知道成像的大小。

横向放大率,又称垂轴放大率,是指像的横向大小 h' 与物的横向大小 h 的比值,用字母 β 表示。根据图 3-3-4 的几何位置关系,则有:

$$\beta=\frac{-h'}{h}=\frac{s'}{s} \qquad \text{(公式 3-3-4)}$$

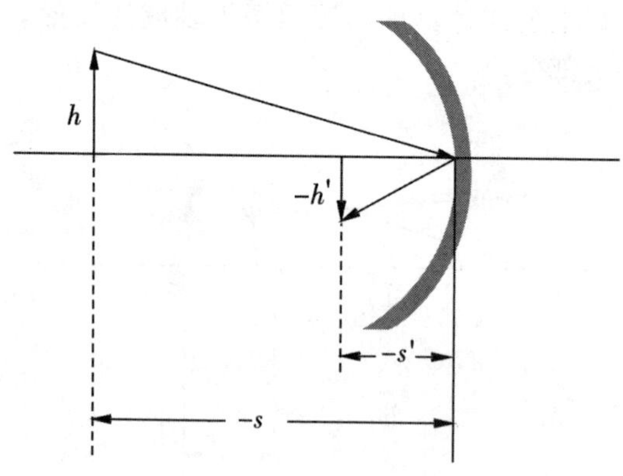

图 3-3-4　球面反射像的放大率

从上式不仅可知像的大小,还能得出像的倒正。

当 $|\beta|>1$ 时,像相比于物是放大的;当 $|\beta|<1$ 时,像相比于物是缩小的;当 $\beta>0$ 时,像是正立的;当 $\beta<0$ 时,像是倒立的。

4. 球面反射成像相关公式应用实例

【例 3-3-1】　一发光点位于凸面反射镜前 50 cm 处,凸球面曲率半径大小为

20 cm,求该发光点发出的光线经凸面反射镜反射后所成像的位置。

【解】

根据题目已知：$s=-0.5\ \text{m}$, $r=+0.2\ \text{m}$

代入公式 $\frac{1}{s'}+\frac{1}{s}=\frac{2}{r}$ 可知：$\frac{1}{s'}+\frac{1}{-0.5}=\frac{2}{0.2}$

则有，$s'\approx 0.08\ \text{m}$

因此,像的位置在凸面反射镜后0.08 m。

【例3-3-2】　一发光点位于凹面反射镜前20 cm处,凹球面曲率半径大小为10 cm,求该发光点发出的光线经凹面反射镜反射后所成像的位置和大小。

【解】

根据题目已知：$s=-0.2\ \text{m}$, $r=-0.1\ \text{m}$

代入公式 $\frac{1}{s'}+\frac{1}{s}=\frac{2}{r}$ 可知：$\frac{1}{s'}+\frac{1}{-0.2}=\frac{2}{-0.1}$

则有，$s'\approx -0.07\ \text{m}$

因此,像的位置在凹面镜前0.07 m。

【例3-3-3】　一高为1 cm物体位于凹面反射镜前20 cm处,凹球面曲率半径大小为5 cm,求该物体发出的光线经凹面反射镜反射后所成像的位置和高度。

【解】

根据题目已知：$s=-0.2\ \text{m}$, $r=-0.05\ \text{m}$, $h=1\ \text{cm}$

代入公式 $\frac{1}{s'}+\frac{1}{s}=\frac{2}{r}$ 可知：$\frac{1}{s'}+\frac{1}{-0.2}=\frac{2}{-0.05}$

则有，$s'\approx -0.03\ \text{m}$

根据 $\beta=\frac{-h'}{h}=\frac{s'}{s}$ 可知，$\frac{-h'}{1}=\frac{-0.03}{-0.2}$

那么，$h'=-0.15\ \text{cm}$

因此,像的位置在凹面镜前0.03 m,像的高度为0.15 m。

(三)球面反射成像作图与像性质分析

1. 轴外物点成像作图　在分析球面反射镜成像时,我们可以利用反射定律作图,也可以通过相关公式计算出像的位置和大小,但是均涉及公式计算,过程相对烦琐。根据上述物方焦点和像方焦点的位置特殊性(球面曲率半径一半的位置)。我们可以利用如下3条特征光线辅助作图,来确定轴外物点成像的位置(图3-3-5)。

光线一:过物点且平行于光轴的入射光线,反射光线通过像方焦点 F'(球面曲率半径的一半的位置)。

光线二:过物点且通过物方焦点 F(球面曲率半径的一半的位置)的入射光线,反射光线平行于光轴。

光线三:过物点且通过球面反射镜球面曲率中心 C 的入射光线,反射光线按原光路返回。

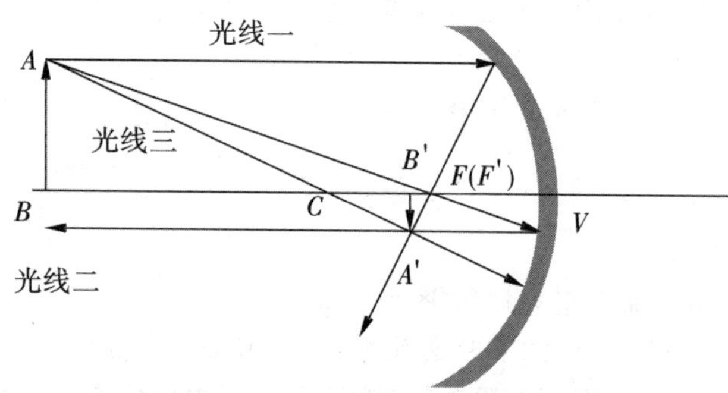

图 3-3-5　轴外物点成像作图

2. 轴上物点成像作图　当光轴外无限远物体发出的平行光线与光轴所成的夹角很小时，可看作近轴，这样的平行光线也可成一点像，而且像的位置在通过焦点且垂直于光轴的平面上，这个平面就是焦平面。我们利用这个特点可以进行轴上物点成像作图（图 3-3-6）。

第一步：通过物点 A 做任意一条和球面相交的入射光线 *AB*。

第二步：通过球面曲率中心 *C* 画一条平行于上一条入射光线的辅助光线 *CD*。

第三步：画出代表焦平面的线 *FM*，确定辅助光线 *CD* 与焦平面的交点为 *E*（*E* 点就是所有平行于辅助光线的其他反射光线所必经的点）。

第四步：点 *B* 和点 *E* 两点确定反射光线，反射光线与光轴的交点就是像点 *A'* 的位置。

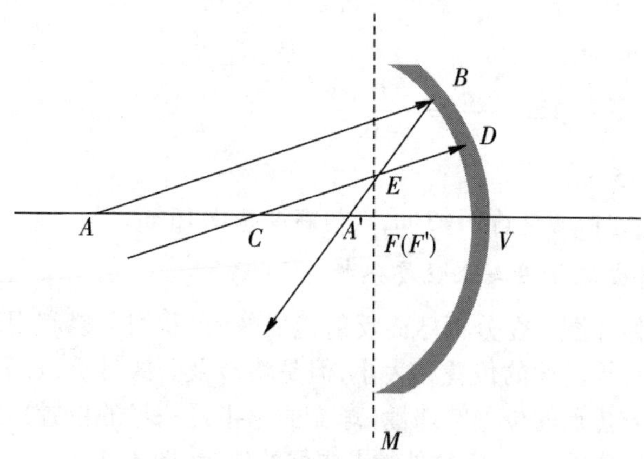

图 3-3-6　轴上物点成像作图

3. 球面反射成像性质分析　球面反射镜成像性质分析应包括像的大小（放大/缩小/等大）、像的正倒（正立/倒立）、像的实虚（实像/虚像）。我们可以通过运用上述球面反射镜成像作图的方法快速分析球面反射成像性质。比如对于凹面镜，当物距大于两倍焦距大小时，我们可以通过作图，判断出像是倒立、缩小的实像（图 3-3-7）。再比如对于凸透镜，当物距大于焦距，但是小于 2 倍焦距时，通过作图可以判断出像是正立、缩小的虚像（图 3-3-8）。当然，如果已经知道物高、物距、球面曲率半径，我们可以通过公式计算出像距、像的大小及倒正。物高、物距、球面反射镜的类型(凹面镜/凸面镜)等均会影响到成像性质。我们需要具体问题具体分析,灵活运用所学公式和作图等方法分析球面反射成像性质。

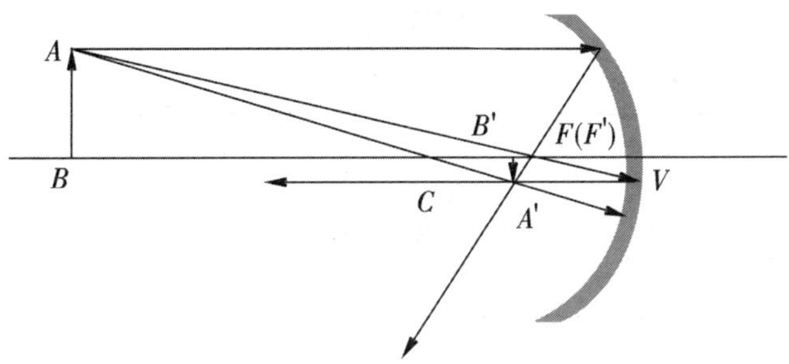

图 3-3-7　凹面镜反射成像

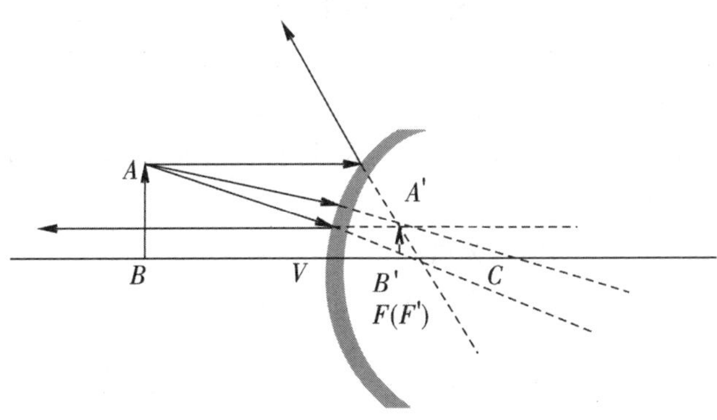

图 3-3-8　凸面镜反射成像

(四)球面反射成像的应用

对于球面镜片,我们在分析镜片表面发生的光反射,就可以按照球面反射的情况进行分析。在日常生活中,球面反射成像得到了一定的应用。比如,利用凹面反射镜过焦点的光线经反射后成为平行于光轴的平行光这一特点,制作探照灯、手电筒等。再比如,利用凸面反射镜使光线发散、增大视野的特点,制作汽车后视镜等。

二、球面折射成像

(一)球面折射成像分析

光从一种透明介质射入另一种透明介质时,如果这两种介质的交界面是球面,那么不仅会发生球面反射,还会发生球面折射。将入射光线与球面反射镜的交点和球面曲率中心进行连线,这条连线就是法线。根据折射定律,我们在知道入射角、球面两侧介质的折射率的情况下可以求出折射角,从而做出折射光线,如图 3-3-9 所示。注意,当球面的曲率半径无穷大时,球面折射就相当于平面折射的情况。

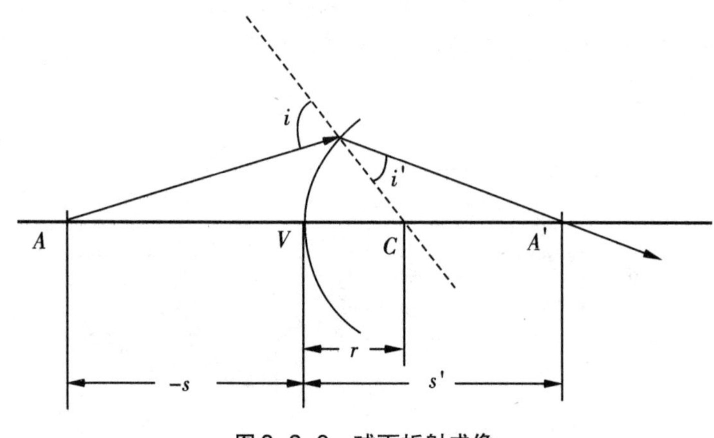

图 3-3-9 球面折射成像

如图 3-3-9 所示仅是一条入射光线入射的情况。对于光轴上的一个发光点，当我们多画几条入射光线，再根据折射定律画出折射光线后，此时各条折射光线并不相交于一点，也就是说入射光束的单心性被破坏了，点物不能点像。但事实上，我们确实可以看到球面折射镜所成的像，这同样涉及近轴成像的问题。下面我们讨论的都是近轴成像的情况。

1. 近轴光线下球面折射的物像公式：

$$\frac{n'}{s'}-\frac{n}{s}=\frac{(n'-n)}{r} \qquad \text{（公式 3-3-5）}$$

其中，s 代表物距，s'代表像距，n 代表入射光线所在介质的折射率，n'代表折射光线所在介质的折射率，r 是球面曲率半径。

我们可以直接运用以上公式计算球面折射近轴成像位置。以上公式的推导过程已放在本任务的知识拓展部分。

2. 焦点与焦距　从无穷远处发光点发出的平行于光轴的光线经球面折射后所成的像点位置称为像方焦点，用 F' 表示。从顶点到像方焦点的距离称为像方焦距，用 f' 表示。

当 $s=\infty$ ，$s'=f'$，则有： $\dfrac{n'}{f'}-\dfrac{n}{\infty}=\dfrac{(n'-n)}{r}$

得到：

$$f'=\frac{n'}{n'-n}r \qquad \text{（公式 3-3-6）}$$

根据光的可逆性原理，放在像方焦点上的发光点，经球面折射后，折射光线与光轴平行。此时，这个焦点位置又可称为物方焦点，用 F 表示。从顶点到物方焦点的距离称为物方焦距，用 f 表示。

当 $s'=\infty$ ，$s=f$，则有：$\dfrac{n'}{\infty'}-\dfrac{n}{f}=\dfrac{(n'-n)}{r}$

得到：

$$f=-\frac{n}{n'-n}r \qquad \text{（公式 3-3-7）}$$

根据$f'=\frac{n'}{n'-n}r$和$f=-\frac{n}{n'-n}r$可知，$\frac{f'}{f}=-\frac{n}{n'}$。因为$n'\neq n$，所以$f'\neq f$，将这样的光学系统称为不等焦光学系统。

3. 球面折射成像的相关公式

(1)聚散度表示：在$\frac{n'}{s'}-\frac{n}{s}=\frac{(n'-n)}{r}$中，$\frac{n}{s}$实际是入射光束的聚散度$L$，$\frac{n'}{s'}$代表折射光束的聚散度$L'$，$\frac{n'-n}{r}$代表球面对光束聚散度的改变作用(用$F$表示，也叫面焦度或面屈光力，单位为“屈光度”)。

那么：

$$L'-L=F \qquad \text{(公式 3-3-8)}$$

以上就是用聚散度表示的形式。

另外，由于$F=\frac{n'-n}{r}$，$f'=\frac{n'}{n'-n}r$及$f=-\frac{n}{n'-n}r$

可以得到：

$$F=\frac{n'}{f'}=-\frac{n}{f} \qquad \text{(公式 3-3-9)}$$

(2) 高斯公式

根据：$F=\frac{n'}{f'}=-\frac{n}{f}$和$\frac{n'}{s'}-\frac{n}{s}=\frac{(n'-n)}{r}$

可以得到：

$$\frac{f'}{s'}+\frac{f}{s}=1 \qquad \text{(公式 3-3-10)}$$

上式就是高斯公式。

(3)牛顿公式：当以物方焦点为起始点测量物距，当以像方焦点为起始点测量像距，就有：$s'=x'+f'$，$-s=-x+(-f)$，$s=x+f$，

代入$\frac{f'}{s'}+\frac{f}{s}=1$中得到：

$$xx'=ff' \qquad \text{(公式 3-3-11)}$$

上式就是牛顿公式(图 3-3-10)。

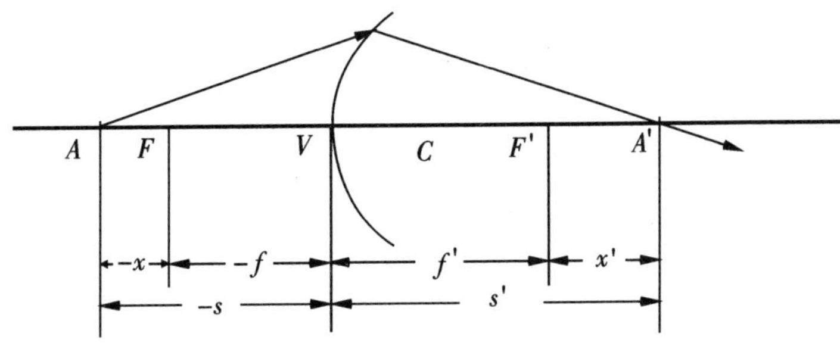

图 3-3-10　球面折射成像

4. 横向放大率　根据图 3-3-11 中几何关系可知：

$$\beta=\frac{h'}{h}=-\frac{s'-r}{-s+r}=\frac{s'-r}{s-r} \qquad \text{(公式 3-3-12)}$$

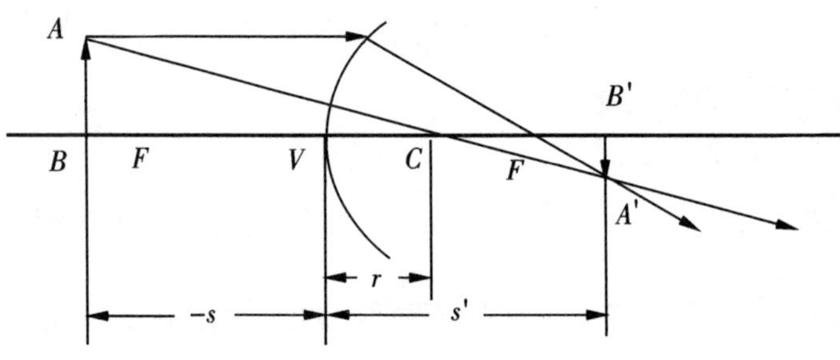

图 3-3-11　球面折射的放大率

当$|\beta|>1$时，像相比于物是放大的；当$|\beta|<1$时，像相比于物是缩小的；当$\beta>0$时，像是正立的；当$\beta<0$时，像是倒立的。

5. 球面折射成像公式运用实例

【例 3-3-4】 一发光点位于凸球面前 20 cm 处，球面曲率半径大小为 5 cm，球面前介质折射率为 1，球面后介质折射率为 2，求发光点发出的光线经过球面折射后所成像的位置。

【解】

根据题目已知，$s=-0.2$ m，$r=0.05$ m，$n=1$，$n'=2$

代入$\frac{n'}{s'}-\frac{n}{s}=\frac{(n'-n)}{r}$，则有：$\frac{2}{s'}-\frac{1}{-0.2}=\frac{(2-1)}{0.05}$

那么，$s'\approx 0.13$ m

即像在球面后 0.13 m 处。

【例 3-3-5】 一高为 1 cm 物体位于凹球面前 1 m 处，球面曲率半径大小为 0.2 m，球面前介质折射率为 1，球面后介质折射率为 2，求物体发出的光线经过球面折射后所成像的位置和像高。（用高斯公式求解）

【解】

根据题目已知，$s=-1$ m，$r=-0.2$ m，$n=1$，$n'=2$，$h=1$ cm

代入$f'=\frac{n'}{n'-n}r$，则有：$f'=\frac{2}{2-1}(-0.2)=-0.4$ m

代入$f=-\frac{n}{n'-n}r$，则有：$f=-\frac{1}{2-1}(-0.2)=0.2$ m

根据$\frac{f'}{s'}+\frac{f}{s}=1$，则有：$\frac{-0.4}{s'}+\frac{0.2}{-1}=1$

那么，$s'\approx -0.33$ m

根据$\beta=\frac{h'}{h}=\frac{s'-r}{-s+r}=\frac{s'-r}{s-r}$，则有：$\beta=\frac{h'}{h}=\frac{-0.33-(-0.2)}{-1-(-0.2)}\approx 0.16$

那么，$\beta\approx 0.16$ cm

即像在球面前 0.33 m 处，像高为 0.16 cm。

【例 3-3-6】 一发光点位于凸球面前 50 cm 处，球面曲率半径大小为 10 cm，球面前介质折射率为 1，球面后介质折射率为 2，求发光点发出的光线经过球面折射后所成像的

位置。(用牛顿公式求解)

【解】

根据题目已知，$s=-0.5$ m，$r=0.1$ m，$n=1$，$n'=2$

代入 $f'=\frac{n'}{n'-n}r$，则有：$f'=\frac{2}{2-1}\times0.1=0.2$ m

代入 $f=-\frac{n}{n'-n}r$，则有：$f=-\frac{1}{2-1}\times0.1=-0.1$ m

代入 $x'=s'-f'$，则有：$x'=s'-0.2$

代入 $x=s-f$，则有 $x=-0.5-(-0.1)=-0.4$ m

根据 $xx'=ff'$，则有：$-0.4\times(s'-0.2)=-0.1\times0.2$

那么，$s'=0.25$ m

即像在球面后 0.25 m 处。

(二)球面折射成像作图及像性质分析

1. 轴外物点成像作图　对于球面成像作图，在已知球面前介质折射率、球面后介质折射率、球面曲率半径、物距以及物高的情况下，可以通过运用折射定律或是公式计算像距和像高，但是计算过程相对烦琐。实际上，我们在已知物方焦点、像方焦点的情况下，可以利用 3 条特征光线进行作图，快速确定球面反射成像位置、正立还是倒立、放大还是缩小、实像还是虚像(图 3-3-12)。

光线一：过物点且平行于光轴的入射光线，折射光线通过像方焦点 F'。

光线二：过物点且通过物方焦点 F 的入射光线，折射光线平行于光轴。

光线三：过物点且通过球面曲率中心 C 的入射光线，折射光线不改变原来的传播方向。

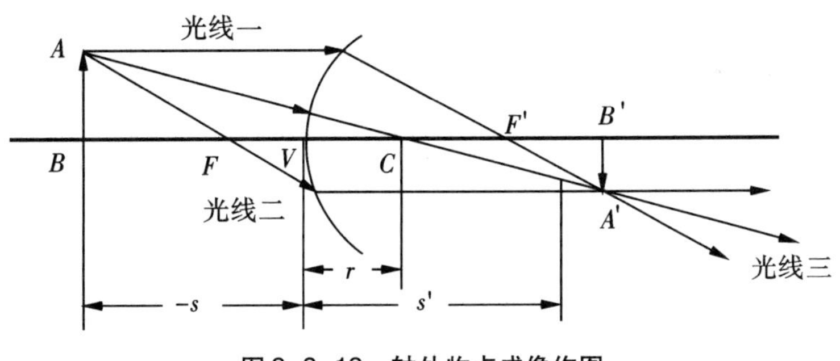

图 3-3-12　轴外物点成像作图

2. 轴上物点成像作图　当光轴外无限远物体发出的平行光线与光轴所成的夹角很小时，可看作近轴，可成一点像，而且像的位置都在像方焦平面上。我们可以利用像方焦平面的这个特点进行轴上物点成像作图(图 3-3-13)。

第一步：通过物点 A 做任意一条和球面相交的入射光线 AB。

第二步：通过球面曲率中心 C 画一条平行于上一条入射光线的辅助光线 CD。

第三步：画出代表像方焦平面的线 $F'M$，确定辅助光线 CD 与焦平面的交点为 E(E

点就是所有平行于辅助光线的其他光线的折射光线所必经的点)。

第四步:点 B 和点 E 两点确定折射光线,折射光线与光轴的交点就是像点 A'的位置。

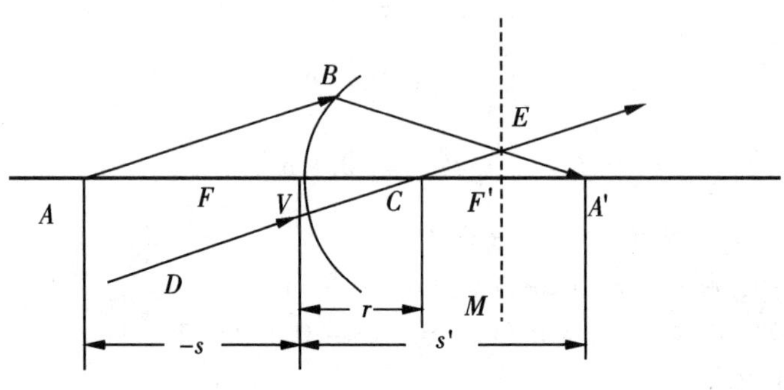

图 3-3-13　轴上物点成像作图

3. 球面折射成像性质分析　类似于球面反射成像作图,球面折射成像性质分析同样包括像的位置、正立还是倒立、实像还是虚像。我们既可以通过公式计算分析,可以通过作图分析。读者可以结合公式计算和作图分析例 3-3-5、例 3-3-6、例 3-3-7 中球面折射成像性质。我们可以推断出,球面折射成像性质与物高、物距、球面类型(凹面镜/凸面镜)等因素相关。

(三)球面折射成像应用

在实际应用中,更多的是针对球面透镜进行成像分析。球面作为球面透镜的组成部分,进行球面折射成像分析是进行透镜成像分析的基础。我们在后续任务中将学习到关于球面透镜成像的相关内容。

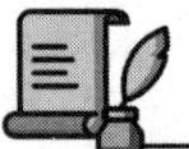

知识拓展

一、近轴光线下球面反射的物像公式推导

根据图 3-3-14 中几何关系有: $-\theta = (-u) + (-i)\quad -u' = -\theta + i'$

由于在近轴光线条件下,光线入射角度很小,根据反射定律有:

$$-i = i'$$

则有:

$$2\theta = u + u'$$

又由于在近轴光线条件下,光线入射角度很小,有: $-\theta = -\frac{\overline{AV}}{r}$, $-u \approx -\frac{\overline{AV}}{s}$, $-u' \approx -\frac{\overline{AV}}{s'}$

那么,

$$2 \times \frac{\overline{AV}}{r} = \frac{\overline{AV}}{s} + \frac{\overline{AV}}{s'}$$

最终得出:

$$\frac{1}{s'} + \frac{1}{s} = \frac{2}{r}$$

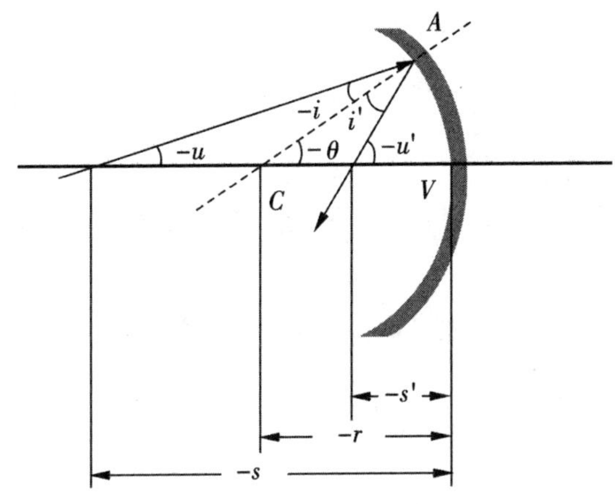

图 3-3-14　球面反射成像

二、近轴光线下球面折射的物像公式推导

根据图 3-3-15 中几何关系有：$i = -u + \theta$，$\theta = i' + u'$

在近轴光线条件下，光线入射角度很小，根据折射定律，则有：$ni = n'i'$

联合上述关系式，则有：　$n(-u+\theta) = n'(\theta - u')$

又由于在近轴光线条件下，光线入射角度很小，有：$-u \approx \dfrac{\overline{AV}}{-s}$，$\theta = \dfrac{\overline{AV}}{r}$，$u' = \overline{AV}$

那么：

$$n\left(\frac{\overline{AV}}{-s} + \frac{\overline{AV}}{r}\right) = n'\left(\frac{\overline{AV}}{r} - \frac{\overline{AV}}{s'}\right)$$

最终得出：

$$\frac{n'}{s'} - \frac{n}{s} = \frac{(n'-n)}{r}$$

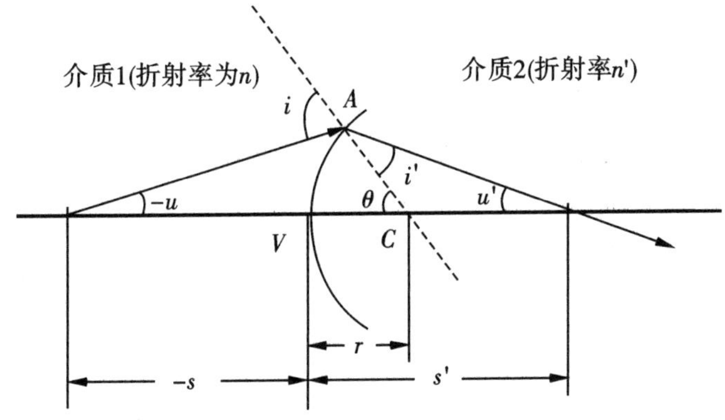

图 3-3-15　球面折射成像

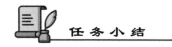

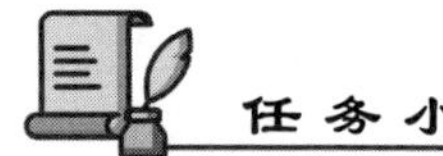

1. 球面反射镜是指反射面为球面的反射镜。

2. 判断是凹面镜还是凸面镜应看反射面是凹球面还是凸球面,而不是看这个球面反射镜放的位置。

3. 球面反射的近轴光线下球面反射的物像公式:$\frac{1}{s'}+\frac{1}{s}=\frac{2}{r}$

4. 横向放大率(球面反射):$\beta=\frac{-h'}{h}=\frac{s'}{s}$

5. 近轴光线下球面折射成像的相关公式:$\frac{n'}{s'}-\frac{n}{s}=\frac{(n'-n)}{r}$

聚散度形式:$L'-L=F$

高斯公式:$\frac{f'}{s'}+\frac{f}{s}=1$

牛顿公式:$xx'=ff'$

6. 横向放大率(球面折射):$\beta=\frac{h'}{h}=\frac{s'-r}{-s+r}=\frac{s'-r}{s-r}$

7. 平行光经球面反射/球面折射后所成的像点位置称为像方焦点,用 F' 表示。从顶点到像方焦点的距离称为像方焦距,用 f' 表示。

8. 放在物方焦点上的发光点,经球面反射/球面折射后,反射光与光轴平行。物方焦点用 F 表示。从顶点到物方焦点的距离称为物方焦距,用 f 表示。

9. 可以通过作图法和公式计算法分析球面反射/球面折射成像的性质。

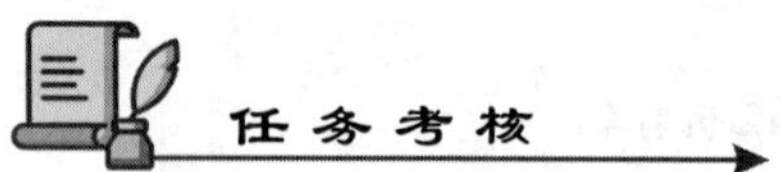

1. 一凸面反射镜曲率半径大小为 0.5 m,求像方焦点的位置。

2. 一发光点位于凸面反射镜前 1 m 处,凸球面曲率半径大小为 0.2 m,求像的位置。

3. 一发光点位于凹面反射镜前 0.25 m 处,凹球面曲率半径大小为 0.1 m,求像的位置。

4. 一高为 2 cm 的物体位于凹面反射镜前 0.5 m 处,凹球面曲率半径大小为 0.4 m,求像的位置。

5. 对于球面折射成像作图,轴外物点成像有哪些特征光线?

6. 一物高为 1 cm 的物体位于凸球面前 0.25 m 处,球面曲率半径大小为 0.1 m,球面前介质折射率为 1,球面后介质折射率为 2,求该物体发出的光线经过球面折射后所成像的位置和像高。

7. 一发光点位于凹球面前 0.4 m 处,球面曲率半径大小为 0.2 m,球面前介质折射率为 1,球面后介质折射率为 2,求发光点发出的光线经过球面折射后所成像的位置。(用

高斯公式求解）

8. 一发光点位于凸球面前0.2 m处，球面曲率半径大小为0.1 m，球面前介质折射率为1，球面后介质折射率为2，求发光点发出的光线经过球面折射后所成像的位置。（用牛顿公式求解）

任务四 透镜成像

眼镜是用透明介质材料做成的。人眼配戴眼镜时，外界目标物发出（或反射的）光线通过眼镜前表面会发生反射、折射，出射光线到达眼镜后表面时同样会发生反射、折射，然后出射光线会射入人眼。不同屈光不正度数的戴镜者需要不同度数的眼镜，那么在实际分析中，可以将球面镜片视为平面反射镜、球面反射镜、薄透镜、厚透镜中的哪一种呢？眼镜的度数又是指的什么呢？

一、透镜的基本认知

透镜是用透明介质制成的两表面均为球面或有一面为平面的光学元件。

透镜在眼视光工作中较为常见，比如，人眼配戴的眼镜片、综合验光仪上的主透镜组、检眼镜上的透镜等。同时，在分析人眼成像相关问题时，也会应用到透镜成像的知识，比如将人眼角膜近似视为厚透镜进行角膜屈光力计算。在日常生活中，透镜也有广泛的应用，比如照相机的镜头、投影仪的镜头、放大镜等。可以说，透镜与我们的工作和生活息息相关。如果没有透镜，那么很多光学仪器设备将难以发挥作用，人们的生活质量也会受到影响。

（一）按照透镜形状分类

根据组成透镜的两表面的组合类型，也就是透镜的形状，把透镜分为凸透镜和凹透镜两大类。

其中，凸透镜中央较厚、边缘较薄，具体可分为双凸透镜、平凸透镜、凹凸透镜。其中，双凸透镜的前表面和后表面均是凸面；平凸透镜的一个表面为凸面，另一个表面为平面；凹凸透镜的前后两个表面的曲率半径不同，两个表面组合后使透镜整体呈现中间厚两边薄的外观。放在空气中的凸透镜的屈光力大于0，为正透镜，可以使光线发生会聚。

凹透镜中央较薄、边缘较厚，具体可分为双凹透镜、平凹透镜、凸凹透镜。其中，双凹透镜的前表面和后表面均是凹面；平凹透镜的一个表面为凹面，另一个表面为平面；凸凹透镜的前后两个表面的曲率半径不同，两个表面组合后使透镜整体呈现中间薄两边厚的外观。放在空气中的凹透镜的屈光力小于0，为负透镜，可以使光线发散。

判断一个透镜是凸透镜还是凹凸镜时，我们既可以通过观察透镜的形状来判断，也可以利用凹、凸透镜各自的成像特点进行判断（图3-4-1）。

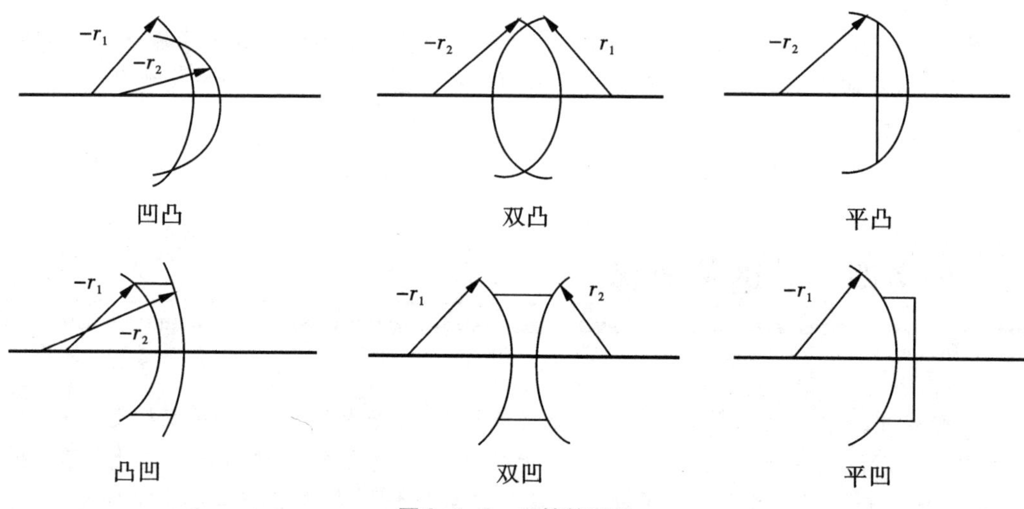

图 3-4-1 透镜的形状

(二)按照透镜厚度分类

连接透镜两球面曲率透镜的厚度是指透镜两表面在主轴上的间隔。如果透镜的厚度与球面的曲率半径相比不能忽略,那么这类透镜就被称为厚透镜。如果透镜的厚度与球面的曲率半径相比可以忽略,那么这类透镜就被称为薄透镜。

二、薄透镜成像

(一)薄透镜折射成像分析

1. 薄透镜成像公式 如图 3-4-2 所示,入射光线在构成透镜的两个折射面上均会发生折射,而且入射光线在第一个折射面发生折射所成的“像”相对于第二个折射面来讲是“物”。

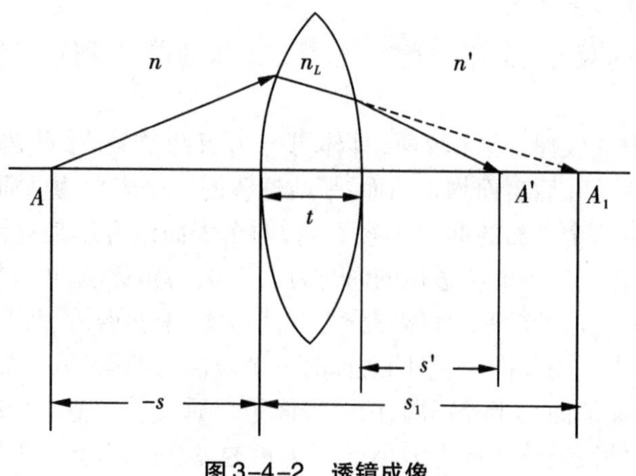

图 3-4-2 透镜成像

通过逐次分析每个球面折射面的成像情况,我们可以得出最终成像的位置,具体如下:

前表面折射成像: $\frac{n_L}{s_1} - \frac{n}{s} = F_1$

前表面屈光力: $F_1 = \frac{n_L - n}{r_1}$ (公式 3-4-1)

后表面折射成像: $\frac{n'}{s'} - \frac{n_L}{s_1 - t} = F_2$

后表面屈光力: $F_2 = \frac{n' - n_L}{r_2}$ (公式 3-4-2)

对于薄透镜来讲,透镜的厚度与球面的曲率半径相比可以忽略,那么就有: $s_1 - t \approx s_1$

根据上述关系式可知, $\frac{n'}{s'} - \frac{n}{s} = \frac{n_L - n}{r_1} + \frac{n' - n_L}{r_2}$ (公式 3-4-3)

上式就是薄透镜成像公式。

如果用 F 代表薄透镜整体屈光力,那么上式可为: $\frac{n'}{s'} - \frac{n}{s} = F$,并且有: $F = F_1 + F_2$,也就是说薄透镜的屈光力近似为前后两个折射球面屈光力之和。

薄透镜的前后两个折射面与光轴的交点分别为前顶点、后顶点。由于薄透镜很薄,因此前顶点和后顶点基本重合在一个点。当薄透镜两边介质折射率一样,那么通过这个点的光线不会改变其传播方向,这个点就是透镜的光心,一般用字母 O 来表示。在薄透镜成像中,物距、像距等距离的测量均是以光心作为测量起点。

2. 焦点与焦距 当物点在正对薄透镜的无限远时,发出的光是平行光,经薄透镜折射后所成的像点位置称为像方焦点,用 F' 表示。从透镜中心到像方焦点的距离称为像方焦距,用 f' 表示。

当 $s = \infty$ 时, $s' = f'$,代入 $\frac{n'}{s'} - \frac{n}{s} = F$

得到: $F = \frac{n'}{f'}$

则像方焦距的计算公式为: $f' = \frac{n'}{F}$ (公式 3-4-4)

放在物方焦点上的发光点,经球面反射镜反射后,反射光与光轴平行。物方焦点用 F 表示。从顶点到物方焦点的距离称为物方焦距,用 f 表示。

当 $s' = \infty$ 时, $s = f$,代入 $\frac{n'}{s'} - \frac{n}{s} = F$

得到: $F = -\frac{n}{f}$

则物方焦距的计算公式为: $f = -\frac{n}{F}$ (公式 3-4-5)

3. 薄透镜成像相关公式

(1)高斯公式:

根据 $F=\frac{n'}{f'}=-\frac{n}{f}$ 和 $\frac{n'}{s'}-\frac{n}{s}=F$

可以得到：
$$\frac{f'}{s'}+\frac{f}{s}=1 \quad (公式 3-4-6)$$

上式就是高斯公式。

(2)牛顿公式：以物方焦点为起始点测量物距，以像方焦点为起始点测量像距，就有：$s'=x'+f'$，$-s=-x+(-f)$，$s=x+f$，代入 $\frac{f'}{s'}+\frac{f}{s}=1$ 中得到：

$$xx'=ff' \quad (公式 3-4-7)$$

上式就是牛顿公式。

4. 横向放大率　根据图 3-4-3 的几何关系，则有：

$$\beta=\frac{-h'}{h}=\frac{s'}{-s} \quad (公式 3-4-8)$$

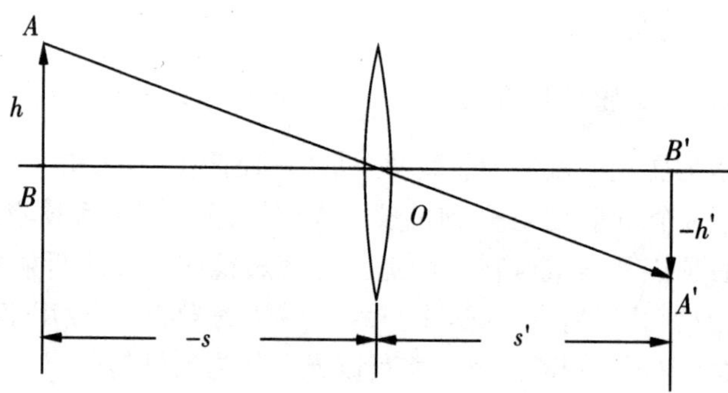

图 3-4-3　薄透镜横向放大率

当 $|\beta|>1$ 时，像相比于物是放大的；当 $|\beta|<1$ 时，像相比于物是缩小的；当 $\beta>0$ 时，像是正立的；当 $\beta<0$ 时，像是倒立的。

5. 薄透镜成像公式运用实例

【例 3-4-1】　一放在空气中的薄双凸透镜的前表面曲率半径为 10 cm，后表面的曲率半径为 5 cm，薄透镜材料的折射率是 1.5，那么薄透镜屈光力是多少呢？

【解】

根据题目信息已知：$n=n'=1$，$r_1=0.1$ m，$r_2=-0.05$ m，$n_L=1.5$

代入 $F=\frac{n_L-n}{r_1}+\frac{n'-n_L}{r_2}$ 可知：

$$F=\frac{1.5-1}{0.1}+\frac{1-1.5}{-0.05}=15\text{D}$$

即此薄双凸透镜的屈光力为 15D。

【例 3-4-2】　一高为 1 cm 物体位于薄平凸透镜前 2 m 处，凸透镜后表面曲率半径大小为 0.2 m，透镜前介质折射率为 2，透镜后介质折射率为 1，透镜材料的折射率为 1.5，求物体发出的光线经过透镜折射成像的位置和像高。

【解】

根据题目已知：$h=1\ \text{cm}$，$s=-2\ \text{m}$，$r_1=\infty$，$r_2=-0.2\ \text{m}$，$n=2$，$n'=1$，$n_L=1.5$

代入 $F=\frac{n_L-n}{r_1}+\frac{n'-n_L}{r_2}$ 可知：$F=\frac{1.5-2}{\infty}+\frac{1-1.5}{-0.2}=2.5\text{D}$

代入 $\frac{n'}{s'}-\frac{n}{s}=F$ 可知，$\frac{1}{s'}-\frac{2}{\infty}=2.5$

那么，$s'=0.4\ \text{m}$

根据 $\beta=\frac{-h'}{h}=\frac{s'}{-s}$ 可知：$\beta=\frac{-h'}{1}=\frac{0.4}{2}=0.2$

那么，$h'=-0.2\ \text{cm}$

即成像位置在透镜后 0.4 m，像高 0.2 cm。

【例 3-4-3】 一折射率为 1.5 的薄凸凹透镜放在空气中，一发光点位于透镜前 1 m 处，透镜前表面的曲率半径大小为 0.1 m，后表面的曲率半径为 0.2 m，求物体发出的光线经过透镜折射成像的位置（用高斯公式求解）。

【解】

根据题目已知：$s=-1\ \text{m}$，$r_1=-0.1\ \text{m}$，$r_2=-0.2\ \text{m}$，$n=1$，$n'=1$，$n_L=1.5$

代入 $F=\frac{n_L-n}{r_1}+\frac{n'-n_L}{r_2}$ 可知：$F=\frac{1.5-1}{-0.1}+\frac{1-1.5}{-0.2}=-2.5\text{D}$

根据 $F=-\frac{n}{f}$ 和 $F=\frac{n'}{f'}$ 可知：$f=-\frac{1}{-2.5}=0.4\ \text{m}$，$f'=\frac{1}{-2.5}=-0.4\ \text{m}$

代入 $\frac{f'}{s'}+\frac{f}{s}=1$ 可知：$\frac{-0.4}{s'}+\frac{0.4}{-1}=1$

那么，$s'=-0.29\ \text{m}$

即成像位置在透镜前 0.29 m 处。

（二）薄透镜成像作图及像性质分析

1. 轴外物点成像作图　为了画图的简便性，我们可以用两端带有箭头的标记“↕”表示凸透镜，用标记“Ⅰ”代表凹透镜。下面以凸透镜成像作图为例进行作图说明。

对于薄透镜而言，我们忽略了透镜厚度，使光线发生折射的主要是透镜前后两个球面折射面的作用。对于轴外物点成像作图，我们同样可以利用 3 条特征光线进行作图。

光线一：过物点且平行于光轴的入射光线，折射光线通过像方焦点 F'。

光线二：过物点且通过物方焦点 F 的入射光线，折射光线平行于光轴。

光线三：当透镜前后两侧介质的折射率一样时，过物点且通过透镜光心 O 的入射光线，折射光线不改变原来的传播方向。

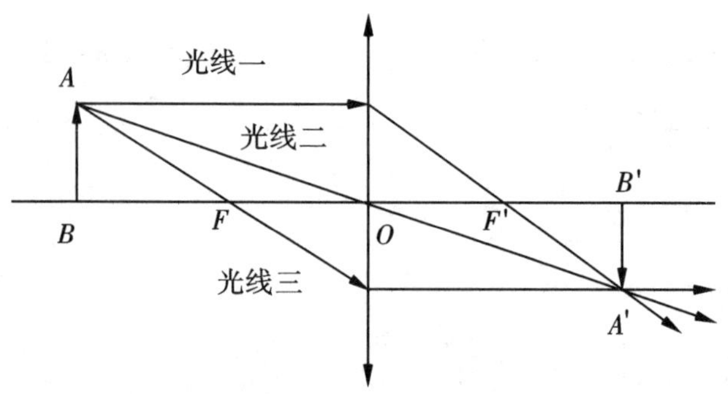

图 3-4-4　轴外物点成像作图

2. 轴上物点成像作图　在此我们分析的是透镜两侧介质一样时的情况。类似于球面折射轴上物点成像作图,我们同样可以利用焦平面的特点进行轴上物点成像作图。

第一步:通过物点 A 做任意一条和球面相交的入射光线 AB。

第二步:通过透镜光心 O 画一条平行于上一条入射光线的辅助光线 OD。

第三步:画出代表像方焦平面的线 MF',确定辅助光线 OD 与焦平面的交点为 E(该点就是所有平行于辅助光线的其他光线的折射光线所必经的点)。

第四步:点 B 和点 E 两点确定折射光线,折射光线与光轴的交点就是像点 A'的位置(图 3-4-5)。

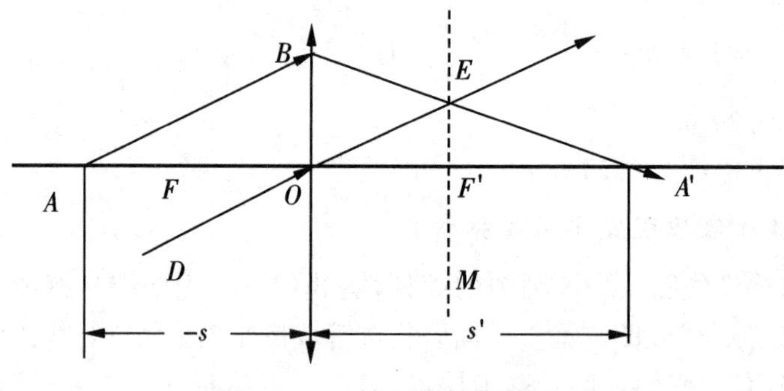

图 3-4-5　轴上物点成像作图

3. 薄透镜成像性质分析　薄透镜成像性质分析包括像的位置、正立还是倒立、实像还是虚像。我们既可以通过公式计算分析,可以通过作图分析。我们可以推断出,透镜成像性质与物高、物距、透镜类型(凹透镜/凸透镜)等因素相关。读者可以分析例 3-4-1 ~ 例 3-4-3 中透镜成像性质。

三、厚透镜成像

(一)厚透镜的基点与基面

厚透镜的厚度与球面的曲率半径相比不能忽略,我们在分析厚透镜成像时必须考虑透镜厚度的影响。在近轴条件下,可以通过对构成透镜的每个折射面逐个分析成像,即逐次成像法来分析光线经厚透镜折射后的最终成像位置。不过,这样的分析过程相对烦琐。我们也可以像薄透镜那样直接用一些相关的公式进行厚透镜成像分析。但是需要注意的是,由于透镜厚度的影响,在厚透镜中物距、像距等物理量的测量起点与薄透镜不同。我们首先需要认识厚透镜的基点与基面(图 3-4-6)。

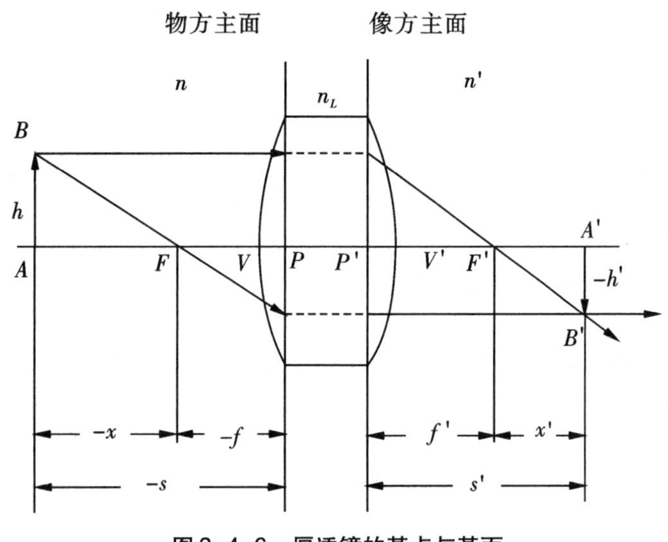

图 3-4-6　厚透镜的基点与基面

1. 焦点与焦面　平行于光轴的近轴光线经透镜折射后,出射光线与光轴的交点为像方焦点,用 F' 表示。在近轴条件下,通过像方焦点并垂直于光轴的平面是像方焦平面。

通过光轴上某点发出的入射光线经透镜折射后,出射光线与光轴平行。这一点就是物方焦点,用 F 表示。在近轴条件下,通过物方焦点并垂直于光轴的平面是物方焦平面。

2. 主点与主面　通过物方焦点的入射光线与平行于光轴的出射光线相交的点所在的垂直于光轴的平面是物方主面。物方主面与光轴的交点即为物方主点,用 P 表示。

平行于光轴的入射光线与通过像方焦点的出射光线与相交的点所在的垂直于光轴的平面是像方主面。像方主面与光轴的交点即为像方主点,用 P' 表示。

3. 节点与节面　如果一条光线与光轴成一定角度入射时,出射光线与入射光线传播方向平行,此时将入射光线与光轴的交点称为物方节点,用 N 表示;出射光线与光轴的交点称为像方节点,用 N' 表示。物方节点所在与光轴垂直的平面就是物方节面,像方节点所在与光轴垂直的平面就是像方节面。

以上 3 对点就是厚透镜的基点,相应的面就是基面。

(二)厚透镜基点的位置

厚透镜的基点与基面是测量物距、像距、物方焦距、像方焦距等物理量的测量起始点。其中,物距是从物方主点到物点之间的距离,用 s 表示;像距是从像方主点到像点之间的距离,用 s' 表示。

在确定了厚透镜焦点与主点的情况下,就可以分析物像关系。我们可以结合图 3-4-6 中所示的几何关系和单球面折射逐次成像分析,计算出厚透镜焦点和主点的位置,部分公式的推导过程已经放在本任务的“任务拓展”部分。

1. 物方焦点与像方焦点　焦点的位置可以用焦距来反映。焦距测量的起始点是主点,即物方焦距是物方主点 P 到物方焦点 F 之间的距离,用 f 表示;像方焦距是像方主点 P' 到像方焦点 F' 之间的距离,用 f' 表示。

可以用公式 $F=\frac{n'}{f'}=-\frac{n}{f}$ 计算焦距,也可以用如下公式进行计算:

像方焦距的计算公式: $$\frac{n'}{f'}=\frac{n_L}{f_1'}+\frac{n'}{f_2'}-\frac{n't}{f_1'f_2'} \quad \text{(公式 3-4-9)}$$

物方焦距的计算公式: $$\frac{n}{f}=\frac{n}{f_1}+\frac{n_L}{f_2}+\frac{nt}{f_1f_2} \quad \text{(公式 3-4-10)}$$

其中,f_1 代表透镜前表面的物方焦距,f_2 代表透镜后表面的物方焦距,f_1' 代表透镜前表面的像方焦距,f_2' 代表透镜后表面的像方焦距。上述公式的推导过程已放在本任务的“任务拓展”部分。

2. 物方主点和像方主点　主点的位置是从透镜顶点量起,即透镜前顶点 V 到物方主点 P 的距离为物方主点距离,用 p 表示;透镜后顶点 V' 到像方主点 P' 的距离为像方主点距离,用 p' 表示。

像方主点: $$V'P'=p'=-n'\frac{F_1t}{Fn_L} \quad \text{(公式 3-4-11)}$$

物方主点: $$VP=p=n\frac{F_2t}{Fn_L} \quad \text{(公式 3-4-12)}$$

其中,$F_1=\frac{n_L-n}{r_1}$,代表透镜前表面屈光力,$F_2=\frac{n'-n_L}{r_2}$,代表透镜后表面屈光力。上述公式的推导过程已放在本任务的“知识拓展”部分。

(三)折射成像分析

1. 厚透镜的屈光力

$$F=F_1+F_2-\frac{t}{n_L}F_1F_2 \quad \text{(公式 3-4-13)}$$

其中,F 为厚透镜屈光力(D),F_1 为透镜前表面的屈光力(D),F_2 为透镜后表面的屈光力(D),n_L 为透镜材料的折射率,t 为透镜厚度。

上述公式的推导过程已放在本任务的“任务拓展”部分。

2. 近轴条件下厚透镜成像公式

(1)高斯公式

$$\frac{f'}{s'}+\frac{f}{s}=1$$

上述公式的推导过程已放在本任务的“知识拓展”部分。

另,定义厚透镜的屈光力是:$F=\frac{n'}{f'}=-\frac{n}{f}$

根据上述关系式有:$\frac{n'}{s'}-\frac{n}{s}=F$

(2)牛顿公式

$$xx' = ff'$$

上述公式的推导过程已放在本任务的“知识拓展”部分。

(3)聚散度公式

$$L' - L = F$$

注意,以上距离的测量是以主点为起点。

3.横向放大率　横向放大率:

$$\beta = \frac{h'}{h} = \frac{s'n}{n's} \quad \text{(公式 3-4-14)}$$

上述公式的推导过程已放在本任务的“知识拓展”部分。

4.眼用透镜的顶焦度　对于眼镜来讲,以主点作为距离的测量起始点是不现实的。为了便于测量,眼用透镜常选择镜片后顶点为基准点。

透镜前顶点到物方焦点的距离就是前顶焦距f_v,前顶焦距的倒数就是前顶焦度F_V;透镜后顶点到像方焦点的距离就是后顶焦距f_v',后顶焦距的倒数就是后顶焦度FV'。我们用焦度计测量的镜片度数就是指的镜片后顶焦度$F_{V'}$。可以推导出:

后顶焦度:
$$F_{V'} = \frac{1}{f_v'} = \frac{F_1 + F_2 - \frac{t}{n_L}F_1F_2}{1 - \frac{t}{n_L}F_1} \quad \text{(公式 3-4-15)}$$

前顶焦度:
$$F_V = -\frac{1}{f_v} = \frac{F_1 + F_2 - \frac{t}{n_L}F_1F_2}{1 - \frac{t}{n_L}F_2} \quad \text{(公式 3-4-16)}$$

5.厚透镜成像相关公式运用实例

【例 3-4-4】　一放在空气中的凸厚透镜的前后两个折射面的曲率半径分别为 5 cm 和 10 cm,透镜的厚度为 1 cm,透镜材料的折射率为 1.5。求厚透镜的屈光力是多少?

【解】　根据题目已知:$r_1 = 0.05$ m, $r_2 = -0.1$ m, $t = 0.01$ m, $n = n' = 1$, $n_L = 1.5$

则有:$F_1 = \frac{n_L - n}{r_1} = \frac{1.5 - 1}{0.05} = 10\text{D}$　,$F_1 = \frac{n' - n_L}{r_2} = \frac{1 - 1.5}{-0.1} = 5\text{D}$

代入$F = F_1 + F_2 - \frac{t}{n_L}F_1F_2$,则有:$F = 10 + 5 - \frac{0.01}{1.5} \times 10 \times 5 = 14.67\text{D}$

即该厚透镜的屈光力是 14.67D。

上述是计算放在空气中的厚透镜的屈光力的实例。对于人眼来讲,可以将角膜近似视为厚透镜进行角膜屈光力大小的计算,只不过此时这个“厚透镜”的前方的空气(折射率为 1),后方是房水(折射率为 1.336)。

【例 3-4-5】　一放在空气中的凸厚透镜的前后两个折射面的曲率半径分别为 4 cm 和 5 cm,透镜的厚度为 2 cm,透镜材料的折射率为 1.5。一发光点在透镜前 10 cm 处,求像点的位置?

【解】　根据题目已知:$s_1 = -0.1$ m, $r_1 = 0.4$ m, $r_2 = -0.5$ m, $n = n' = 1$, $n_L = 1.5$, $t = 0.02$ m

则有：$F_1 = \frac{n_L - n}{r_1} = \frac{1.5 - 1}{0.04} = 12.5\text{D}$ ，$F_2 = \frac{n' - n_L}{r_2} = \frac{1 - 1.5}{-0.5} = 1\text{D}$

代入 $F = F_1 + F_2 - \frac{t}{n_L}F_1F_2$，则有：$F = 12.5 + 1 - \frac{0.02}{1.5} \times 12.5 \times 1 \approx 13.33\text{D}$

根据物方主点距离 $VP = p = n\frac{F_2t}{Fn_L}$，则有：$p = 1 \times \frac{1 \times 0.02}{13.33 \times 1.5} \approx 0.001\ \text{m}$

根据像方主点距离 $V'P' = p' = -n'\frac{F_1t}{Fn_L}$，则有：$p' = -1 \times \frac{12.5 \times 0.02}{13.33 \times 1.5} \approx -0.013\ \text{m}$

相对于主点的物距：$s = -p + s_1 = -0.001 + (-0.1) = -0.101\ \text{m}$

因此，根据 $\frac{n'}{s'} - \frac{n}{s} = F$ 可知：$\frac{1}{s'} - \frac{1}{-0.101} = 13.33$

则有：$s' = 0.29\ \text{m}$

那么，像点距离厚透镜后顶点的距离：$s_2 = s' - (-p') = 0.29 - 0.013 \approx 0.28\ \text{m}$

应用类似于上述实例的分析思路，我们可以计算任意一个厚透镜的成像位置及大小，有助于理解和分析人眼配戴眼用透镜时的物像关系，同时为屈光不正的矫正提供了分析基础。比如进行近视矫正时，我们可以将凹透镜的像方焦点与人眼的远点重合，以使从远处发出的平行光在视网膜上成一点像。此外，低视力患者矫治所用的手持式放大镜、镇纸式助视器等视物成像均与透镜成像相关，相关内容在本书的其他任务中有详细讲解。

（三）厚透镜成像作图及像性质分析

1. 轴外物点成像作图　厚透镜成像作图，我们可以通过运用上述的厚透镜成像相关公式计算或是逐个分析构成厚透镜的两个折射面的球面折射情况，但是因为需要计算，所以过程会相对烦琐。相比于计算法，作图法虽然只能定性分析透镜成像性质，但是具有方便快捷的优点（图 3-4-7）。在此，我们可以利用 3 条特征光线进行轴外物点成像作图，具体如下。

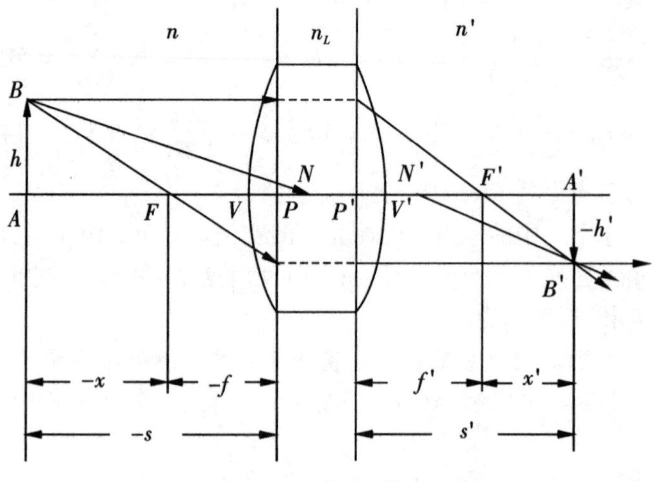

图 3-4-7　轴外物点成像作图

光线一：过物点且平行于主轴的光线与像方主平面相交后折射光线通过像方焦点。

光线二：过物点且通过物方焦点的入射光线与物方主平面相交后，折射光线平行于光轴。

光线三：轴外物点发出的光线若通过物方节点，出射光线经过像方节点且与入射光线平行。

2. 轴上物点成像作图　类似于前述的薄透镜成像作图，在此同样可以利用像方焦平面作图（图 3-4-8），具体步骤如下。

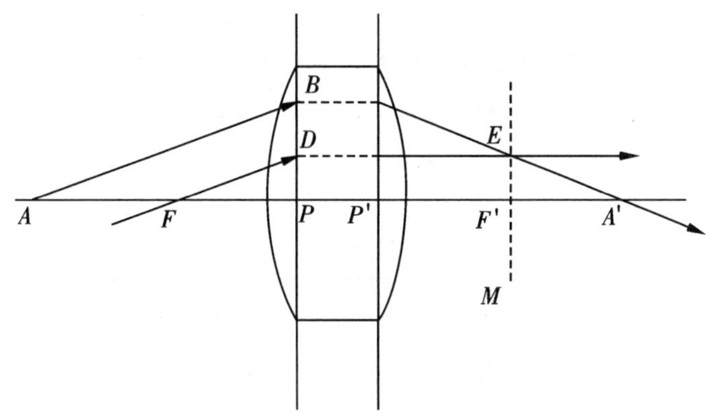

图 3-4-8　轴上物点成像作图

第一步：通过物点 A 做任意一条和球面相交的入射光线 AB。

第二步：通过物方焦点 F 画一条平行于上一条入射光线的辅助光线 FD，则光线 FD 的出射光线与光轴平行。

第三步：画出代表像方焦平面的线 $F'M$，确定辅助光线 FD 的出射光线与焦平面的交点为 E（E 点就是所有平行于辅助光线的其他光线的折射光线所必经的点）。

第四步：入射光线 AB 和物方主面的交点，与出射光线 EA' 和像方主面的交点等高，由此确定出射光线。出射光线与光轴的交点就是像点 A' 的位置。

3. 厚透镜成像性质分析　可以通过公式计算和成像作图来分析厚透镜成像性质（像放大/缩小、像倒立/正立、实像/虚像）。我们在日常生活中会发现人眼戴近视眼镜时，看起来眼睛大小比实际的要小些，尤其是对于近视度数较高的人，戴镜时看到的眼大小与摘镜时看到的眼大小相差较大。而对于远视的人来讲，戴镜时眼看起来比摘镜时要大些，尤其是远视度数较高的人，这种差别感会越大。我们结合厚透镜成像的相关知识就可以对上述现象进行分析。

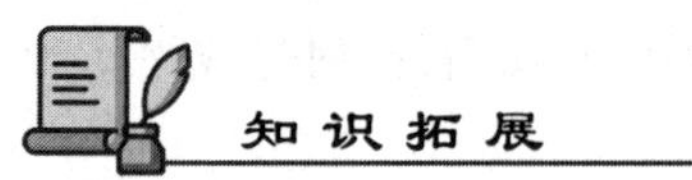

一、厚透镜物方焦距与像方焦距计算公式的推导

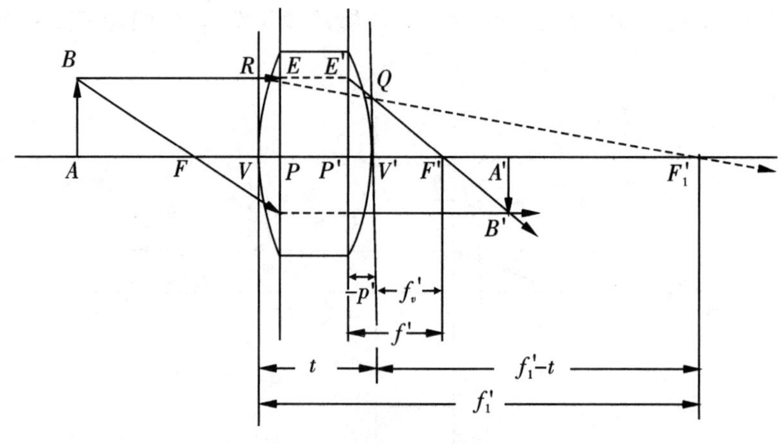

图 3-4-9 厚透镜基点的位置

根据图 3-4-9 中几何关系，有 $\Delta RVF_1' \backsim \Delta QV'F_1'$，则：$\dfrac{RV}{QV'}=\dfrac{VF_1'}{V'F_1'}=\dfrac{f_1'}{f_1'-t}$

根据图 3-4-9 中几何关系，有 $\Delta E'P'F' \backsim \Delta QV'F'$，则：$\dfrac{E'P'}{QV'}=\dfrac{P'F'}{V'F'}=\dfrac{f'}{f_v'}$

由于 $RV=E'P'$，那么 $\dfrac{f_1'}{f_1'-t}=\dfrac{f'}{f_v'}$

对于厚透镜后表面，焦点 F′是前表面的焦点 F_1'的像，那么根据球面折射成像公式则有：

$$\frac{n'}{f_v'}-\frac{n_L}{f_1'-t}=\frac{n'}{f_2'}$$

将上述关系式联合，则有：$\dfrac{n'}{f'}=\dfrac{n_L}{f_1'}+\dfrac{n'}{f_2'}-\dfrac{n't}{f_1'f_2'}$

上式即为像方焦距的计算公式。

同理，可以推导出，物方焦距的计算公式：

$$\frac{n}{f}=\frac{n}{f_1}+\frac{n_L}{f_2}+\frac{nt}{f_1f_2}$$

其中，f_1代表透镜前表面的物方焦距，f_2代表透镜后表面的物方焦距，f_1'代表透镜前表面的像方焦距，f_2'代表透镜后表面的像方焦距。

二、厚透镜主点距离计算公式的推导

物方主点距离用 p 表示，像方主点距离用 p'表示。

在上述推导焦距计算公式的过程中，我们已知：$\dfrac{f_1'}{f_1'-t}=\dfrac{f'}{f_v'}$

同时，根据图中几何关系可知，$p' = f_v' - f'$

联合上述两个关系式可知，$p' = -\dfrac{f'}{f_1'}t$

又因 $F_1 = \dfrac{n_L}{f_1'}$，$F = F_1 + F_2 - \dfrac{t}{n_L}F_1F_2$

则有，像方主点：$V'P' = p' = -n'\dfrac{F_1 t}{Fn_L}$

同理，可以推导出，物方主点：$VP = p = n\dfrac{F_2 t}{Fn_L}$

其中，$F_1 = \dfrac{n_L - n}{r_1}$，代表透镜前表面屈光力。

$F_2 = \dfrac{n' - n_L}{r_2}$，代表透镜后表面屈光力。

三、厚透镜屈光力计算公式的推导

对于厚透镜，$F_1 = \dfrac{n_L}{f_1'}$，$F_2 = \dfrac{n'}{f_2'}$

又因 $\dfrac{n'}{f'} = \dfrac{n_L}{f_1'} + \dfrac{n'}{f_2'} - \dfrac{n't}{f_1'f_2'}$

将上述关系式联合后，可知：

$F = F_1 + F_2 - \dfrac{t}{n_L}F_1F_2$

其中，F 为厚透镜屈光力(D)，F_1 为透镜前表面的屈光力(D)，F_2 为透镜后表面的屈光力(D)，n_L 为透镜材料的折射率。

四、厚透镜成像相关公式推导

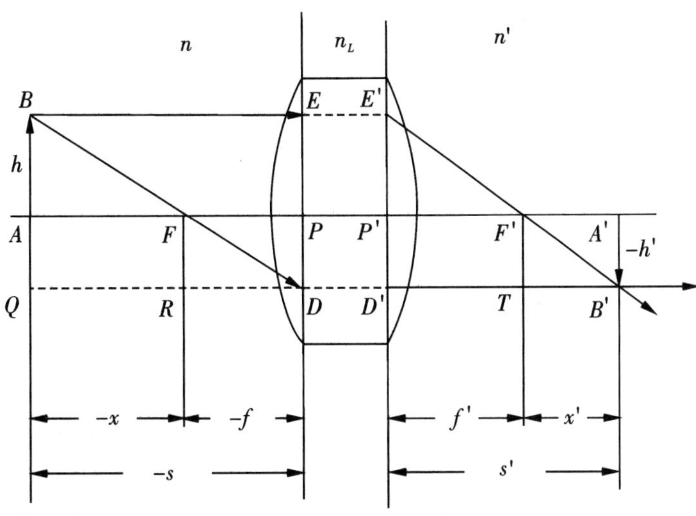

图 3-4-10　厚透镜成像

1. 高斯公式

根据图 3-4-10 的几何关系，有 $\Delta BQD \backsim \Delta FRD$，则：$\frac{FR}{BQ}=\frac{RD}{QD}=\frac{-f}{-s}$

根据图 3-4-10 的几何关系，有 $\Delta E'D'B' \backsim \Delta F'TB'$，则：$\frac{F'T}{E'D'}=\frac{TB'}{D'B'}=\frac{s'-f'}{s'}$

根据图 3-4-10 的几何关系可知：$BQ=E'D'$，$FR=F'T$

因此，$\frac{-f}{-s}=\frac{s'-f'}{s'}$，

即 $\frac{f'}{s'}+\frac{f}{s}=1$。

上式即为高斯公式。

2. 牛顿公式

根据图 3-4-10 的几何关系，有 $\Delta ABF \backsim \Delta PDF$，则：$\frac{AB}{PD}=\frac{-x}{-f}$

根据图 3-4-10 的几何关系，有 $\Delta E'P'F' \backsim \Delta B'A'F'$，则：$\frac{E'P'}{A'B'}=\frac{f'}{x'}$

根据图 3-4-10 的几何关系可知：$AB=E'P'$，$PD=A'B'$

因此，$\frac{-x}{-f}=\frac{f'}{x'}$，

即 $xx'=ff'$

上式就是牛顿公式。

五、厚透镜横向放大率计算公式推导

根据图 3-4-10 中的几何关系，有：$\Delta E'P'F' \backsim \Delta B'A'F'$，则，$\frac{A'B'}{P'E'}=\frac{A'F'}{P'F'}$

即 $\frac{-h'}{h}=\frac{s'-f'}{f'}=\frac{s'}{f'}-1$

将上式与 $\frac{n'}{s'}-\frac{n}{s}=\frac{n'}{f'}$ 联合，最终可推出：

横向放大率：$\beta=\frac{h'}{h}=\frac{s'n}{n's}$

任务小结

1. 透镜是用透明介质制成的两表面均为球面或有一面为平面的光学元件。

2. 根据透镜的形状，把透镜分为凸透镜和凹透镜两大类。其中，凸透镜中央较厚、边缘较薄，可分为双凸透镜、平凸透镜、凹凸透镜。凹透镜中央较薄、边缘较厚，可分为双凹透镜、平凹透镜、凸凹透镜。

3. 如果透镜的厚度与球面的曲率半径相比不能忽略，那么这类透镜就被称为厚透镜。如果透镜的厚度与球面的曲率半径相比可以忽略，那么这类透镜就被称为薄透镜。

4. 在薄透镜成像中，物距、像距等距离的测量均是以光心作为测量起点。

5. 薄透镜成像相关公式与成像作图。

7. 厚透镜有 3 对基点：焦点、主点和节点。

8. 在厚透镜成像作图中，物距、像距、焦距等距离的测量均是以主点作为测量起点。

9. 厚透镜成像相关公式与成像作图。

10. 眼用透镜常选择镜片后顶点为基准点。镜片度数是指镜片后顶焦度。

任务考核

1. 什么是透镜？

2. 透镜有哪些种类？

3. 什么是厚透镜？

4. 一放在空气中的薄双凹透镜的前、后表面曲率半径均为 0.2 m，薄透镜材料的折射率是 1.5，那么薄透镜屈光力是多少呢？

5. 一高为 2 cm 物体位于薄平凸透镜前 2 m 处，凸透镜后表面曲率半径大小为 0.5 m，透镜前介质折射率为 2，透镜后介质折射率为 1，透镜材料的折射率为 1.6，求物体发出的光线经过透镜折射成像的位置和像高。

6. 一高为 1 cm 位于薄双凸透镜前 1 m 处，凸透镜前、后表面曲率半径大小均为 0.1 m，透镜放在空气中，透镜材料的折射率为 1.5，试分析该发光点发出的光线经薄透镜折射后所成像的性质。

7. 一放在空气中的凹厚透镜的前后两个折射面的曲率半径均为 10 cm，透镜的厚度为 2 cm，透镜材料的折射率为 1.5。求厚透镜的屈光力。

8. 一放在空气中的凸厚透镜的前后两个折射面的曲率半径均为 5 cm，透镜的厚度为 1 cm，透镜材料的折射率为 1.6。一高为 1 cm 的物体在透镜前 20 cm 处，求像点的位置和像高。

任务五 理想光学系统成像

光通过光学系统后会成相应的像。任意宽的光束经过光学系统后不一定能成完善像。比如，对于球面反射，当我们根据反射定律画出反射光线后，可以看出各条反射光线并不交于一点，也就是说入射光束的单心性被破坏了。但是在实际应用中，只能对近轴光线成完善像的光学系统的应用性不够强。那么，有没有这样的光学系统：物方任意一点与像方的一点共轭，物方任意一直线与像方的一直线共轭，物方任意一平面与像方的一平面共轭呢？这就需要进一步学习理想光学系统。

一、理想光学系统的基本认知

在前边所讨论单球面成像、透镜成像等内容中，主要讨论的是近轴光学条件下的情况，因为在近轴区域内成像近似为理想像。而理想光学系统是任意大的物体发出的任意宽的光束都可成完善像的光学系统，又称为高斯光学系统。也就是说，对于理想光学系统而言，物点发出的所有光线经光学系统后，最后会相交于一点，不止局限于近轴光线条件下才能成完善像。理想光学系统符合共线成像理论（点对应点、直线对应直线、平面对应平面的成像变换）。

1. 理想光学系统的基点和基面　对于任意的光学系统，无论是单个折射面或单个透镜，还是多个折射面或多个透镜，只要将其按理想光学系统处理，物象关系完全由基点和基面来确定。

理想光学系统的基点和基面包括了焦点与焦面、主点与主面、节点与节面。在测量物距与像距、物方焦距与像方焦距时，均是从主点开始测量。

2. 简单光学系统的基点　见表3-5-1。

表3-5-1　简单光学系统的基点

基点	球面反射	球面折射	薄透镜	厚透镜
主点	1个，在顶点V处	1个，在顶点V处	1个，在光心O处	2个
节点	1个，在球心C处	1个，在圆心C处	1个，在光心O处	2个
焦点	1个，在球半径的1/2处	2个，焦距公式决定	2个，焦距公式决定	2个

注：在空气中，厚透镜两侧的折射率相同，所以主点和节点的位置相同。

二、理想光学系统的物像关系分析

我们可以利用公式计算或者成像作图来分析理想光学系统的物像关系，其中计算法更为精确，但是过程相对烦琐；作图法相对便捷，但是只能做定性估计和分析。

（一）计算法

公式推导类似于厚透镜成像。

（1）高斯公式：$\frac{f'}{s'}+\frac{f}{s}=1$

（2）牛顿公式：$xx'=ff'$

（3）聚散度公式：$L'-L=F$

（4）横向放大率：$\beta=\frac{h'}{h}=\frac{ns'}{n's}=\frac{L}{L'}$

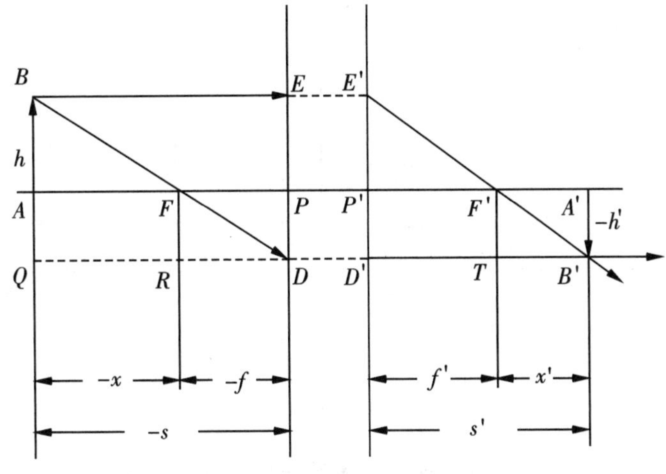

图 3-5-1　理想光学系统成像

（二）作图法

通过利用理想光学系统基点和基面的性质，可以通过作图法快速分析物像关系。当知道理想光学系统的焦点和主点的位置，就可分析物像关系。不过，如要确定共轭光线之间的关系，就还需要知道节点。

1. 轴外物点作图法　进行轴外物点成像作图时（图 3-5-2），我们可以利用以下 3 条特征光线中的两条即可确定像点。

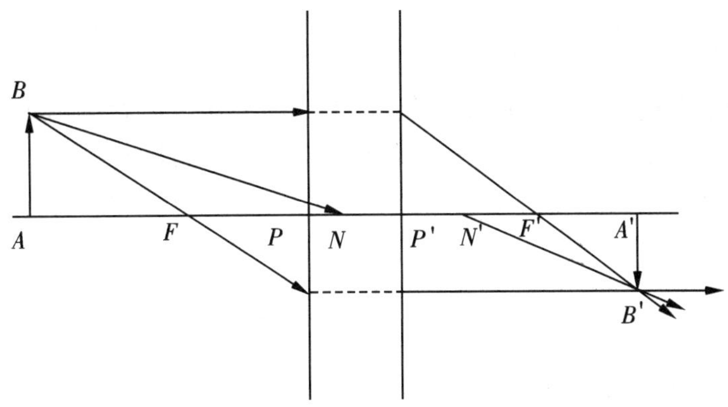

图 3-5-2　理想光学系统轴外物点成像作图

光线一：平行于主轴的光线与像方主平面相交后，其像方共轭光线通过像方焦点。

光线二：通过物方焦点的入射光线与物方主平面相交后，其像方共轭光线平行于光轴。

光线三：轴外物点发出的光线若通过物方节点，则像方共轭光线经过像方节点且与入射光线平行。

2. 轴上物点作图法　我们可以利用物方焦平面或像方焦平面作图(图 3–5–3)。在此,以像方焦平面为例进行说明。

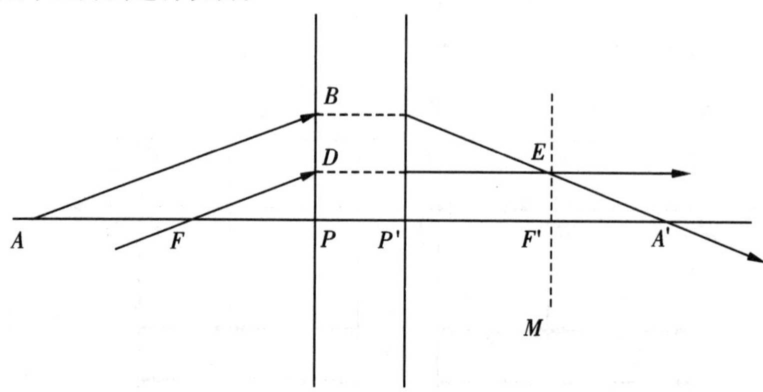

图 3–5–3　理想光学系统轴上物点成像作图

第一步:通过物点 A 做任意一条和球面相交的入射光线 AB。

第二步:通过物方焦点 F 画一条平行于上一条入射光线的辅助光线 FD,则光线 FD 的出射光线与光轴平行。

第三步:画出代表像方焦平面的线 $F'M$,确定辅助光线 FD 的出射光线与焦平面的交点为 E(E 点就是所有平行于辅助光线的其他折射光线所必经的点)。

第四步:入射光线 AB 和物方主面的交点,与出射光线 EA' 和像方主面的交点等高,由此确定出射光线。出射光线与光轴的交点就是像点 A' 的位置。

三、理想光学系统的组合

如果要讨论任意多个光学系统组合的情况,可以先求出相邻两个光学系统的基点,再和下一个光学系统合并,求出基点,就这样逐个合并,直至和最后一个光学系统合并。因此,我们在此只需要分析两个光学系统组合的情况即可(图 3–5–4)。

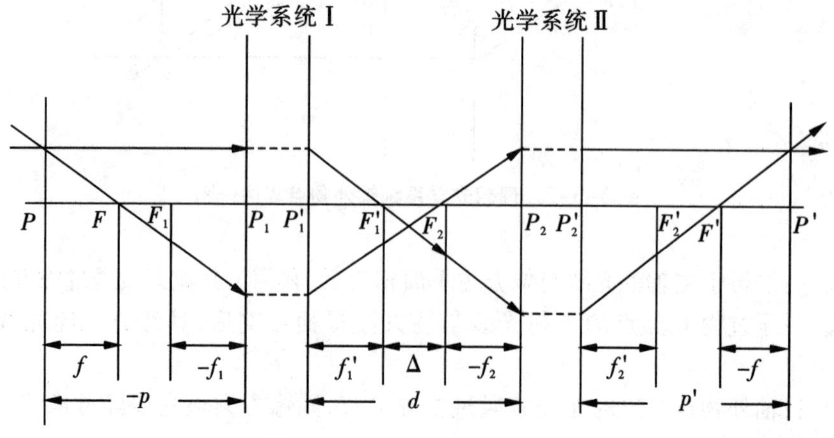

图 3–5–4　理想光学系统的组合

比如,图 3-5-4 中的光学系统由光学系统Ⅰ和光学系统Ⅱ组成。对于光学系统Ⅰ而言,光学系统Ⅰ前介质的折射率是 n,光学系统Ⅰ的折射率为 n_1,光学系统Ⅰ和光学系统Ⅱ之间介质折射率为 n_0。光学系统Ⅰ的焦点是 F_1 和 F_1',焦距是 f_1 和 f_1',主点是 P_1 和 P_1'。对于光学系统Ⅱ而言,光学系统Ⅱ的折射率是 n_2,光学系统后介质的折射率是 n'。光学系统Ⅱ的焦点是 F_2 和 F_2',焦距是 f_2 和 f_2',主点是 P_2 和 P_2'。

在此涉及两个概念:

一是主面间隔,指的是光学系统Ⅰ的像方主点到光学系统Ⅱ的物方主点之间的距离,用 t 表示。

二是光学间隔,指的是光学系统Ⅰ的像方焦点到光学系统Ⅱ的物方焦点之间的距离,用 Δ 表示。

根据图中几何关系可知:　$\Delta = d - f'_1 + f_2$

在讨论这样的组合光学系统时,有如下公式(具体推导可比照厚透镜相关公式推导过程):

组合光学系统焦度:　$$F = F_1 + F_2 - \frac{d}{n_L}F_1F_2 \qquad \text{(公式 3-5-1)}$$

焦点距离:　$$f = PF = \frac{f_1f_2}{\Delta} = -\frac{n}{F} \qquad \text{(公式 3-5-2)}$$

$$f' = P'F' = -\frac{f'_1f'_2}{\Delta} = \frac{n'}{F} \qquad \text{(公式 3-5-3)}$$

主点距离:　$$p = P_1P = \frac{f_1d}{\Delta} \qquad \text{(公式 3-5-4)}$$

$$p' = P_1P = \frac{f_2'd}{\Delta} \qquad \text{(公式 3-5-5)}$$

在上述确定组合光学系统基点和基面的情况下,可以参照一个光学系统的方法,用高斯公式 $\frac{f'}{s'} + \frac{f}{s} = 1$、牛顿公式 $xx' = ff'$ 等求像点的位置。组合光学系统的放大率可用公式 $\beta = \frac{h'}{h} = \frac{ns'}{n's} = \frac{L}{L'}$ 进行求解。

任务小结

1. 理想光学系统又称为高斯光学系统,是任意大的物体发出的任意宽的光束都可成完善像的光学系统。

2. 理想光学系统符合共线成像理论(点对应点、直线对应直线、平面对应平面的成像变换)。

3. 理想光学系统的基点与基面。

4. 可通过成像作图或公式计算来分析理想光学系统物像关系,其中轴上物点成像作图时,可利用三条特征光线;轴上物点成像作图时,可利用焦平面的特点进行作图。

5. 理想光学系统的组合。

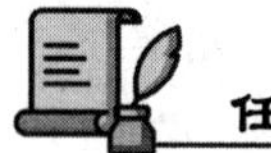

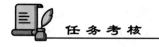

任务考核

1. 什么是理想光学系统？
2. 理想光学系统成像有什么特点？
3. 理想光学系统的基点和基面是什么？
4. 如何分析理想光学系统的物像关系？

（谷中秀　李盈盈）

项目四

光　阑

【项目简介】

眼视光从业人员的工作对象是人眼。经过前述的学习，我们知道了人眼是非常精密的"光学系统"，通过眼部各部分结构的"配合"最终将外界物体清晰成像。本项目围绕人眼成像，从"瞳孔、视网膜"等眼部结构认识"光阑"，理解孔径光阑、视场光阑等不同类型"光阑"在光学系统中发挥了哪些作用，理解景深、焦深以及结合视光检查中的针孔片等眼视光常见器材分析光阑的实际应用，从而构建起相对完整的光阑相关知识体系。

【项目分析】

围绕人眼成像，以及光阑与眼视光实际工作中的应用，本项目具体设计了4个任务。任务一是光阑的基本认知，通过本任务学习可以形成对光阑的基本认识，知道光阑是什么，光阑有哪几种，光阑有什么具体用途。任务二是光阑的识别，通过本任务学习可以知道光瞳是什么、窗是什么，在实践分析中学会识别判断一个光学系统中，光瞳、窗、光阑分别对应哪几个光学元件，更好地理解在光学系统中"光阑"这种光学元件是怎么影响光学成像的。任务三是景深与焦深，结合人眼成像解释什么是景深，什么是焦深。任务四是光阑与常见眼视光器材，本任务结合针孔片、裂隙灯显微镜等常见的眼视光器材展示光阑的应用，促进学习者将光阑相关知识运用于实际问题分析中。此外，还设计了一定的任务拓展内容，这部分内容主要为渐晕系数、景深和焦深计算公式的推导过程以及远心光路的相关知识。通过依次学习这4个任务，学习者将相对全面地学习与掌握到光阑的相关知识，能够合理解释人眼相关的光学现象，以及更加深刻地理解光阑在眼视光实际工作中的应用。

【项目实施】

本项目内容主要通过分析一些具体的光学系统实例，让学习者认知光阑是什么，光阑有哪几种，光阑是如何限制光学成像的。结合前述所学的透镜成像作图的相关知识，通过作图实践让学习者学会判断哪个光学元件是光阑，以及是哪种光阑。结合人眼成像解释什么是景深、什么是焦深等。此外，通过结合眼视光实际工作中涉及的光阑进行应用分析，促进学习者将理论与实践结合。通过项目、任务实施，促进学习者深刻认识"光阑"内涵，促进学习者将有关知识运用于人眼相关的光学现象解释中以及眼视光器材的合理设计及应用中。

人眼屈光系统是非常精密的“光学系统”。当外界光线射入人眼时，人眼的虹膜，也就是我们俗话说的“黑眼珠”的部分，会伴随着光线的强弱自动调节从而缩小或扩大瞳孔。比如在艳阳高照的户外，我们的瞳孔会相对于暗处缩小。那么，人眼的瞳孔缩小会对成像产生什么影响呢?

任务一 光阑的基本认知

人眼能看到外界物体是因为外界物体发出或反射的光进入人眼，光会依次通过泪膜、角膜、瞳孔、晶状体、玻璃体，最终在视网膜被感知到，那么在人眼这个屈光系统中，哪些眼部结构对成像产生限制呢？可以被称之为“光阑”呢？

一、光阑的基本认识

光学系统应有一定的成像范围。对于实际共轴光学系统，只有将光束控制在近轴区域，才能成近似理想的像。而起到限制光束作用的光学元件，即为“光阑”。换句话来说，只要对光束起到限制作用，不管这个光学元件在光学系统中的位置如何，不管这个光学元件的形状是什么，都可以称之为“光阑”。多数专用光阑的孔径是固定的。孔径可变的光阑被称为“可变光阑”，比如人眼的瞳孔大小可以伴随入眼光线的强弱而变化，瞳孔就属于可变光阑。

实际的光学系统往往包含若干光学元件，而且每个光学元件都有一定的尺寸大小，限制了进入光学系统的光束粗细等。在这样的光学系统中，可以包含不止一个光阑，比如在图 4-1-1 所示的光学系统中，由于通光孔和透镜都对光束起到了限制作用，因此这些光学元件都可被称之为“光阑”。如果这个光学系统中只有一个透镜时，那么这个透镜的边缘就可以被视为光阑，如图 4-1-2 所示。

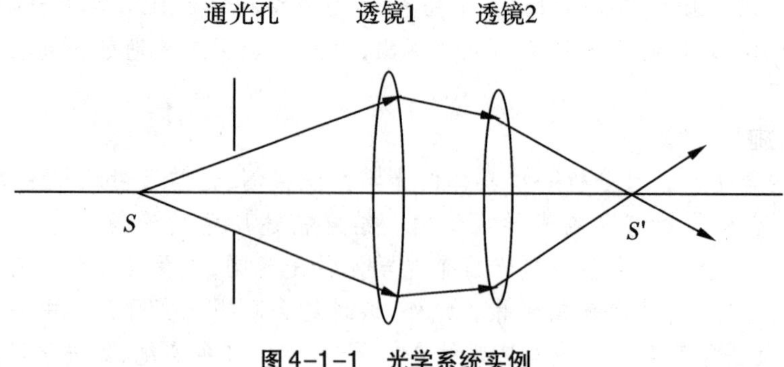

图 4-1-1 光学系统实例

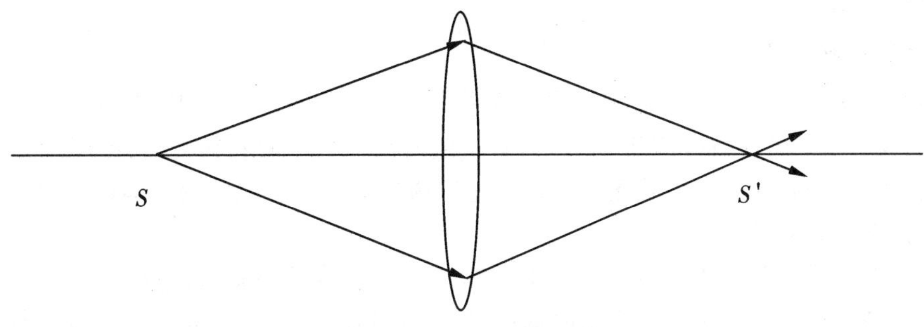

图 4-1-2　光学系统实例

二、光阑的种类

根据光阑所起的作用，光阑有孔径光阑、视场光阑、渐晕光阑、消杂光光阑等不同类型，下面分别分析这 4 种光阑。

（一）孔径光阑

前面探讨过，实际光学系统中可能有多个光阑，其中对进入光学系统的成像光束口径（粗细）限制程度最大的光阑叫作孔径光阑（也叫有效光阑）。孔径光阑会直接影响通过光学系统的光能（即像平面照度）。在此需要注意的是，不论光阑的位置在哪，光阑的形状如何，只要对进入光学系统的光束起到最大的限制作用，那么这个光阑就是孔径光阑，如图 4-1-3 中所示，虽然光学元件 1 和光学元件 2 均对入射光束起到一定的限制作用，但是光学元件 1 比光学元件 2 的限制作用更大，因此光学元件 1 即为孔径光阑。

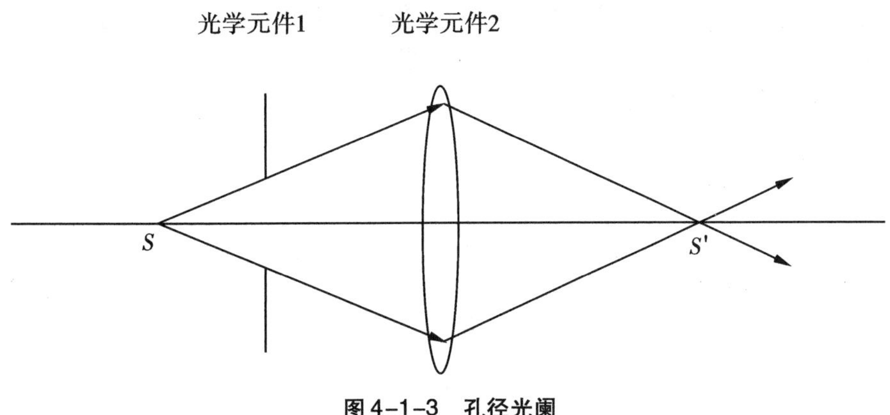

图 4-1-3　孔径光阑

比如，在日常生活中使用照相机照相时，通过调节照相机的光圈装置可以改变成像光束的粗细，使照相机底片获得适宜的光照度，此时照相机的光圈装置就相当于可变的孔径光阑。由于人眼成像与照相机成像具有一定的相似性。在人眼成像时，光会依次通过泪膜、角膜、瞳孔、晶状体、玻璃体，最终到达视网膜，哪个眼部结构是孔径光阑呢？实际上，人眼的瞳孔会伴随入眼光线的强弱而扩大或缩小，从而限制入眼光束，人眼瞳孔就相当于孔径光阑。

(二)视场光阑

一般的光学系统中都存在视场光阑和孔径光阑。理解视场光阑就必须先理解“视场”的含义。对于实际光学系统而言,具有一定的尺寸大小的物体经过光学系统后所成像具有一定的空间范围。当某光学系统只能让物空间内一定范围的物体成像时,这个范围就是该系统的视场。

限制物体成像范围的光阑就是视场光阑。一般会将视场光阑放置在物平面或像平面上。视场光阑可以用两种方式来度量:一是长度度量(视场);一是角度度量(视场角)。

比如,在照相机照相时,照相机的底片框架虽然不影响进入照相机的光束的粗细,但是却直接影响了成像范围,此时照相机的底片框就相当于视场光阑。在此请思考,在人眼成像时,哪个眼部结构是视场光阑呢?实际上,人眼视网膜限制了成像范围,因此视网膜是视场光阑。另外,对于眼镜配戴者而言,眼镜与眼球共同构成了一个光学系统,眼镜框限制了所看外界空间范围,此时眼镜框就是视场光阑。

(三)渐晕光阑

理解渐晕光阑就要先理解渐晕。渐晕现象的产生是由于轴外物点发出的光束被光学系统所限制,从而使远离轴的像点比近轴的像点暗的现象。实际上,渐晕现象较为普遍,一般系统允许有50% 的渐晕(拦一半),甚至80% (拦一多半)的渐晕。

渐晕光阑就是限制轴外点成像光束,使得其成像光束宽度小于轴上点成像光束宽度的光阑。渐晕光阑可以改善轴外物点的成像质量或减小光学零件的尺寸。如图4-1-4所示,该光学系统中装有渐晕光阑时,对轴上物点 A 发出的入射光束没有限制,但对由轴外物点 B 发出的入射光束有限制作用,图中较暗部分即是渐晕光阑拦截掉的部分光束。在此需要注意的是,在实际的光学系统中,渐晕光阑可以有多个,视场光阑也可以是渐晕光阑。在一些光学系统中,允许有一定的渐晕存在,可以把成像质量较差的那部分光束拦掉,适当提高成像质量。

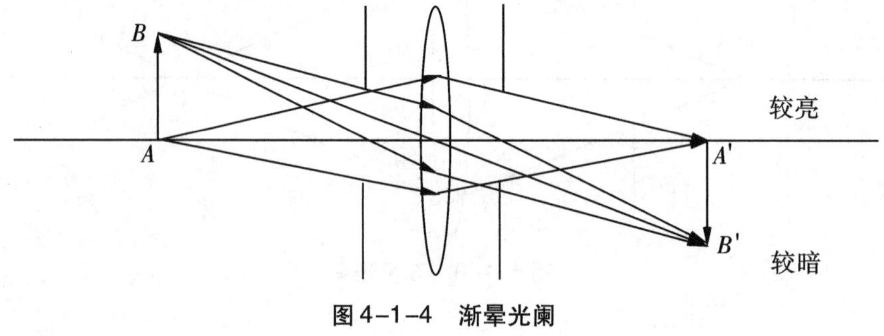

图4-1-4 渐晕光阑

(四)消杂光光阑

实际光学系统中,除了会通过成像光束外,还会有非成像物体发出的光进入系统。同时,成像光束在通过光学系统时,可能会有部分光被折射面多次反射,投射到像面,这可能会影响成像质量。这些光就被称为杂光或杂散光。

消杂光光阑的作用是限制成像光束之外的杂散光。通过在光学系统中放置消杂光光阑,可以改善成像质量。在一些比较重要的光学系统中会专门设置消杂光光阑。而在一些普通的光学仪器设备中,可以通过将镜筒内壁加工成螺纹,涂黑色消光漆等来尽量减少消杂光对成像质量的影响。

三、光阑的用途

前面已经讨论了,不同类型的光阑对光束具有不同的限制作用。结合前述的孔径光阑、视场光阑等不同类型光阑的特点可知,光阑"限制光束"的含义是丰富的。通过合理地使用光阑,可以起到改善光学系统成像质量的目的。根据不同类型光阑的作用,我们可以根据光学系统成像需求选择适宜的光阑。

综合来讲,光阑可以发挥以下作用:

一是限制成像光束的直径(粗细),影响通过光学系统的光能,即影响像面的照度。比如,孔径光阑。

二是限制成像的范围,决定视场。比如,视场光阑。

三是提高轴外点成像质量,减小光学零件的尺寸。比如,渐晕光阑。

四是拦截光学系统中影响成像质量的杂散光。比如,消杂光光阑。

五是减小像差。这是因为光阑阻挡了远轴光线所致,保证近轴光线成像。

六是增加景深。关于像差和景深的相关学习内容在后面的项目和任务中还会有详细的讲解。

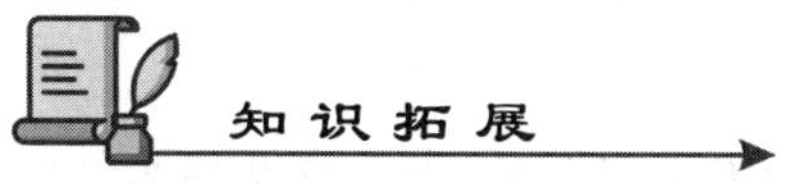

渐晕系数

实际的光学系统的视场边缘一般都存在一定程度的渐晕。渐晕系数可以被用来描述光束渐晕的程度,具体可以用面渐晕系数与线渐晕系数来表示。其中:面渐晕系数是指轴外物点通过光学系统的成像光束在入瞳面上的截面积与入瞳面积之比。线渐晕系数是指轴外物点能通过光学系统成像的子午光束在入瞳面上的线度与入瞳直径比。比如,某视场边缘的线渐晕系数为0.7,则代表视场边缘成像光束的宽度是轴上点光束宽度的70%。

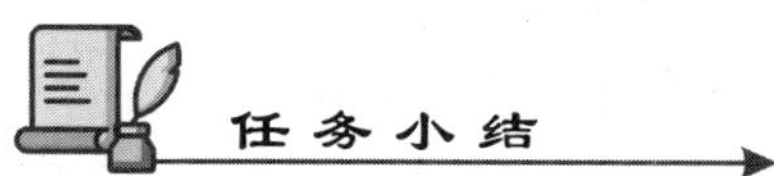

1. 光阑是对成像光束起到限制作用的光学元件。

2. 根据光阑所起的作用,可将光阑分为孔径光阑、视场光阑、渐晕光阑、消杂光光阑。其中,孔径光阑是对进入光学系统的成像光束直径(粗细)限制程度最大的光阑;视场光阑是限制物体成像范围的光阑;渐晕光阑就是限制轴外点成像光束,使得其成像光束宽度小于轴上点成像光束宽度的光阑;消杂光光阑的作用是限制成像光束之外的杂散光的光阑。

3. 光阑主要有限制成像光束直径；限制成像范围；提高轴外点成像质量，减小光学零件的尺寸；拦截杂散光；减小像差；增加景深等作用。合理地应用光阑，可以改善光学系统成像质量。

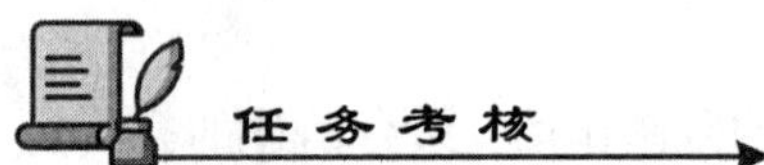

1. 什么是光阑？

2. 光阑有哪几种？

3. 什么是孔径光阑和视场光阑？

4. 人眼成像时，哪个结构可被视为孔径光阑？

5. 人戴眼镜时，眼镜与眼球共同构成了一个光学系统，此时哪个结构可以被视为视场光阑呢？

6. 光阑有什么用途呢？

7. 大家在日常生活中见过哪些光学元件是光阑？

任务二 光阑的识别

通过前述任务的学习，我们已经知道什么是光阑、光阑有哪几种、光阑有哪些具体的用途。实际的光学系统往往包含有若干光学元件，可能包含不止一个光阑，那么，我们该如何判断这些光阑起到了哪些作用？是如何影响成像的？以及这些光阑中哪个是孔径光阑？哪个是视场光阑呢？

一、孔径光阑成像与光瞳

（一）入射光瞳与出射光瞳

入射光瞳：孔径光阑经它前面光学系统在物空间所成的像称为入射光瞳。

出射光瞳：孔径光阑经它后面光学系统在像空间所成的像称为出射光瞳。

在图 4-2-1 的光学系统实例中，孔径光阑是光学元件 M_1M_2，入射光瞳即为孔径光阑 M_1M_2 经前方的透镜 L_1 所成的像 $M_1'M_2'$，出射光瞳即为孔径光阑 M_1M_2 经后方的透镜 L_2 所成的像 $M_1''M_2''$。从“物”与“像”的关系来理解孔径光阑与入射光瞳的关系，入射光瞳就相当于物空间的虚物，孔径光阑就是对应于这个虚物的像。如果孔径光阑前边没有透镜，那么孔径光阑此时就是入射光瞳。类似的，孔径光阑相当于物时，对应的像就是出射光瞳。如果孔径光阑后边没有透镜，孔径光阑本身就是出射光瞳。

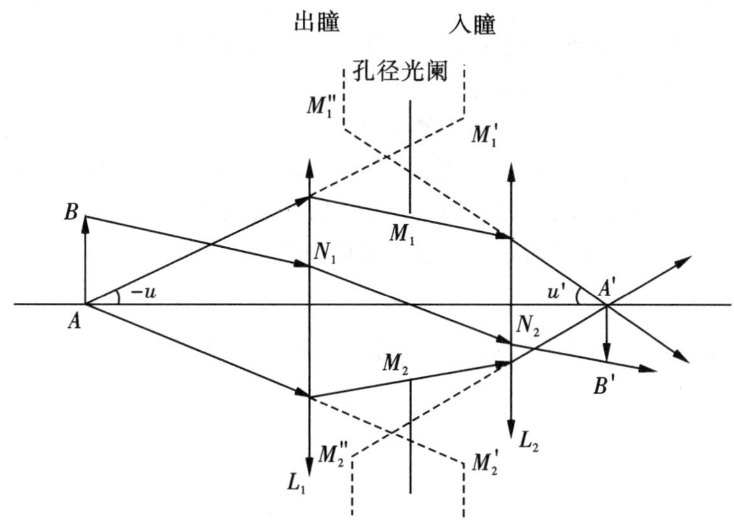

图 4-2-1　入射光瞳与出射光瞳

由于物与像是一一对应的关系,即共轭的关系,那么孔径光阑与入射光瞳、出射光瞳均是共轭的。由此,入射光瞳与出射光瞳也是相互共轭的,出射光瞳可以看作是入射光瞳经整个光学系统所成的像。实际光学仪器中,由于孔径光阑离两边的透镜都很近,所以入射光瞳和出射光瞳往往都是虚的。

(二)物方孔径角与像方孔径角

在图 4-2-1 中,涉及两个角度:

1. 物方孔径角　物方孔径角(u)是由轴上物点至入射光瞳边缘所引光线与光轴的夹角。

2. 像方孔径角　像方孔径角(u')是由轴上像点至出射光瞳边缘所引的光线与光轴的夹角。

(三)主光线

光轴外的物点通过入射光瞳中心的光线叫主光线。

主光线的特点:主光线是物平面上各点发出的成像光束的中心轴线,对于理想光学系统而言,根据孔径光阑、入射光瞳、出射光瞳之间的共轭关系,主光线不仅通过入射光瞳中心,也通过孔径光阑中心及出射光瞳中心。

二、孔径光阑的识别

(一)判断识别方法

将光学系统中所有的光学元件的通光孔径分别对其前(后)面的光学系统成像到系统的物(像)空间去,并根据各像的位置及大小画出它们对轴上物(像)点的张角,其中张角最小者为入射光瞳(出射光瞳)。与入射光瞳(或出射光瞳)对应成物像共轭关系的光阑就是孔径光阑。

在此请思考下两个问题：

第一个问题，为什么张角最小者为入射光瞳呢？因为张角最小反映了对光束的限制作用最大，那么与之对应的光阑即为孔径光阑。

第二个问题，为什么在上述判断识别方法中，要利用对轴上物点的张角大小来判断入射光瞳，而不看对轴外物点的张角呢？实际上，也可以针对轴外物点。但是由于轴外物点的张角与轴外物点到光轴的距离有关，在比较张角大小时不如比较对轴上物点张角时直观。因此，我们还是建议对轴上物点的张角大小进行比较。

（二）实例分析

1. 请结合前述的孔径光阑判断方法，识别图 4-2-2 中哪个光学元件是孔径光阑。

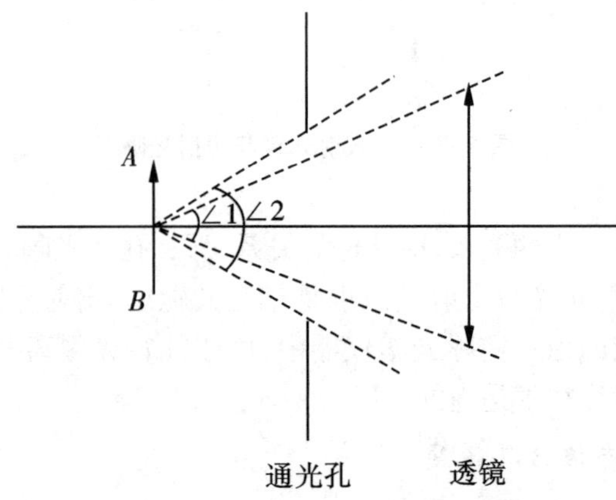

图 4-2-2 孔径光阑的判断(1)

分析：我们可以利用已经学习过的透镜成像的作图方法，依次将图中的透镜、通光孔对其前方的光学元件成像。在上图中，通光孔前方没有光学元件了，因此该通光孔对应的成像位置就是自身，其对轴上物点的张角大小为∠1。透镜前方是通光孔，其成像对轴上物点的张角为∠2。由于∠2 较小，那么在该光学系统中透镜是入射光瞳，也是孔径光阑。（注：在上图中，透镜实际上也是通光孔，但是为了与另一光学元件区分，在此将两个光学元件分别称为“通光孔”和“透镜”，下文表述同理）

2. 请结合前述的孔径光阑判断方法，识别图 4-2-3 中哪个光学元件是孔径光阑。

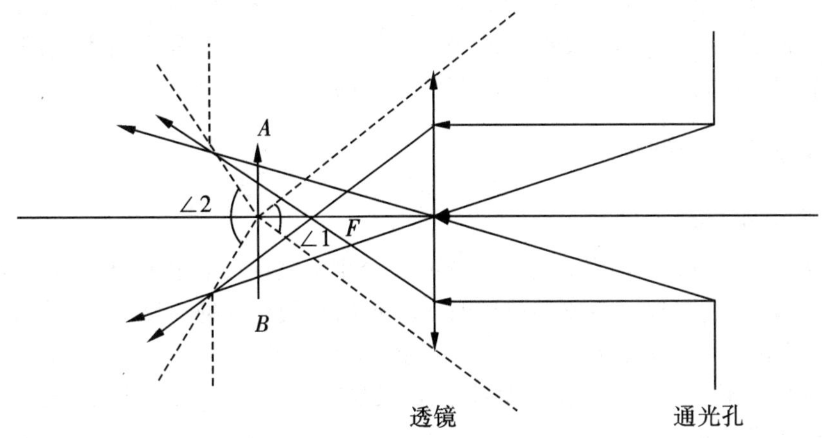

图 4-2-3　孔径光阑的判断(2)

分析:我们可以利用已经学习过的透镜成像的作图方法,依次将图中的透镜、通光孔对其前方的光学元件成像。在上图中,由于透镜前方没有光学元件了,此时透镜对应的成像位置即为它本身,与之对应的对轴上物点的张角为∠1。通光孔前方有透镜,利用所学的透镜成像作图的方法可以画出经透镜成像后,像对轴上物点的张角即为∠2。通过作图可知,∠1 更小,因此在该光学系统中,透镜即为入射光瞳,而与之对应的孔径光阑也是透镜,同时该透镜本身也是出射光瞳。

同样的道理,我们可以利用透镜成像作图的方法验证判断图 4-2-5 中的孔径光阑、入射光瞳、出射光瞳。另外,在以上的实例分析中,我们均是利用透镜成像作图来判断识别孔径光阑和光瞳。如果已知某光学系统中透镜、通光孔等光学元件的相对位置关系和距离大小、元件尺寸大小,还可以利用透镜成像计算公式的相关知识计算出孔径光阑和光瞳的具体位置和大小。

三、视场光阑成像与窗

(一)入射窗与出射窗

1. 入射窗　视场光阑经前面的光学系统在物空间所成的像。

2. 出射窗　视场光阑经后面的光学系统在像空间所成的像。

视场光阑与入射窗(出射窗)的关系同样是“物”与“像”的关系。

从“物”与“像”的关系来理解孔径光阑与入射光瞳的关系,入射光瞳就相当于物空间的虚物,孔径光阑就是对应于这个虚物的像。如果孔径光阑前边没有透镜,那么孔径光阑此时就是入射光瞳。类似的,孔径光阑相当于物时,对应的像就是出射光瞳。如果孔径光阑后边没有透镜,孔径光阑本身就是出射光瞳。

(二)视场角(视角)

1. 物方(入射)视场角(w)　入射窗与入射光瞳中心所形成夹角。

2. 像方(出射)视场角(w')　出射窗与出射光瞳中心所形成夹角。

入射窗决定了物方视场角的大小,出射窗决定了像方视场角的大小。视场光阑与入射窗(出射窗)的关系是物与像的关系,根据视场光阑、入射窗和出射窗之间的共轭关系,可以将出射窗看作是入射窗经整个光学系统所成的像。

四、视场光阑的识别

(一)判断识别方法

将光学系统中所有的光学元件的通光孔径分别对其前(后)面的光学系统成像到系统的物(像)空间去,并根据各象的位置及大小求出它们对入射光瞳(出射光瞳)中心的张角,其中张角最小者为入射窗(出射窗),与入射窗(或出射窗)对应成物像共轭关系的光阑就是视场光阑。[注:我们在作图时,默认光自左向右传播,此处所指“前(后)”即是面朝书本时读者的左方(右方)]

在此需要注意的是,我们可以先利用前述判断入射光瞳(出射光瞳)的方法先判断出入射光瞳(出射光瞳),再判断入射窗(出射窗),最后就可以判断识别出视场光阑。

(二)实例分析

1. 请结合前述关于视场光阑的判断方法,识别图 4-2-4 中哪个光学元件是视场光阑。

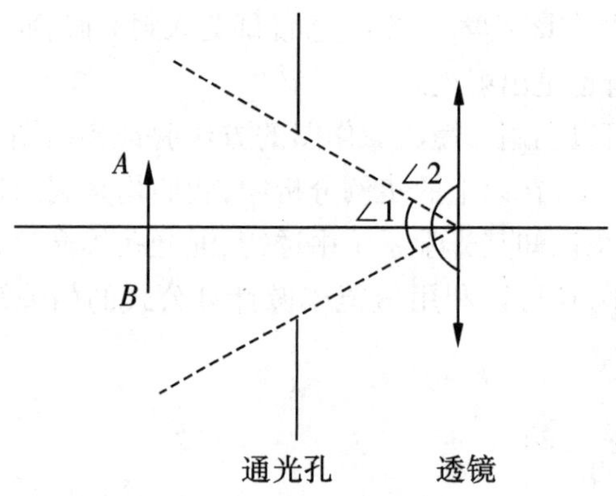

图 4-2-4 视场光阑的判断(1)

分析:上图所示的光学系统实例与“图 4-2-2 孔径光阑的判断”所示实例一致。在前述内容中,通过利用透镜成像作图,我们已经判断出透镜是入射光瞳,在此我们需要进一步判断入射窗。首先是看通光孔,由于通光孔前方没有光学元件,因此对应的像可认为即是通光孔本身,所对应的像对入射光瞳中心的张角即为∠1。其次,再看透镜,由于透镜前方即为通光孔,则透镜对应的像可认为即是透镜本身,所对应的像对入射光瞳中心的张角即为∠2。由于∠1 较小,可以认为通光孔即为入射窗,也为视场光阑。

2. 请结合前述的视场光阑的判断方法,识别图 4-2-5 中哪个光学元件是视场光阑。

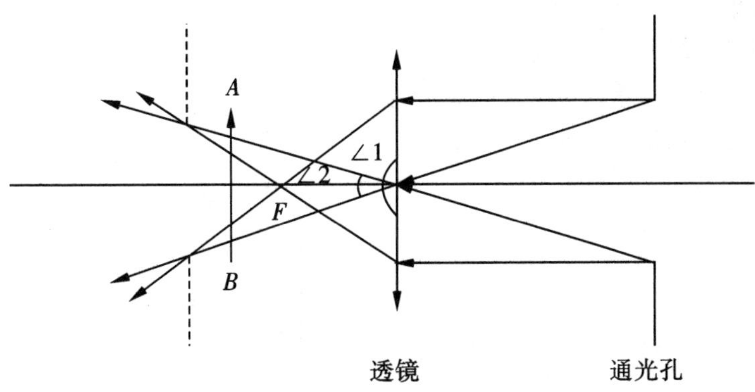

图 4-2-5　视场光阑的判断(2)

分析:上图中的光学系统与"图 4-2-3 孔径光阑的判断"所示实例一致。在前述内容中已判断出透镜是入射光瞳。在此我们需要进一步判断入射窗。首先是看透镜,由于透镜前方没有光学元件,因此对应的像可认为即是透镜本身,所对应的像对入射光瞳中心的张角即为∠1。其次是看通光孔,由于通光孔前方有透镜,因此我们可以利用透镜成像作图的方法,做出此通光孔光线经透镜所成像,再做出像对入射光瞳中心的张角即为∠2。由于∠2 较小,则通光孔经透镜所成像即为入射窗,该像所对应的物(通光孔)即为视场光阑。由于该通光孔后方没有光学元件,通光孔自身也是出射窗。

以上两个实例均是利用透镜成像作图的方法来判断视场光阑和窗。实际上,如果给定了光学系统中各光学元件的相对距离数值、尺寸大小,我们也可以运用前述所学的透镜成像计算公式的相关知识求出视场光阑和窗的位置和大小。

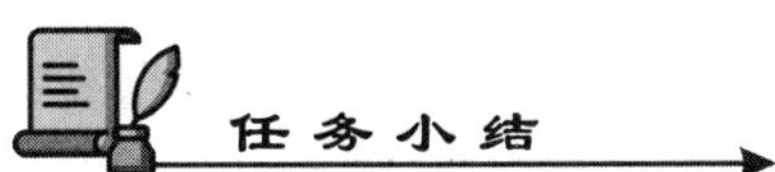

任务小结

1. 入射光瞳:孔径光阑经它前面光学系统在物空间所成的像称为入射光瞳。
2. 出射光瞳:孔径光阑经它后面光学系统在像空间所成的像称为出射光瞳。
3. 入射窗:视场光阑经前面的光学系统在物空间所成的像。
4. 出射窗:视场光阑经后面的光学系统在像空间所成的像。
5. 判断识别孔径光阑时,可以利用透镜成像作图的方法先找到入射光瞳(出射光瞳),再找到与之对应的"物"——孔径光阑。
6. 判断识别视场光阑时,可以利用透镜成像作图的方法先找到入射光瞳(出射光瞳),再找到入射窗(出射窗),最后判断出与之对应的"物"——视场光阑。

任务考核

1. 什么是入射光瞳、出射光瞳?
2. 什么是入射窗、出射窗?

3. 如何理解孔径光阑和光瞳的关系？

4. 如何理解视场光阑和光瞳的关系？

5. 如何在一个光学系统中找到入射光瞳？

6. 请利用透镜成像作图的方法，判断图 4-2-6 中哪个光学元件是孔径光阑，哪个光学元件是视场光阑。

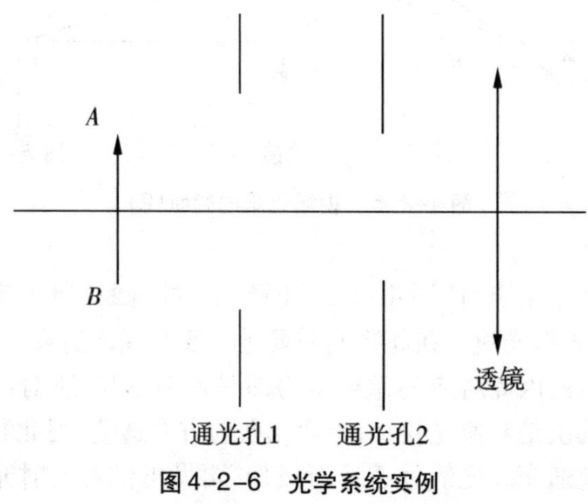

图 4-2-6　光学系统实例

任务三　景深与焦深

在日常生活中，当我们用照相机拍摄远处风景时，为了使拍摄的风景尽可能清晰，可以调小光圈，增大景深。那么，景深是什么？我们常以照相机比拟人眼，那么人眼光学系统有景深吗？

一、景深与焦深的基本认知

（一）景深

景深是像平面上获得清晰像的物空间范围。

对于理想的光学系统来说，当物点位置固定后，像点的位置也是固定的。在像的位置放一个屏幕，该屏幕上可以成一个清晰的像点。不改变接光屏的位置，将物点移近透镜，则在屏幕上可以成一个模糊的光斑，当光斑足够小时，我们并不能分辨出“点”与“小光斑”的区别。将物点移远透镜，也会产生相同的现象，这个物空间的范围就是所谓的景深。这一现象产生的原因是由于接收器件本身分辨能力有限（或不完善）造成的。

（二）焦深

焦深是获得同等像清晰度的像空间的范围。

同样的，在上面的例子中，我们将物点固定，而将屏幕在像平面前后移动，同样会接收到大小不同的模糊光斑，同样存在一个不能分辨“点”与“小光斑”的像空间范围，这个范围就是所谓的焦深。

二、景深与焦深的计算

（一）景深的计算

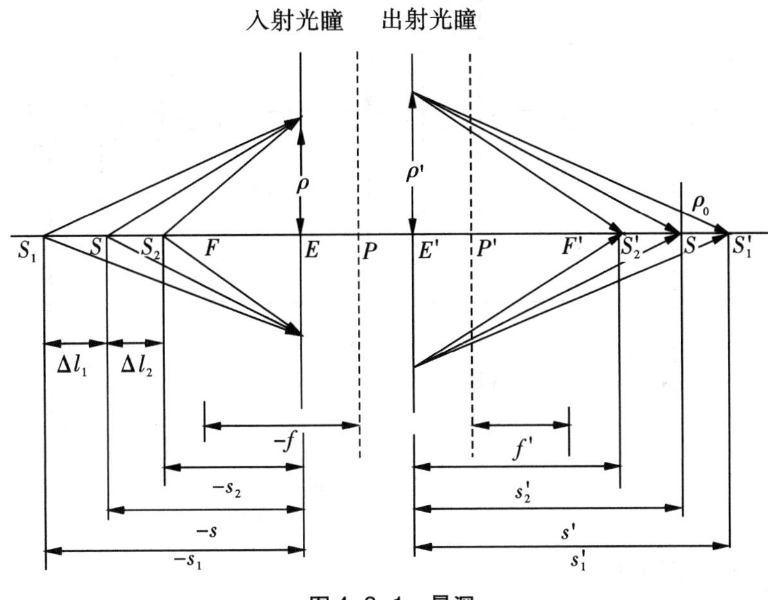

图 4-3-1　景深

注意，在图 4-3-1 中，物距是从入射光瞳中心到物点的距离；像距是从出射光瞳中心到像点的距离。在图中，Δl_1 是远景深，Δl_2 是近景深。

以聚散度表示的景深公式如下：

远景深计算公示：$$L_1 = \frac{\rho_0}{k\rho}(kF + L) + L$$

近景深计算公示：$$L_2 = L - \frac{\rho_0}{k\rho}(kF + L)$$

景深计算：$$\Delta L = L_1 - L_2 = 2\frac{\rho_0}{k\rho}(kF + L)$$

其中，ρ_0 代表光学系统允许的弥散斑半径；ρ 代表入射光瞳半径；k 代表光瞳半径倍率，$k = \frac{\rho'}{\rho}$；F 代表光学系统屈光力；L 代表聚散度。

从以上公式，我们可以看出，当 $F>0$，$L<0$ 及 k 一定时，光学系统允许的弥散斑 ρ_0 越大，光学系统屈光力 F 越大，入射光瞳半径 ρ 越小，相应的景深越大。

在此需要说明的是，以上计算公式的推导过程已放在本任务的“知识拓展”部分。

(二)焦深的计算

在图 4-3-2 中,物距是从入射光瞳中心到物点的距离;像距是从出射光瞳中心到像点的距离。

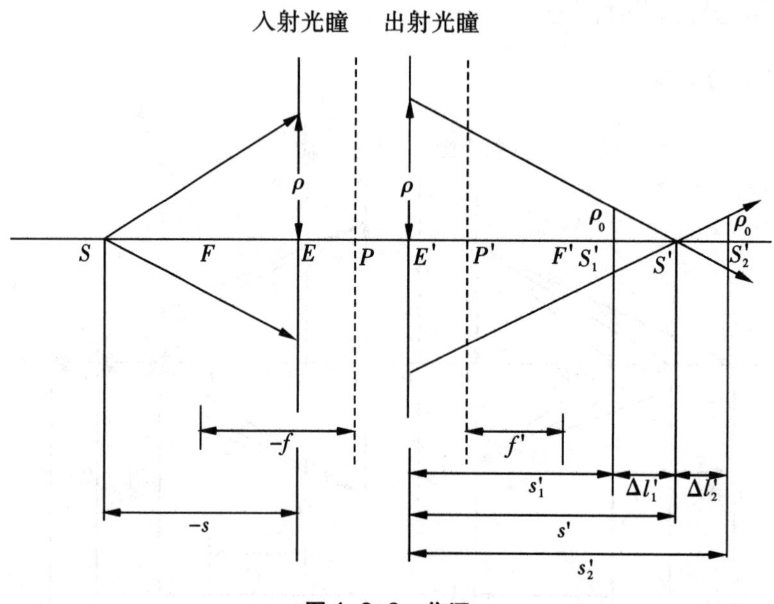

图 4-3-2 焦深

焦深的计算公式如下:

$$\Delta l' = 2\frac{\rho_0}{k\rho}\frac{n'k^2}{kF + L} = 2\frac{\rho_0}{\rho}\frac{n'k}{kF + L}$$

其中,ρ_0 代表光学系统允许的弥散斑半径;k 代表光瞳半径倍率;ρ 代表入射光瞳半径;k 代表光瞳半径倍率,$k = \frac{\rho'}{\rho}$;F 代表光学系统屈光力;n'代表像方折射率;L 代表聚散度。

从以上公式,我们可以看出,当光学系统允许的弥散斑半径 ρ_0 越大,入射光瞳半径 ρ 越小,光学系统屈光力 F 越小,像方折射率 n'越大,那么焦深就越大。

在此需要说明的是,以上计算公式的推导过程已放在本任务的“知识拓展”部分。

三、人眼成像与景深、焦深

(一)人眼景深与焦深分析

图 4-3-3 所示为人眼景深、焦深示意图,对于人眼光学系统,如果调节不变时,理论上只有特定的注视距离的物体可以被看清,而在这个距离在一定范围内前后移动目标物时,视网膜上会相应成“点”像或“小光斑”,人眼无法分辨出“点”与“小光斑”的区别,这段范围对应的就是景深,以这个注视距离为界可将景深分为前景深和后景深。在与上述景深相共轭的视网膜像间距离即为焦深。

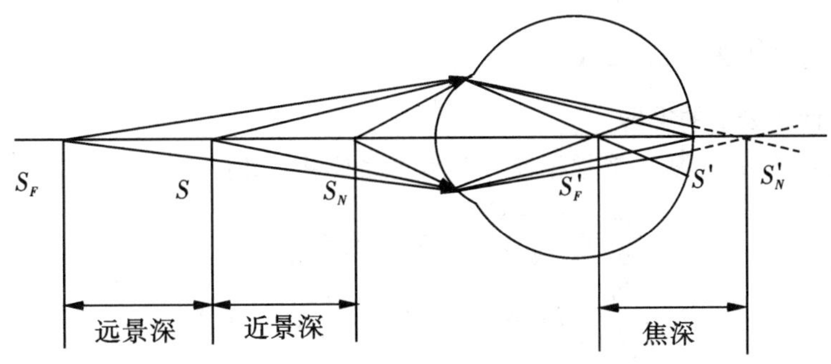

图 4-3-3　人眼景深与焦深

(二)应用分析实例

我们可以借助相关的景深和焦深计算公式来分析人眼景深和焦深。比如屈光性近视眼与屈光性远视眼相比,哪种屈光不正眼的景深较大呢? 由于屈光性近视眼的屈光力相对较大,那么根据相关的计算公式可知,屈光性近视眼的景深相对较大。

另外,我们也可以根据公式进行实际计算。

【例 4-3-1】 人眼光学系统的允许模糊斑半径为 0.0025 mm,入射光瞳半径为 2 mm,光瞳半径倍率约为 1,人眼光学系统屈光力为 60D,那么此人看无穷远处物体的景深是多少?

【解】

根据题目信息已知:$\rho_0=0.002\,5$ mm,$\rho=2$ mm,$k=1$,F=60D, $L=\frac{n}{l}=\frac{1}{-\infty}=0$

将以上数据代入远景深计算公示:$L_1=\frac{\rho_0}{k\rho}(kF+L)+L$,

可知:

$$L_1=\frac{0.0025}{1\times 2}\times(1\times 60+0)+0=0.075\ \text{D}$$

则有:$l_1=\frac{1}{L_1}=13.33$ m

将以上数据代入近景深计算公示:$L_2=L-\frac{\rho_0}{k\rho}(kF+L)$,

可知:

$$L_2=0-\frac{0.0025}{1\times 2}\times(1\times 60+0)=-0.075\ \text{D}$$

则有:$l_2=\frac{1}{L_2}=-13.33$ m

从以上计算结果可知,此人注视无穷远处时的理论景深范围是从眼前 13.33 m 到眼后 13.33 m。实际情况应使从眼前∞到眼前 13.33 m。

知识拓展

一、景深计算公式的推导

结合“图4-3-1 景深”，来推导聚散度形式的景深公式：

$$\frac{\rho_0}{\rho'}=\frac{s'-s'_1}{s'_1}=\frac{s'}{s'_1}-1=\frac{L'_1}{L'}-1$$

$$L'=\frac{1}{k^2}(kF+L)\qquad L'_1=\frac{1}{k^2}(kF+L_1)$$

$$\frac{\rho_0}{k\rho}=\frac{kF+L_1-kF-L}{kF+L}=\frac{L_1-L}{kF+L}$$

$$L_1=\frac{\rho_0}{k\rho}(kF+L)+L$$

同理可得：$L_2=L-\frac{\rho_0}{k\rho}(kF+L)$

景深实际是 S_1 到 S_2 的距离 ΔS，用光束聚散度表示则为：

$$\Delta L=L_1-L_2=\frac{\rho_0}{k\rho}(kF+L)+L+\frac{\rho_0}{k\rho}(kF+L)-L$$

$$=2\frac{\rho_0}{k\rho}(kF+L)=2H_s$$

二、焦深计算公式的推导

结合“图4-3-2 焦深”，来推导焦深的计算公式：

由 $\Delta l_1'=s'-s'_1=s'\frac{\rho_0}{\rho'}$ 和 $\Delta l_2'=s'_2-s'=s'\frac{\rho_0}{\rho'}$ 得到 $\Delta l'=\Delta l_2'+\Delta l_1'=2s'\frac{\rho_0}{\rho'}$

根据 $s'=\frac{n'}{L'}=\frac{n'k^2}{kF+L}$ 又得到：$\Delta l'=2\frac{\rho_0}{k\rho}\frac{n'k^2}{kF+L}=2\frac{\rho_0}{\rho}\frac{n'k}{kF+L}$

三、远心光路

光学系统的孔径光阑(入射光瞳或出射光瞳)在物方或像方焦平面上时称为远心光学系统。远心光路是在实际应用中使用较多的一类光路类型。

1. 物方远心光路 在物方远心光路中，入瞳在无穷远处，则此时孔径光阑在物镜的像方焦点处。在这种光路中，说轴外点发出的主光线一定平行于光轴，物体位置略有变化都不会影响像平面上像的大小。应用物方远心光路，可以消除或减少由于视差所引起的测量误差。

2. 像方远心光路 在像方远心光路中，把孔径光阑放在物镜的物方焦点处，那么入瞳就在孔径光阑处。由于轴外物点发出的主光线通过物方焦点，所以出射光线平行于光轴，将测量用刻度尺放在像平面附近不会影响测量精度，从而消除或减少测距误差。

任务小结

1. 景深:像平面上获得清晰像的物空间范围。

2. 焦深:获得同等像清晰度的像空间的范围。

3. 当 $F>0$,$L<0$ 及 k 一定时,光学系统允许的弥散斑越大,光学系统屈光力 F 越大,入射光瞳半径越小,相应的景深越大。

4. 当光学系统允许的弥散斑半径越大,入射光瞳半径越小,光学系统屈光力 F 越小,像方折射率 n' 越大,那么焦深就越大。

任务考核

1. 什么是景深、焦深?

2. 屈光性近视眼和屈光性远视眼相比,哪种眼的景深较大? 为什么?

3. 结合已学知识,分析瞳孔缩小时景深是增加还是缩小? 为什么?

4. 假设人眼光学系统允许的弥散斑半径为 0.0025 mm,入射光瞳直径为 3 mm,人眼的屈光力为 60D,光瞳半径倍率为 0.9,请计算人眼无穷远处物体的景深。

5. 假设人眼光学系统允许的弥散斑直径为 0.005 mm,入射光瞳直径为 4 mm,人眼的屈光力为 60D,光瞳半径倍率为 1,请计算人眼看 5 m 远处物体的景深。

6. 假设人眼光学系统允许的弥散斑半径为 0.0025 mm,入射光瞳直径为 4 mm,人眼的屈光力为 58.64D,光瞳半径倍率为 0.9,请计算人眼看 5 m 远处物体的焦深。

任务四　光阑与常见眼视光器材

光阑与眼视光工作息息相关。在视光师做检查时,验光中用到的针孔片、眼部健康检查用的裂隙灯显微镜中的光阑等常见的眼视光器材或光学元件均可以被视作光阑。那么,在眼视光实际工作中,光阑是如何发挥作用的呢? 下面我们以针孔片、裂隙灯显微镜中的光阑为例,一起学习下光阑的应用。

一、光阑与针孔片

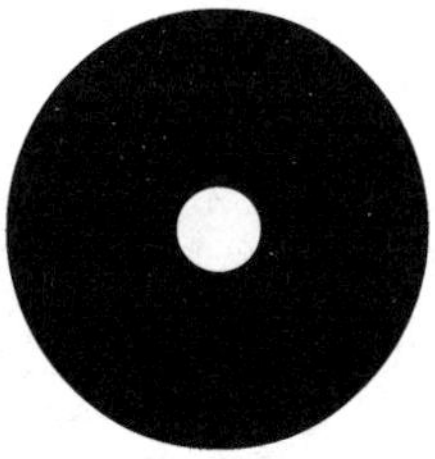

针孔片在眼视光工作中较为常用。如图 4-4-1 所示,针孔片是中央开一小孔的圆片,针孔直径有 0.5 mm、1 mm、2 mm 等不同规格。在眼视光工作中,我们常常用针孔片来判断被检者的视力

图 4-4-1　针孔片

低下是否和屈光不正未完全矫正有关。那为什么选择针孔片来进行这项检查呢？我们结合前述所讲的光阑相关知识，一起来分析下吧。

当我们判断近视眼屈光不正是否被完全矫正时，可以将针孔片放于被检者眼前，此时相当于在被检眼前增加了一个光阑，假设被检眼为未矫正或是未完全矫正的近视眼，那么针孔片的增加会对人眼成像产生以下影响：①针孔片就限制了进入人眼光学系统光束粗细，使视网膜上的弥散圆变小；②加入针孔片后，景深增加，视力提高；③针孔片阻挡了部分远轴光线，减小了像差；④加入针孔片后，视网膜照度减少，影响成像清晰度；⑤加入针孔片后，发生衍射现象，影响成像质量。

以上影响因素叠加，综合效果是使视网膜像变得更加清晰，被检眼视力得以提高。在此需要注意的是，对于正视眼来讲，在不加针孔片时，视网膜像已经达到最清晰的程度，增加针孔片这一光阑后不但不能改变视网膜像的清晰度，还有可能使视网膜像亮度下降，导致视力变差。

二、光阑与裂隙灯显微镜

“裂隙灯”最早由瑞典眼科学家 Gullstrand 于 1911 年发明。裂隙灯显微镜是眼视光工作中常见常用的检查仪器。裂隙灯显微镜发出的高亮度裂隙形强光（裂隙光带）照入眼睛的被检部位时，使用双目立体显微镜可看清被检组织的细节。在实际工作中，我们可以应用裂隙灯显微镜检查眼前节的健康情况、检查角膜接触镜的配适状态等。在此，我们不需要关注裂隙灯显微镜的具体操作方法，在此主要分析裂隙灯显微镜中涉及的光阑。裂隙灯显微镜由观察系统（双目立体显微镜）和照明系统（裂隙灯）组成。灯泡（光源）发出的光会依次经过聚光组镜、光阑、投射透镜等最终成像在被检眼上。在这些光学元件中，光阑就起到了限制光束的作用。

除了上述举例的针孔片、裂隙灯显微镜中的光阑等，大家在日常生活学习中，还发现了哪些光学元件属于光阑呢？实际上，光阑在眼视光工作中的应用较多，比如配镜者配戴眼镜时，眼镜架的镜圈、无框眼镜的边缘等都在成像中起到了限制光束的作用，也都可以被视为光阑。通过学习、应用光阑相关的知识，有助于分析光学系统成像，促进对一些眼视光检查和光学仪器设备的理解。可以说，光阑与我们的工作和生活息息相关。

任务小结

1. 光阑与眼视光工作息息相关，针孔片、裂隙灯显微镜光阑、眼镜架的镜圈等均可以被视为光阑。

2. 验光检查时，在屈光不正眼前增加针孔片（光阑），可增加景深、减小像差、减小弥散圆大小，综合效果使被检眼的视力提高。

3. 裂隙灯显微镜的照明系统中应用了光阑，对成像光束有一定的限制作用。

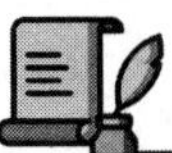

任务考核

1. 光阑在眼视光工作中有哪些应用?
2. 为什么在近视未完全矫正的眼前加上针孔片,视力会提高?

（谷中秀）

项目五

像　差

【项目简介】

近轴光学系统只适用于近轴的小物体以细光束成像。任何一个实际光学系统，都需要一定的相对孔径和视场。除了平面反射镜外，实际光学系统都不能以一定宽度的光束对一定大小的物体成完整像，即非近轴区的物面上任一点发出的光束通过光学系统后，不能汇聚于一点，而是形成一个弥散斑，使像变得模糊，并且产生相对于原物的变化，这些成像缺陷就成为像差。

【项目分析】

本项目主要介绍实际光学系统的几何相差和波像差的基本概念，并对评价实际光学系统成像质量的斯特列尔判断、瑞利判断、分辨率、点列图、光学传递函数等方法逐一进行讲解。

【项目实施】

本项目介绍了像差产生的原因和分类，以日常生活中常见的像差现象入手，解释像差在眼视光技术工作中的应用，激发学生的学习兴趣。

当我们去眼镜店验配眼镜时，营业人员在推荐镜片时，有时会用道具来展示球面镜片和非球面镜片的区别，你知道其中的原理吗？

任务一　像差的种类及特点

目前屈光手术发展迅速，随着文化水平的提高，人们对视觉的要求越来越高，近来，不少屈光手术患者主诉在夜间出现星盲、光晕、重影等现象，严重者导致夜间视力下降，通过本任务学习后，请解释该问题。

一、像差的概述

实际上，成像光束不可能仅局限于近轴区，随着光束孔径和视场范围的增大，这种成像光束的同心性将遭到破坏，物面上位置不同的物点景光学系统后点像将被不同形式和大小的弥散斑所取代，也就是说，由一个物点发出的一定大小的光束通过一般的光学系统后不能会聚于一点，而是形成一定大小的弥散斑，像的形状也会失去与物体的相似性。点物在理想像面上所成的像与理想点像的偏差称为像差。

二、像差的种类

像差 { 单色像差：球差、彗差、像散、像面弯曲（简称场曲）和畸变
　　　 色差：位置色差和倍率色差

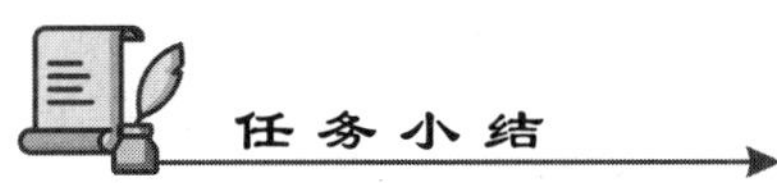

几何像差主要有 7 种，其中单色像差有 5 种，即球差、彗差、像散、场曲和畸变；色像差主要有两种，即位置色差和倍率色差。

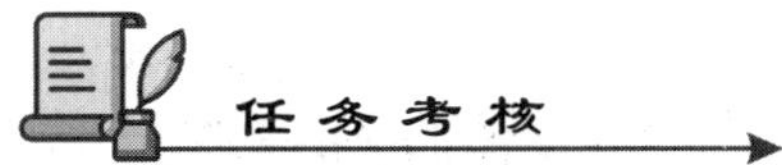

1. 简述像差的概念。
2. 几何像差包括哪几种？
3. 像差的主要类型有(　　)

A. 球差　　B. 慧差　　C. 色差　　D. 像差　　E. 以上都是

任务二　单色像差

某顾客佩戴近视眼镜感觉地面上升、踏虚，通过本任务学习后，请解释该问题。

一、球差

我们知道，对于单折射球面或共轴球面系统的成像，由光轴上某一点发出的实际光线经球面折射后所得的像距 l'，随入射光线孔径角 U 大小不同而异。这样，轴上点发出的同心光束，经光学系统各个球面折射后，将不再是同心光束。不同孔径角的光线最后

交光轴于不同的位置上，在理想像面上所成的不再是点像，而是一个光斑，如图 5-2-1 所示。

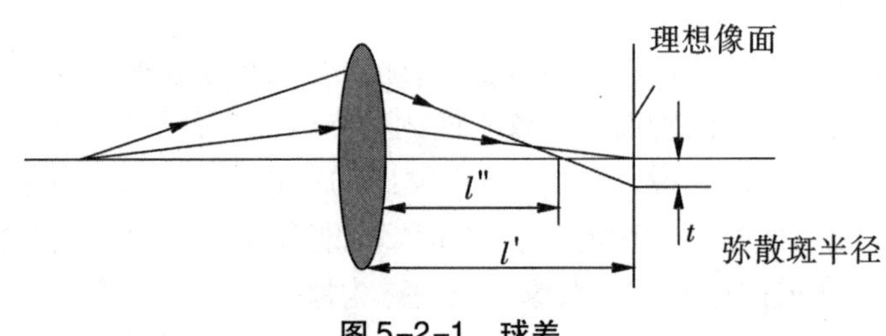

图 5-2-1　球差

定义：轴上物点以宽光束成像时产生的成像缺陷，称为球差。

表示方法：球差的大小与入射孔径角大小有关，入射孔径角越大，球差越大。球差的大小用形成孔径角的光线与光轴交点和近轴光线与光轴交点之间距离表示，符号为δl 表示，其表示式为：

$$\delta l = l'' - l' \qquad \text{（公式 5-2-1）}$$

这里，球差是沿光轴方向度量的，因此，也称轴向球差。$\delta l < 0$ 时，为负球差；$\delta l > 0$ 时，为正球差。

由于球差的存在，使得在理想像面上不能成一点像，而是一个弥散圆斑，其半径称为垂轴球差，用符号$\delta T'$表示，即：

$$\delta T' = \delta l' tgU' \qquad \text{（公式 5-2-2）}$$

由此可见，球差随光束孔径角的增大而增大，其次，还随其透镜的形状而变化。当光学系统存在严重球差时，像就变得模糊不清。所以，任何光学系统都必须校正好球差。

对单个正透镜产生的均为负球差；而单个负透镜总是产生正球差。因此，在实际应用中，常把正、负透镜适当地组合使用，可使各自产生的球差相互抵消而达到消除球差的目的。

二、彗差

近轴物点发出的粗光束经光学系统后在理想像面上形成彗星形状光斑的像差叫作彗差。

彗差形成的原因：近轴物点发出的粗光束，投射在透镜的每个同心环状区域的光环，在理想像面上形成大小不等、不同心的且罗列在一起的光环，整体的图案是一个彗星形状光斑，尖部是理想的像点。

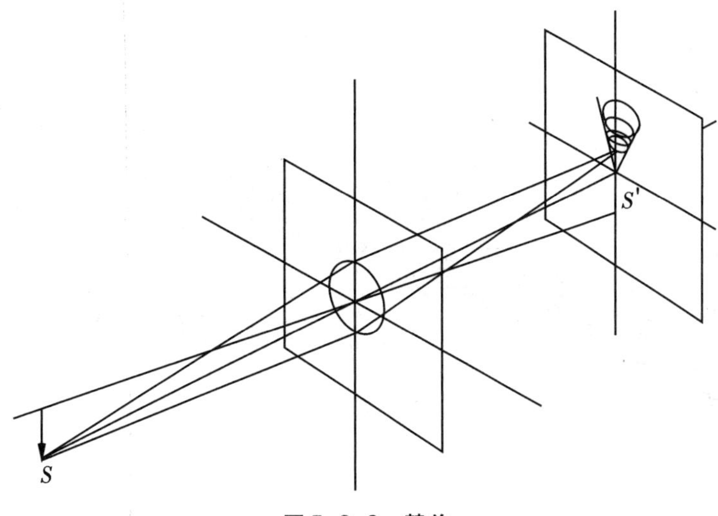

图 5-2-2　慧差

三、像散和像场弯曲

1. 像散　如图 5-2-3 所示，当轴外物点 B 发出的光束通过一个很小的入瞳投射到折射球面上时，由于此斜向细光束的子午（竖直）面和弧矢（水平）面在球面上的截线曲率不同，而且，刚好是一个最大，另一个最小，从而，使得子午和弧矢两个方向的光束在主光线上的不同位置分别产生两条相互垂直的前、后焦线，分别称为子午焦线 T' 和弧矢焦线 S'，一个圆形光斑，一个最小弥散圆。①两个线状光斑-焦线。②无数个椭圆状光斑。③在理想像面上为椭圆状光斑。

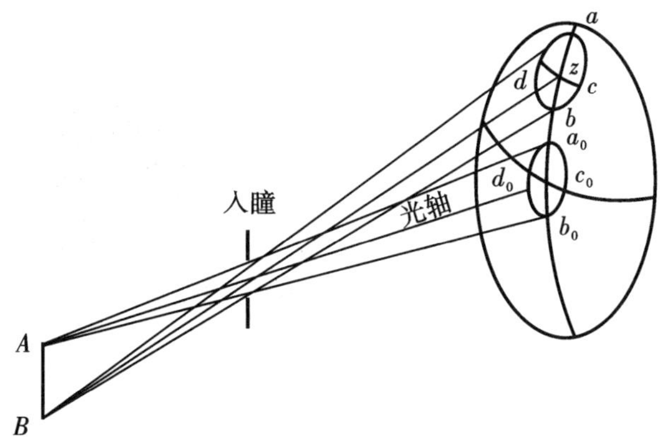

图 5-2-3　像散

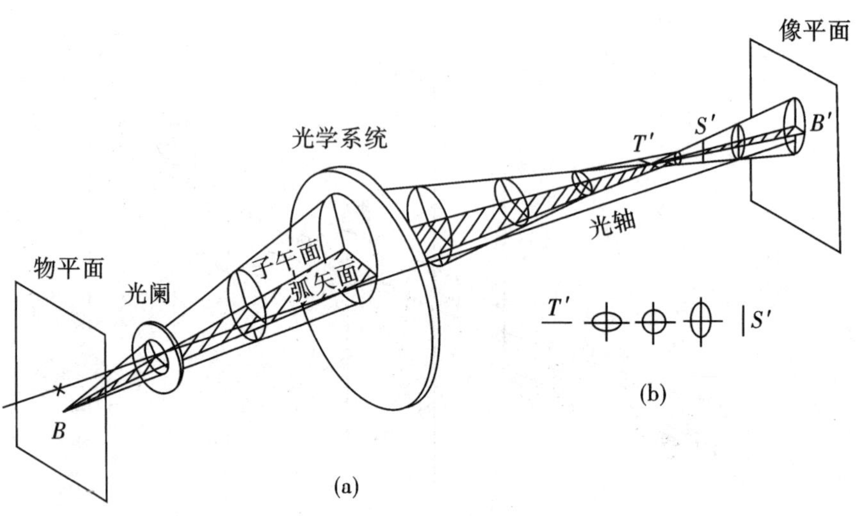

图 5-2-4 像散成像

2. 像场弯曲 一个平面的物所成的像为曲面的像差叫作像场弯曲。由于像场弯曲的存在,就不能使平面物体上的各点同时清晰成像。此时,若把中心调焦清晰了,边缘就变得模糊;反之,边缘调清晰后,则中心就变得模糊,如图 5-2-5 所示。因此,对于摄像、投影用的镜头,都需要进行很好的场曲校正。

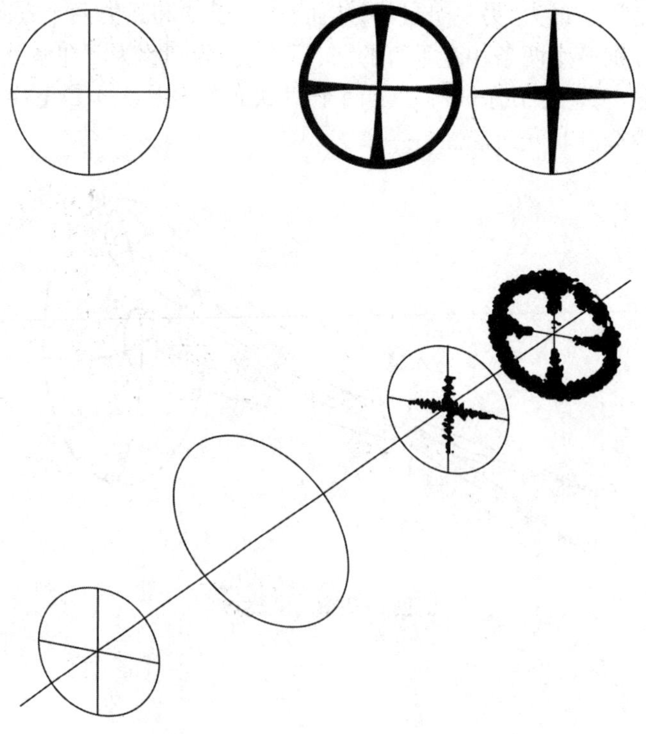

图 5-2-5 场曲

像场弯曲可通过透镜前适当位置上放一光阑来校正。

3. 畸变　物为直线而像为曲线的像差为畸变。畸变是光学系统的横向倍率与离轴距离有关而产生的。如图 5-2-6 所示，离轴越远横向倍率越大产生枕形畸变(b)，离轴越远横向倍率越小产生桶形畸变(c)。

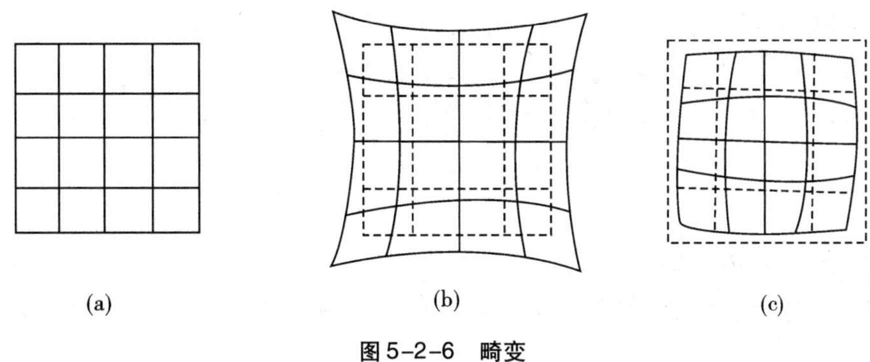

(a)　(b)　(c)

图 5-2-6　畸变

畸变只是引起像的变形，而对像的清晰度并无影响。因此，对于一般的光学系统，只要相对畸变 $q<4\%$，就感觉不出它所成像的变形。

眼镜片所成的像当然有各种像差，由于位于眼转动中心处的光阑很小，球差和彗差均很小，可以忽略不计。色差虽然存在，但配戴消色差镜片又嫌太笨重。其实，戴镜所关注的主要是横向色差，横向色差若不超过 0.1，则影响不大。而且由于眼睛对两端敏感度降低，镜片色散几乎不易察觉，故色差也显得不很严重。设计者主要考虑的只有斜向像散和畸变，要克服此类像差，我们可以通过控制以下变量：①由镜片后顶点至眼转动中心的距离；②镜片厚度；③镜片折射率；④在总屈光力保持一定 F 值的情况下，可调整面屈力 F_1 和 F_2 的值（即改变镜片的片形）。

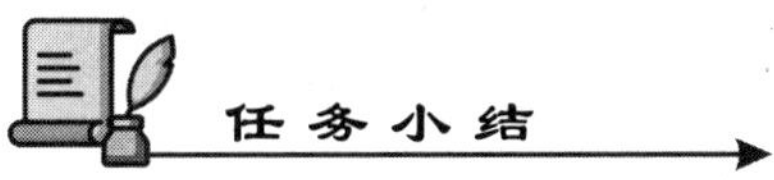

任务小结

1. 球差：轴上点以宽光束成像时产生的像差，主要有小孔孔径角增大而增大。

2. 彗差：为轴外物点以宽光束成像时产生的像差，有子彗差和弧失彗差之分，主要随视场和孔径角的增大而增大。

3. 像散：为轴外物点以细光束成像时产生的像差，一物点在像方会形成两条相互垂直但不相交的短焦线。像散主要随视场的增大而增大。

4. 场曲：为轴外细光束产生的像差，他是它是由球面系统本身的成像特性产生的，主要随视场的增大而增大。

5. 畸变：为轴外物细光束产生的像差，因横向放大率随视场变化而产生的像的变形，但不影响像的清晰度，其主要随视场的增大而增大。

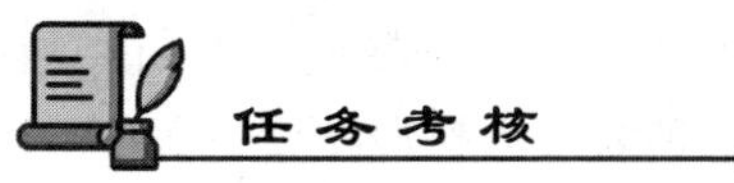

1. 几何像差包括哪几种？
2. 像散和畸变在镜片设计中可以通过哪些量进行控制？
3. 畸变包括哪些？临床上一般认为多少是临界值？
4. 什么是像场弯曲？列举日常生活中的像场弯曲。

任务三 色差

随着文化水平的提高，人们对视觉的要求越来越高，色差严重影响光学系统成像性质，本任务学习后，请解释该现象。

由于光学介质对不同波长的色光有不同的折射率，因此，用白光进行成像时，除了每种单色光仍会产生5种单色像差外，各种色光还会因色散而导致成像位置和成像高度的不同。这种因不同色光的光路差别而引起的像差，称之为色像差（简称色差）。

对于目视光学系统，一般选取可见光谱两端的蓝光（即 F 光）和红光（即 C 光）来表示色差。

一、位置色差

由轴上点 A 发出的白光光束，经光学系统后，其中蓝光（F 线）交光轴于较近的点 S_F'，红光（C 线）则交光轴于较远的点 S_C'。这两个像点离光学系统最后一面的距离分别为 L_F' 和 L_C'，其差值就是位置色差，用符号 $\Delta L_{FC}'$ 表示，即有：

$$\Delta L_{FC}' = L_F' - L_C' \quad \text{（公式 5-3-1）}$$

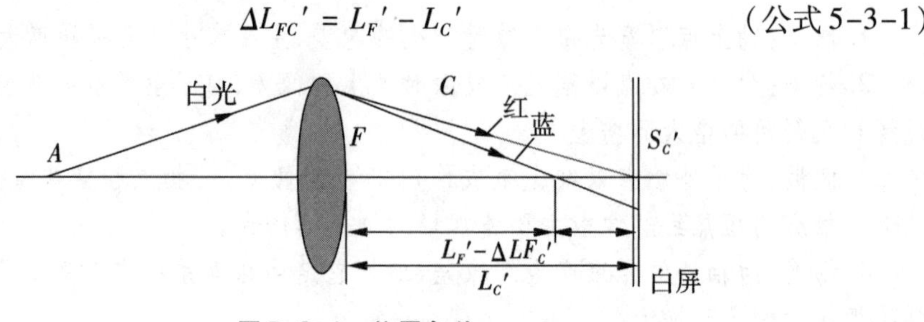

图5-3-1 位置色差

光学系统存在色差，则轴上点即使以近轴光成像也不能成一个白色的像点，而是产生一个彩色的弥散斑。如图若 A_F' 置一白色像屏，将会看到中心蓝和外圈红的弥散斑；当把白像屏移至 A_C' 点时，则弥散斑会呈现中心红而外圈蓝。可见，色差严重影响光学系统的成像质量，因此，所有成像用的光学系统都必须校正色差。

一般情况下，正透镜（$f'>0$）恒产生负位置色差，负透镜（$f'<0$）恒产生正位置色差。所以，只有当正、负透镜以适当的组合后才能校正位置色差，也就是使其产生的正、负位置色差相互抵消。

二、倍率色差

因不同色光成像的高度不同而造成的色差称为倍率色差或为垂轴色差。它是以红蓝两种色光的主光线在高斯像面上的交点高度之差来度量，以符号 $\Delta Y_{FC}'$ 表示之，即：

$$\Delta Y_{FC}' = Y_F' - Y_C' \qquad \text{（公式 5-3-2）}$$

式中，Y_F' 和 Y_C' 分别是 F 光和 C 光的主光线在高斯像面上的交点高度（即 F 光和 C 光的主光线像高），如图 5-3-2 所示。

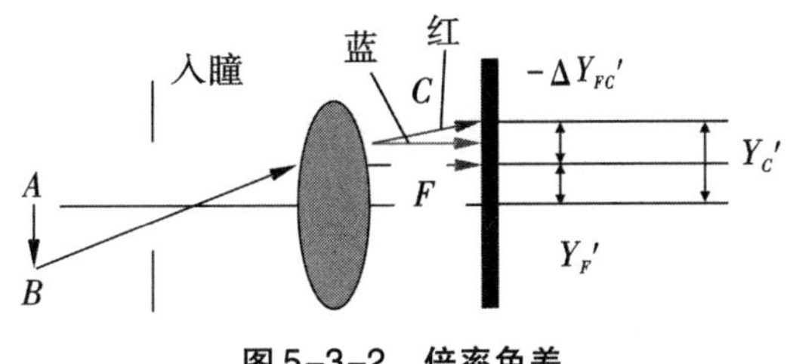

图 5-3-2　倍率色差

倍率色差随视场的增大而增大。由于倍率色差的存在，使得物体像的边缘呈现彩色，即各种色光的轴外像点不重合，从而，造成白光所成的像呈现彩色斑。所以，有一定视场要求的光学系统，都需要校正倍率色差。

以上分别对 7 种主要几何像差产生的原因、定义、性质、主要影响因素以及对成像质量的危害等方面进行简单的讨论。对于一般的光学系统来说，由于这 7 种几何像差中的球差、彗差和位置色差这 3 种对成像质量的影响往往比较大，所以，都首先考虑进行消除。对于正常的人眼（正视眼）来说，因为正常人眼具有自动矫正像差的功能，所以，其影响成像质量的主要是球差和彗差。

尽管光学系统有一系列像差，而且一般总不能将其矫正和消除，但由于人眼和所有其他光接收器也有一定的敏感缺陷，只要像差的数值小于一定的限度，人眼和其他光接收器还是觉察或反映不出其成像的不完善性。这样的光学系统实用意义来说，可以认为是理想的。

在日常的生活工作中，为了减少色差带来麻烦，对于低阿贝数镜片，应该考虑的主要配镜因素如下：①测量单眼瞳距；②测量主要参考点高度，考虑倾斜角度；③减少镜眼距离；④足够的倾斜角度，但对于高屈光力镜片，清晰角度小于 10°；⑤注意边缘厚度的比较［光学中心太高于基准线（中线）会引起镜片的上方和下方边缘厚度明显差异］。

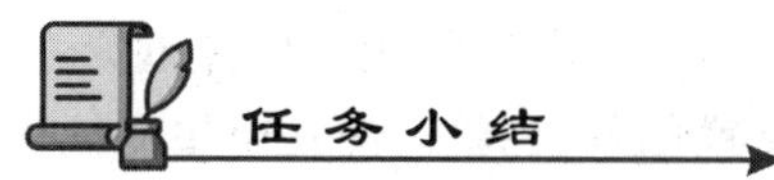

1. 位置像差:此为轴上点以白光细光束成像时产生的色像差,主要随孔径角增大而增大,且与透镜材料的散射率有关。

2. 倍率色差:轴外白光细光束产生像差,其主要随着视场的增大而增大,且与透镜材料的色散率有关。

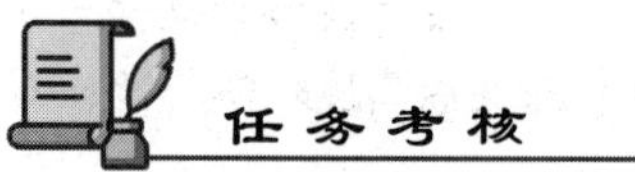

1. 什么是位置色差?
2. 什么是倍率色差?
3. 日常生活工作中,如何减少色差带来的麻烦?

任务四 波像差

由于光学系统像差球面波经过理想的光学系统后与理想球面波有所差别,本任务学习后,请解释该现象。

一、波像差

前面对像差的讨论是以几何光学为基础,用光学系统的实际光路相对于理想光学系统的偏离来度量的,统称为几何像差。它直观、易算,可用其数值的大小来描述一点成像时几何光线的密集程度,从而评估像的质量,在很多场合下与实际情况下并不符合,而且像差不可能完全矫正到零,因此,必须考虑像差的最佳矫正方案和像差的容限问题,它与系统的使用要求和使用状态有关。这些像差评价问题常须基于光的波动本质才能解决。

几何光学中的光线相当于波振面的法线,因此,物点发出的同心光束与球面波对应,此球面波经光学系统后,改变了曲率。如光学系统是理想的,则形成一个新的球面波,其球心即为物点的理想像点(实际上,由于受系统有限孔径的衍射,即使是理想系统也不可能对物点成点像)。但是实际的光学系统的像差将使出射波面或多或少地变形,不负理想的球面波。这一变形的实际波面相对于理想波面的偏离,就是波像差。

二、像差仪

从人类视网膜感光细胞的密度推算出人眼的极限视力可达 3.0 甚至更高,但由于人类进化过程中对远视力的需要逐渐下降，以及角膜和晶状体等器官的光学性能退化等原因，导致出现各种像差，因此人眼的视力只有 1.5 或更差，并且这些像差不能被现有的眼镜和隐形眼镜矫正。

波阵面像差（波前像差）技术原本是一项天文学技术，其发展由来已久，主要用来纠正天文望远镜等的像差，以便能更清晰地观测到更远距离的天体。像差理论作为研究非理想光学系统的基础早已广泛地应用于制造光学精密仪器，当波前像差技术应用于眼科后，才与我们的生活变得更为关系密切。

目前波前像差仪有很多种，可分为客观法和主观法两类。客观法根据其设计原理，又可分为出射型像差仪、视网膜像型像差仪和入射可调式屈光计 3 种类型；主观法即心理物理学检查方法。客观法的优点是快速、可重复性及可靠性好，但需使用较亮的照明光线，大部分还需要散瞳；主观法无须散瞳，可在眼睛存在调节的状态下检查眼的像差，但需对患者进行训练，检查较慢，可重复性较客观法差。

无论是主观法还是客观法像差仪，其基本原理是一样的，即选择性地监测通过瞳孔的部分光线，将其与无像差的理想光线进行比较，通过数学函数将像差以量化形式表达出来。下面根据其设计原理来逐一介绍。

（一）客观式像差仪

1. 出射型像差仪　基于 Hartmann-Schack 像差理论（图 5-4-1）而建立。Hartmann-Schack 波阵面感受器通过测量眼底的点光源反射出眼球的视网膜像来测量波阵面像差。即，使一细窄光束进入眼球，聚焦视网膜上，光线从视网膜上反射出眼球，穿过一透镜组，聚焦在一个 CCD 上。如受检眼无像差，则反射的平面波聚成一个整齐的点阵格子图，每一个点的图像准确地落在相应透镜组的光轴上。而当受检眼有像差时，则产生扭曲的波阵面，从而产生扭曲的点图像。通过测量每一个点与其相应透镜组光轴的偏离，就可计算出相应的波阵面像差。基于此原理的像差仪包括 WASCA 像差分析仪（Aesculap Meditec 公司）、Zywave 像差仪（博士伦公司）、LADAR Wave Aberrometer（爱尔康公司）等。

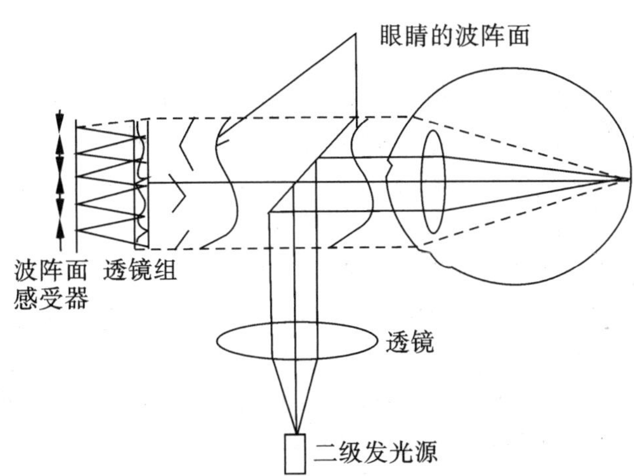

图 5-4-1　Hartmann-Schack 波前像差仪的原理

原理:一束光线投射入视网膜,局部的波前倾角可以通过小透镜排列检测,形成点阵排列。

2. 视网膜像型像差仪　以 Tscherning 像差理论(图 5-4-2)为基础,通过计算投射到视网膜上的光线偏移而得出结果。

它是由倍频 Nd:YAG 激光(532 nm)发出的有 168 单点矩阵的平行激光光束经瞳孔进入眼底,由连接计算机的高敏感度的 CCD 采集视网膜图像。由于屈光介质存在像差,投射到视网膜上的光线达到视网膜后产生偏移,其偏移可以通过投射在视网膜上的格栅观察到,通过视网膜图像分析受检眼的光学像差,即,将视网膜图像上的每个点的位置与它们在理想状态下的相应位置进行比较,根据偏移的结果计算出相应的波阵面像差。基于此原理的像差仪包括 Allegretto 像差分析仪(WaveLight 公司)和视网膜光线追踪仪(Tracy 公司)等。

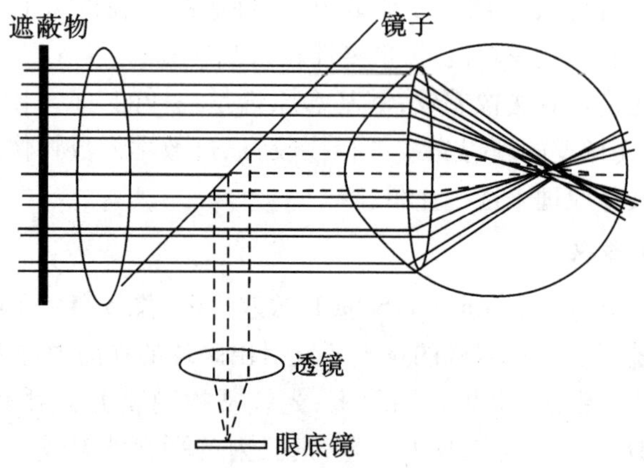

图 5-4-2　Tscherning 像差仪的原理

原理:一个平行光源通过规则孔径的掩膜在视网膜上形成图像。由于在进入的位形中存在眼像差,因此这些光锥就会变形。会聚的透镜有助于产生变形的光斑,通过检影镜而获得。

(二)主观式像差仪

1. 入射可调式屈光计　以 Smirnov-Scheiner 理论为基础,其方法是通过对进入中心凹的每一光线进行补偿调整使之在视网膜成像完善。其原理与临床应用的屈光计、检影镜很相似,所有进入视网膜的光线都向中央一点会聚,通过在各轴向上对瞳孔的快速裂隙扫描而实现,眼底反光被 CCD 捕捉从而得到眼的波阵面像差。基于此原理的像差仪包括 Emory 视觉矫正系统和 OPD 扫描系统(Nidek 公司)等。

2. 根据光路追踪原理设计　利用空间分辨折射仪以心理物理方法测量人眼像差。假设眼处于衍射的极限时,聚焦在无穷远,因而无穷远的点光源通过瞳孔不同区域进入眼内,将会聚焦在视网膜上的一点。当眼存在像差时,进入眼内的光线将不会聚焦在同一点上,点光源的像将是一个模糊像,该像点与中心发生了偏移,导致波阵面为平面的光线射入眼球后由理论上的球面波变为了不规则的曲面波,通过数学换算,得到放大在瞳孔面上的眼底点扩散函数。基于此原理的像差仪有 WFA-1000 人眼像差(苏州亮睛公司)。

知识拓展

一、常见像差仪的操作技术

目前市面上有各种不同品牌的像差仪，其操作步骤各不相同，下面介绍几种常用像差仪的操作步骤。

（一）WASCA 像差分析仪

WASCA 像差分析仪，其常用操作步骤如下：

1. 在暗室中检查，无须散瞳。

2. 依次开启位于检查桌面下的总电源开关、计算机电源，等待程序运行并自检后，即可准备使用。

3. 如输入新患者，点击菜单栏 database（资料库）菜单中 Add patient（添加患者）选项，进入“添加患者”对话框，输入患者的姓名、性别、出生日期等；如患者已存在于资料库中，选择 patient selection control（选择患者）选项，跳出相应的对话框，然后在列表框中输入姓名，或者在下拉清单框中选择患者。

4. 向被检者介绍检查过程及其间可能的各种情况，调整桌面高度适应被检者的前额，调整颌托高度，以使被检者眼睛正好位于检查窗口。

5. 点击测量视窗的 Start（开始）按钮，视频显示聚焦图片，将图片调至清晰聚焦状态，将虹膜图像调至视窗及方形线框中央，调整仪器使瞳孔居中于 X 和 Y 方向，前后移动操纵杆进行精调，聚焦虹膜像，点击一次操纵杆按钮即开始进行测量。

6. 点击 Write to database（写入资料库）选项，将资料存入资料库。测量完毕。

（二）Allegretto 像差分析仪

Allegretto 像差分析仪，其常用操作步骤如下：

1. 检查前先进行屈光矫正。

2. 在暗室中进行，滴快速扩瞳剂扩瞳。

3. 如输入新患者，点击 patient data（患者资料）选项卡，输入患者的姓名、性别、出生日期、眼别、屈光度数、曲率等；如患者已存在于资料库中，从 patient list（患者列表）中选择患者。

4. 定位调焦点击 Measurement（测量）按钮，进入测量界面。让患者注视测量头发出的微弱的目标灯光，调整患者头位，左右移动测量头，确保患者两眼在同一水平，瞳孔完全显露，对焦于被检眼的中心。

5. Accomod 的设定

（1）远点的检测：逐渐增加+0.25D，直至视标模糊；再逐渐增加-0.25D，直至视标清晰。

（2）近点的检测：逐渐增加-0.25D，直至视标模糊；再逐渐增加+0.25D，直至视标清晰。

6. 检查者使用操纵杆进行瞄准和对焦，使眼球居于视频监视器的中央（偏差小于 0.1 mm，以坐标的形式出现），按下操纵杆的按钮，系统启动自动摄像过程（历时 30 s）。

7. 点击 Analyzer(分析)按钮,系统自动进行分析,分别以图形和资料形式显示结果。

8. 系统自动储存,结果可以打印或通过软盘输出。

(三)OPD-Scan ARK-10000 像差扫描系统

其常用操作步骤如下:

1. 准备工作

(1)打开电源,启动 ARK-10000,出现测量屏幕。

(2)设定测量方式:按屏幕左下角"测量方式"按钮,按顺序改变测量方式,AR 测量、CT 测量或 AR 测量联合 CT 测量。

(3)点击测量屏幕顶部的 ID(识别字)或 patient(患者)按钮,进入患者名字和备注对话框。若为新患者,点击 New(新)按钮,输入患者的 ID、姓名、性别等;若患者已存在于资料库中,可选择屏幕上方的任一个专案(ID、Name、Sex、Group 或 Last Exam Date)查询选择患者。

(4)清洁前额架和下颌托,指导患者放好下颌及前额,调整颌托高度,以使被检眼正好位于检查窗口。

2. 调焦及测量

(1)指导患者通过测量窗口观看内置热气球图形的中心,并尽可能睁大眼睛。

(2)上下左右移动手柄,对准眼睛测量点,前后移动调整聚焦。当使用自动追踪及发射功能时,瞄准光接近标靶时仪器会自动瞄准聚焦并进行测量;当不使用自动追踪及发射功能时,需手动将瞄准光点移入标靶,按手柄上的测量按钮进行 AR 测量。在重复 AR 测量之后,从 3 个可用的 AR 值中获得 1 个代表值(S. C. A),将屏幕右上方的"AR"图示转换成 WFA-1000 像差分析仪"CT"图示。

(3)指导患者一两次缓慢眨眼,使其角膜表面能够清楚地显示,在确认仪器已调整到理想的对焦状态时,按下 start(开始)按钮启动 CT 测量。

(4)判断捕捉到的图像是否存在变形和不规则,如果图像捕捉无效,按 Retake(重取)按钮取消分析。

(5)判断捕捉图像和环边检测结果,如果对捕捉图像和边缘检测满意按 OK 按钮,如果对捕捉图像和边缘检测不满意按 Cancel(取消),重新进行对焦,以捕捉清晰的图像。

3. 测量完成后,按储存打印键存储资料并打印 AR 结果。

(四)WFA-1000 像差分析仪

检查在暗室环境、自然瞳孔下进行。让患者通过调整系统的球镜补偿来矫正其球性屈光不正,使其尽可能清晰地注视靶目标,然后让患者用鼠标来点击视野中不断出现的检测光点。检查过程中,检查者通过监视器来观察被检眼的瞳孔,确认在检测过程中没有偏移位置。一般操作与其他像差仪大体相同。

二、参数分析及临床应用

(一)参数分析

波阵面像差的表达方法有很多种。在临床上,我们常见的有 Zernike 函数、均方根、调制传递函数、点扩散函数等,其中最常见且便于理解的是 Zernike 函数。

1. Zernike 函数　是最常用的波阵面像差定量表达方法,是描述眼光学系统波阵面像差的理想的数学模型之一，它为交于单位圆上的序列函数。

通过Zernike函数可以将像差量化并分级，可以表达总体像差和组成总像差的各个像差。Zernike函数常见的表达形式为7阶35项，可以分为低阶和高阶，其中0~2阶为低阶，3阶以上为高阶。0阶Z00表示各方向匀称、平整的波阵面，即无像差；1阶Z1-1和Z11分别表示垂直和水平的倾斜(tilt)；2阶表示离焦(focus shift)散光(astigmatism)，Z2-2和Z22分别表示45°、135°和90°、180°方向散光，Z20表示离焦；3阶函数中，Z3-3和Z33表示三叶草形像差，Z3-1和Z31分别表示垂直和水平位彗差(coma)；4阶为球差(spherical aberration)和其他复杂像差，Z40表示球差，Z4-4和Z44表示四叶草形像差，Z4-2和Z42表示45°、135°和90°、180°方向二次散光性像差；5~10阶为其他一些不规则像差，如5阶中Z5-1和Z51分别表示垂直和水平位二次彗差等，只有在瞳孔非常大时才显露出来。

其中影响人眼视觉质量较大的主要像差有下列几种：Z20离焦，包括正性和负性离焦，对应于传统球性屈光不正的近视和远视；Z2-2和Z22即45°、135°和90°、180°方向上的散光，Z3-1和Z31即彗差，Z40球差。Zernike函数可以表示为以n为行数(阶)，m为列数的金字塔形数码阵列，称为Zernike树。

为了能表达得更为直观，可以在以类似于角膜和瞳孔的圆形为基础，将Zernike函数重建成眼的波阵面像差图，形象地描述各种像差的形态。

低阶像差与传统的几何像差相对应，可用框架眼镜、隐形眼镜或传统的屈光手术矫正；高阶像差包括一些非经典的像差，需要进行像差引导的个性化切削才能矫正。对于人眼，6阶以上的高阶像差对视觉影响很小，可以忽略不计。临床上进行像差引导的个性化切削时考虑最多的是第3、4和5阶像差。

2. 均方根　均方根(mean sum of the square，RMS)是检测光学系统质量的一种方法，它是通过计算检测面上的各点相对于参考面的高度而得出的标准差，表示检测面与参考面的偏离程度，是Zernike函数的系数平方和的方根，可将不规则散光和球性屈光不正量化。进行波阵面像差分析时，参考面为一个无像差的球面波。RMS值通常为0~1，若RMS值较小，表示高阶像差所占比例少，接近球-柱镜参数。

3. 光程差　光程差(optical path difference，OPD)可表示为OPD=理想波阵面-实际波阵面。

OPD为正值，表示这部分光速较慢，在Zernike函数中表现为峰；OPD为负值，表示这部分光速较快，在Zernike函数中表现为谷。

(二)影响因素

影响像差的因素很多，如瞳孔直径、调节、年龄、泪膜厚度、观察距离和眼球的转动等均可在很大程度上影响结果，与角膜、晶状体和玻璃体有关的解剖和功能上的改变及视网膜的形态也可影响结果。另外，还可能受其他尚不清楚的因素的影响。

1. 瞳孔直径　瞳孔直径相对较小时(小于或等于2 mm时)，限制人眼视觉质量的因素主要是衍射，当瞳孔直径较大时，大量的轴外光线进入眼中，这时像差成为限制人眼视觉质量的主要因素。

人眼的视觉像差与瞳孔大小密切相关，随着瞳孔的增大而增加。环境光亮度的改变,会引起瞳孔大小的改变,从而使视觉质量发生变化。在晚上,瞳孔散大时,会出现眩光、光晕、双影和鬼影等现象,导致视觉质量下降。由于药物作用而使瞳孔散大也可使像差发生变化。

2. 调节　人眼作为一个光学系统,为了能看清近距离目标,需要动用调节机制来改变屈光力。在调节过程中,晶体因睫状肌收缩而快速增厚,表面曲率发生变化,晶体和角膜之间相对位置改变,轴位元也发生变化,这使得人眼像差发生改变。

随着调节的增强,晶状体的位置前移,球差减少(从正值向零改变),彗差也发生显著的变化。随着调节幅度的改变,像差也发生了变化,看远和看近时的像差表现不同。因此,像差测量时需评估注视条件所引起的调节。

3. 年龄　随着年龄的增大,晶状体密度不断增加,晶状体内各成分折射率梯度发生变化,而且角膜曲率半径随年龄增长而减小,即角膜更加接近球形,因此像差明显地增加,特别是球差。

4. 泪膜　泪膜的破坏可导致的角膜表面不规则性改变,使像差明显增加。眼干燥症患者泪膜不稳定,可出现角膜表面呈不规则性改变,角膜表面规则性指数(SRI)及表面不对称指数(SAI)明显升高。

(三) 临床应用

1. 屈光手术中的应用　现有的屈光手术,包括早年的放射状角膜切开术(PK)和现行的准分子激光角膜屈光手术(PRK、LASIK、LASEK 和 Epi-LASEK)虽然矫正了屈光力,改善了中央视力,但也带来了对比敏感度下降、眩光和光晕等一系列问题。临床研究表明手术改变了角膜的像差,使其术后的像差变大,并且随着瞳孔的增大而增大,切削越深像差变化越明显。

因此,近年来许多眼科专家致力于改善屈光手术治疗方法,发展像差引导的个性化切削,即根据每位元患者不同的眼球屈光资料,设计出最佳切削方案,术中将从眼球像差仪获得的像差资料登录准分子激光机治疗系统引导激光进行切削,消除或减少那些可能导致视力不佳的高阶像差,重塑一个全新的角膜形态,从而显著提高术后裸眼视力和视觉敏感度,改善夜间视力,降低眩光和光晕的发生率,达到提高视觉质量的最终目的。

2. 角膜接触镜中的应用

(1) 软性接触镜:现在多数人认为人眼的平均球差是正性的,因此,从理论上讲,消除了球面像差的镜片会提高人眼整体的成像质量。但人眼是一种处于不断变化的动态的屈光系统,像差也会随着眼的调节及年龄的增大等因素而变化。因此,消除了球面像差的软性接触镜只在特定条件下对特定个体有良好作用。为克服以上不足,现已研制出一种可以个体化矫正不同个体像差的接触镜。这种镜片的前表面是根据不同个体的实际像差切削的非球面非对称表面,后表面仍为球面,可按照预定为生与个体眼睛相匹配的离焦、散光、球差等,以达到矫正眼睛总体像差的目的。

(2) 硬性角膜接触镜:硬性角膜接触镜(RGP)可以在一定程度上纠正眼睛的像差,这种改进不仅限于散光,一些不规则的高阶像差也有明显的降低。由于它的前表面为一接近完美的规则表面,并由泪液填充所有角膜的不规则表面,由于泪膜的屈光指数接近角膜屈光指数,大大减少了角膜散光和像差的影响。但常规 RGP 矫正像差存在局限,因为它只能矫正角膜前表面像差,且其矫正像差量还受眼内散光和角膜散光的影响。

应用像差分析仪可以从多方面多角度评估RGP镜片的配戴质量,提供更加个体化的配戴建议,并且可以通过非球面的镜片设计,在一定程度上降低总体像差而起到增进视觉质量的效果。

3. 在白内障诊断中的应用 对白内障患者,传统上也只是用视力来衡量视觉质量的,但临床上经常会遇到患者视力与其晶体混浊度不相一致的现象。可通过像差仪的检查,发现轻度白内障患者的角膜像差与正常人群的角膜像差基本相同,而总像差则明显高于正常人,这可能是因为混浊的晶体引起光线的散射和吸收,从而导致晶体局部屈光改变所致。可见在早期白内障患者中,像差引起视觉质量的下降不亚于晶体密度增高对视觉质量的影响。

4. 在人工晶状体中的应用 随着现代超声乳化技术的发展及人工晶状体(IOL)材料和设计的改进,白内障患者术后视力已大为提高,但仍有部分患者不能达到满意的效果,还有些患者客观视力检测好,而主观感觉却视物模糊。这些以前一直难以解释的现象,随着像差仪的出现都迎刃而解了。正常生理情况下,人眼角膜具有正性的球差,而晶体有负性球差,这在一定程度上起到互相弥补的作用。而一般人工晶状体的球面设计,以及其在眼睛调节时发生的前后移位元和偏轴,使植入后术眼的像差明显增大,尤其是球差。现在已应用非球面或消像差的人工晶状体来消除这一现象,进一步改善了成像质量,使植入后术眼的像差比植入以往晶状体的要低,视觉质量明显改善。

(四)注意事项

波阵面像差(波前像差)用于检测眼光学系统的细微改变,任何外界因素的轻微干扰,都会极大地影响结果的准确性,可谓“失之毫厘,谬以千里”。因此,在进行像差仪检测时,必须注意以下几点。

1. 被检查者头位、眼位要正确。

2. 双眼睁大,充分暴露角膜,但避免压迫角膜。

3. 嘱患者每次测量前眨眼,以保持测量瞬间角膜表面湿润,避免因角膜干燥而影响检测结果。

4. 角膜接触镜配戴者应摘镜至少2周后检查,使检查结果比较可靠。

5. 检查室内降低照明,以减少进入仪器的杂散光,降低注视目标的亮度,从而减少进入眼球的反射光。

6. 根据所获取的图像,判断测量结果的准确性,可基于下列条件做判断:患者有无眨眼或有无睫毛影响;被检眼睁开是否足够大;是否由于眼泪过多边缘出现混乱变形;眼睛是否有移动;检测范围是否足够等。图像稍有不满意,将明显影响结果,必须重新检测。

7. 每次移动或者在新地方安置像差分析仪后,必需使用测试工具对仪器进行检测和校正,以避免可能出现的仪器误差。

8. 定期对仪器进行校准,必须由专门技术人员进行每年一次的定期清洁维护。

任务小结

1. 波前像差仪的分类:主观像差仪与客观像差仪。

2. 波前像差仪的参数分析、波前像差仪使用前的注意事项、波前像差仪在临床上的应用、波前像差仪的注意事项。

任务考核

1. 简述波前像差仪的分类。
2. 波前像差仪在临床中的应用主要有哪些?
3. 波前像差仪操作的注意事项有哪些?
4. 叙述影响像差的因素都有哪些?

(周清华　王海营)

模块三　眼镜光学

项目六

矫正屈光不正透镜

【项目简介】

常见矫正屈光不正透镜主要为球面透镜和散光透镜。近视眼和远视眼的屈光系统为球面系统，尽管只是成像位置的不同，但仍可以成像为一点，所以我们可以使用球面透镜将其矫正。散光眼则不同，规则散光由于其在互相垂直的两个子午线方向上有最大及最小的屈光力，进而成像于前后两条互相垂直的焦线。所以，球面透镜不能矫正散光眼，矫正散光眼需要用散光透镜。散光透镜有柱面透镜、球柱面透镜和环曲面透镜3种形式，它们具有共同的光学特点，即在某一子午线方向上屈光力最小，在其余子午线上，屈光力逐渐增加，并且直至其垂直的子午线方向上达到最大。平行光束通过散光透镜后不会形成一个焦点，而是形成前后两条互相垂直的焦线，因此能用于矫正散光眼。

【项目分析】

本项目围绕球柱面透镜的基本概念设计了两个任务。任务一是球面透镜，通过本任务学习可以知道球面透镜的矫正原理及球面透镜如何识别。任务二是散光透镜，这一任务包含散光透镜的基本概念及成像规律及散光矫正原理。为后续内容学习建立基础。

【项目实施】

本任务围绕球面透镜和散光透镜，结合公式图例促进学习者了解球面透镜识别、成像原理及散光透镜矫正散光眼原理。促进学习者系统学习本任务内容。

在工作中会看到，验光处方或配镜处方中会有瞳距、右眼、左眼等数据，同时还需要有DS、DC等字样或数据，来组成一个完整的验光处方或配镜处方。那么这些处方数据所代表的透镜是什么？透镜矫正屈光不正的原理是什么？

任务一 球面透镜

说到球镜透镜，最常了解到的为矫正近视或远视，那么球面透镜有哪些类型？球镜如何光学成像？球面透镜光学性质有哪些？球面透镜成像规律是什么？本任务就是对此进行系统学习。

一、球面透镜的概述

透镜的两个折射面都是球面（或者一个是球面另一个是平面）称球面透镜。球面透镜按照结构可分为凸透镜和凹透镜（图6-1-1）。

1. 双凸球面透镜　透镜两面均为向外凸的球面（图6-1-1a）。

2. 平凸球面透镜　一个折射面为向外凸的球面，另一个折射面为平面（图6-1-1b）。

3. 新月形凸球面透镜　一个折射面为向外凸的球面，另一个折射面为向内凹的球面，且凸面的曲率大于凹面的曲率（图6-1-1c）。

4. 双凹球面透镜　两折射面均为向内凹的球面（图6-1-1d）。

5. 平凹球面透镜　一个折射面为向内凹的球面，另一个折射面为平面（图6-1-1e）。

6. 新月形凹球面透镜　一个折射面为向外凸的球面，另一个折射面为向里凹的球面，且凹面的曲率大于凸面的曲率。作为眼镜片，通常采用新月形透镜（图6-1-1f）。

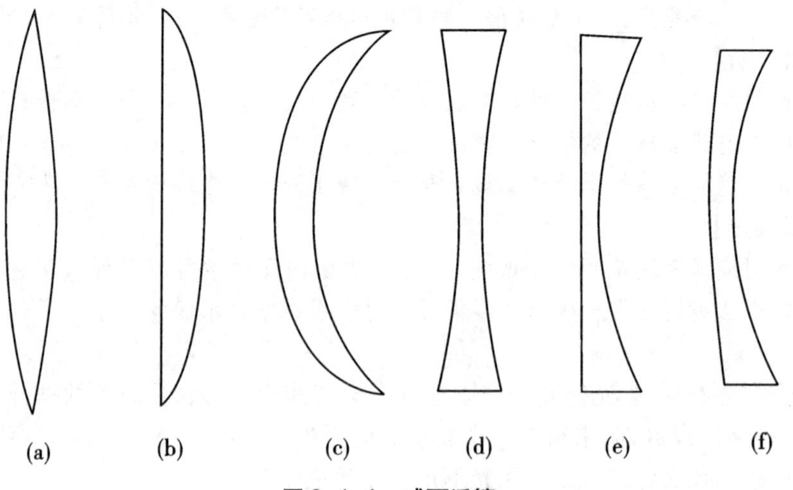

图6-1-1　球面透镜

二、球面透镜的光学性质

(一)球面透镜常用的光学名词

1. 曲率中心(C)　球面的球心。图 6-1-2 中的 C_1 和 C_2 分别表示前后折射面的曲率中心(centre of curvature)。

2. 曲率半径(R)　球面上任一点到曲率中心的距离。图 6-1-2 中的 r_1 和 r_2 分别表示前后折射面的曲率半径(radius of curvature)。

3. 曲率(R)　球面的弯曲程度。曲率与曲率半径互为倒数关系,即 $R=\frac{1}{r}$,曲率半径越小,曲率越大。如图 6-1-2 所示的 R_1 和 R_2 分别表示前后折射面的曲率(curvature)。

4. 主光轴　与透镜的两个折射面同时垂直的一条直线,光线沿该直线前进时不会发生偏折。通常情况下利用两折射面的曲率中心的连线表示主光轴(optical axis)。如图 6-1-2 中的 C_1C_2 连线。

5. 前表面　前表面(front surface)指透镜的物方表面。在眼镜光学中,指眼镜片的远眼面。如图 6-1-2 中的 MO_1N 面。

6. 后表面　后表面(backs urface)指透镜的像方表面。在眼镜光学中,指眼镜片的近眼面。如图 6-1-2 中的 MO_2N 面。

7. 前顶点　前顶点(front vertex)指透镜的物方表面与主光轴的交点。在眼镜光学中,指镜片远眼面与主光轴的交点。如图 6-1-2 中的 O_1。

8. 后顶点　后顶点(back vertex)指透镜的像方表面与主光轴的交点。在眼镜光学中,镜片近眼面与主光轴的交点。如图 6-1-2 中的 O_2。

9. 光学中心(光心)　光学中心(光心,optical centre)为球面透镜上一点,通过该点的光线不发生偏折,按原方向传播。薄透镜的光学中心与其前后顶点重合,而厚透镜的光学中心在距离前后顶点一定距离的光轴上。

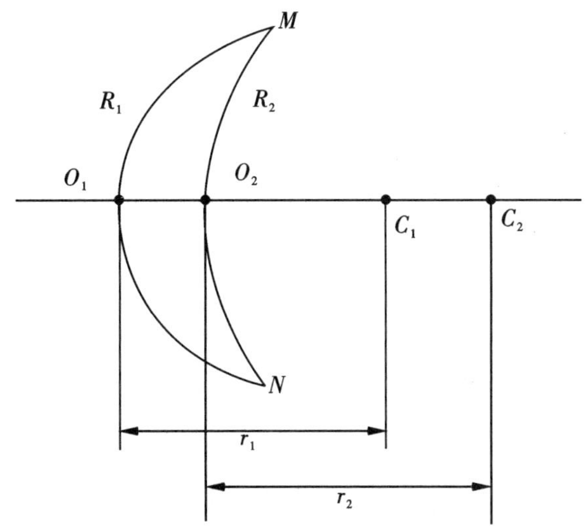

图 6-1-2　球面透镜常用标示

10. 透镜的焦点　入射光线为物方一点发出的光束，经透镜后平行于主光轴，该点称为物方焦点，也称第一焦点，用 F 表示，如图 6-1-3 所示。入射光线为平行于主光轴的光线经过透镜后在主光轴上交于一点，该点称为像方焦点，也称第二焦点，用 F' 表示，如图 6-1-4 所示。

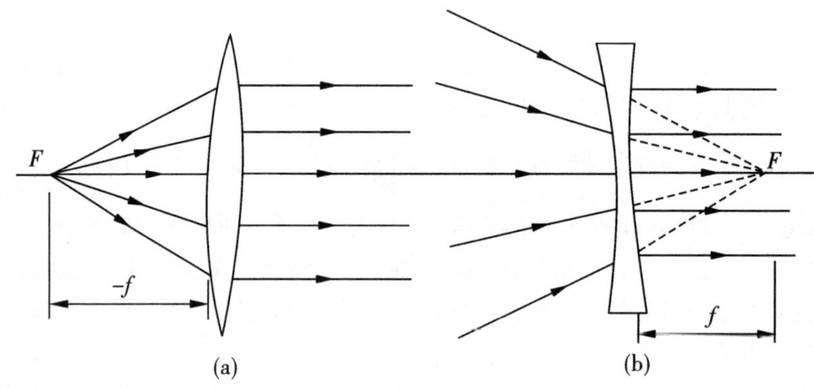

图 6-1-3　透镜的物方焦点、物方焦距

11. 透镜的焦距　透镜的物方主点到物方焦点的距离称为物方焦距，用 f 表示，如图 6-1-3 所示。透镜的像方主点到像方焦点的距离称为像方焦距，用 f' 表示，如图 6-1-4 所示。如果没有特别注明，透镜的焦距指像方焦距。

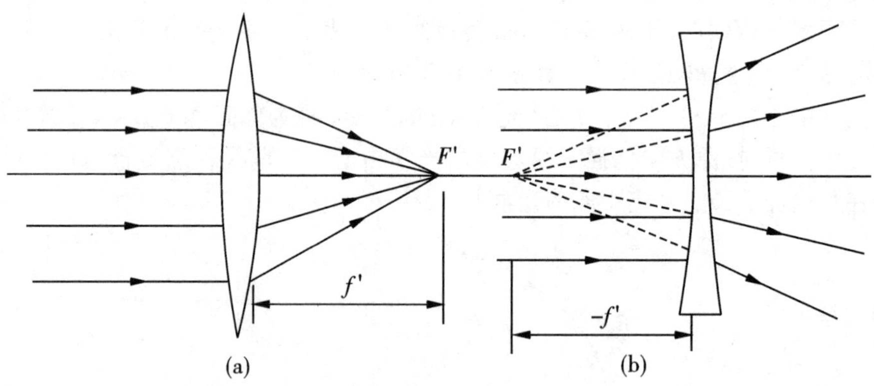

图 6-1-4　透镜的像方焦点、像方焦距

（二）球面透镜的成像规律

根据第二章讲的透镜成像公式，用 l 表示物距，l' 表示像距，f' 表示像方焦距。当透镜前后的介质相同时，则如公式 6-1-1 所示：

$$\frac{1}{l'} - \frac{1}{l} = \frac{1}{f'} \qquad \text{（公式 6-1-1）}$$

凸球面透镜和凹球面透镜，都遵守如上高斯公式。

1. 凸透镜的成像规律　凸透镜成的像，根据物体所在物空间位置的不同，既可以成实像又可以成虚像；既可以成放大的像，又可以成缩小的像，它的成像情况既可以用成像公式解释，也可以用作图来解释，如图 6-1-5 所示。

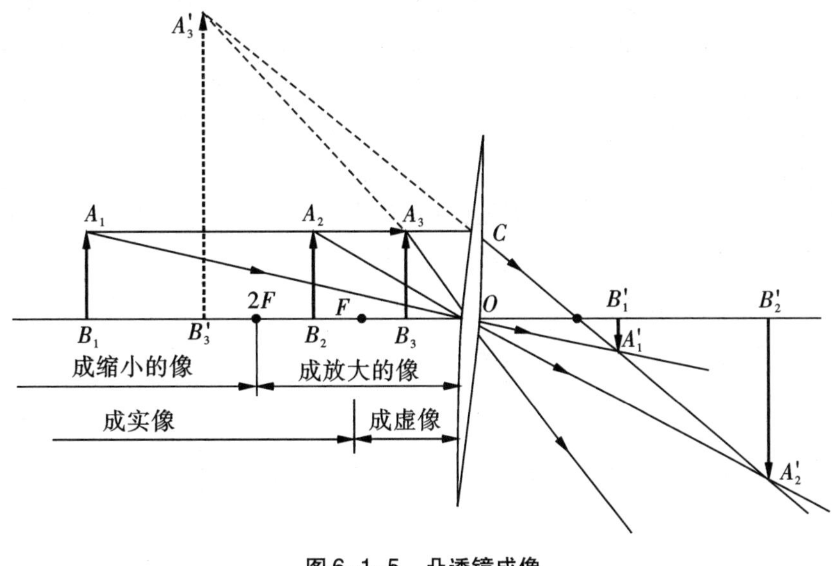

图 6-1-5　凸透镜成像

2. 凹透镜成像规律　凹透镜成的像，无论是物体位置在物空间焦点以外，还是焦点以内，它经凹透镜折射后，所成的像都是缩小的、正立的虚像，像和物在透镜的同侧，因此它不同于凸透镜那样复杂。凹透镜的成像情况如图 6-1-6 所示。

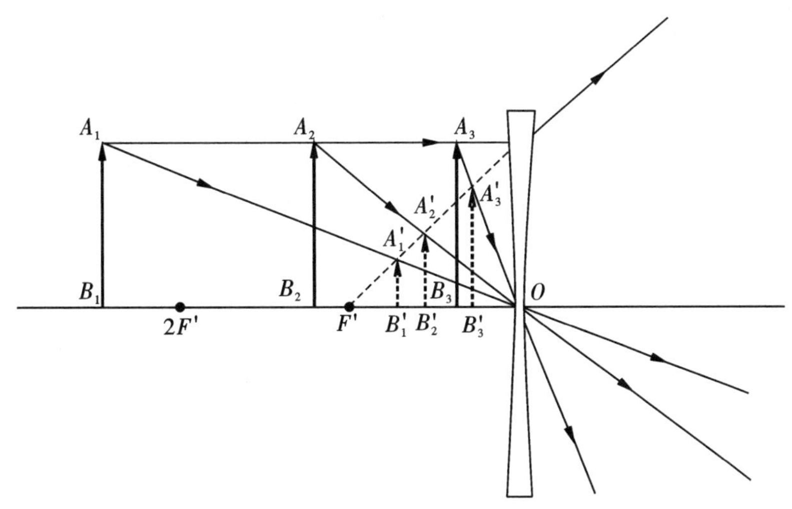

图 6-1-6　凹透镜成像

透过透镜看一倍焦距以内的物体，凸透镜对物体有放大作用，放大所用与透镜的屈光力大小有关，屈光力越大其放大倍率越高；凹头镜对物体有缩小作用，屈光力越大其缩小倍率越大。

三、球面透镜的屈光力

当透镜置于空气中时,凸透镜屈光力为正,凹透镜屈光力为负,所以凸透镜又称为正透镜,凹透镜又称为负透镜。对于球面透镜,各个方向的屈光力相同,其屈光力单位为D,记录球面透镜的屈光力时,为了同其他头几个相区别,还要记录球面透镜的简称"S",因此完整的球面透镜的屈光力单位为DS,如:+0.50DS,-3.75DS,通常屈光力的数值要保留到小数点后两位。

根据透镜中心厚度的不同,将透镜分为厚透镜和薄透镜,下面介绍一下厚透镜和薄透镜的屈光力。

(一)厚透镜的屈光力

1.球面透镜面的屈光力　当光束从折射率 n_1 的介质,则此球面的屈光力为:

$$F = \frac{n_2 - n_1}{r} \quad \text{(公式6-1-2)}$$

公式6-1-2中:r 为球面的曲率半径,单位为米,符号m。F 为球面屈光力,单位为屈光度,符号D。

由公式6-1-2可以看出:当界面两遍折射率确定时,球面曲率半径越小,面屈光力越大:球面曲率半径越大,面屈光力越小。当球面曲率半径一定时,两边折射率相差越大,面屈光力越大;两边折射率相差越小,面屈光力越小。

【例6-1-1】 如图6-1-7所示,水和玻璃之间的界面为球面,水的折射率为1.33,玻璃的折射率为1.53,球面的曲率半径为10 cm,光线从水进入玻璃,则此界面屈光力为多少?

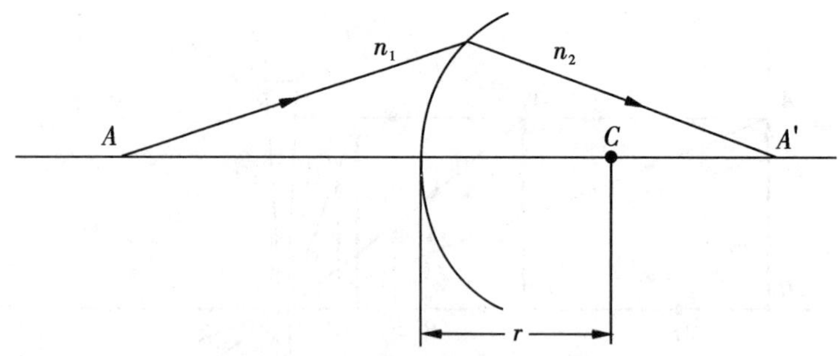

图6-1-7　球面透镜面屈光力

【解】

已知:$n_1 = 1.33$,$n_2 = 1.53$,$r = +10\ \text{cm} = +0.1\ \text{m}$

根据式6-1-2解得:

$$F = \frac{n_2 - n_1}{r} = \frac{1.53 - 1.33}{0.1} = +2.00(\text{D})$$

2.厚透镜的屈光力　若透镜中心厚较大,不可忽略不计时,可以看成厚透镜。对于厚透镜,由于透镜厚度的影响,厚透镜的屈光力不但要考虑透镜两个面屈光力的作用,还要考虑厚度对屈光力作用的影响。

如图6-1-8所示，由于厚透镜处于同一种介质，因此节点和主点重合。沿光线入射方向，前表面与后表面顶点间的距离 OO' 就是透镜的中心厚度 t，且不可忽略。

如果透镜中间厚度不可忽略时，计算时需要考虑透镜的厚度，否则误差太大，如图6-1-8所示。对于放在空气中的厚透镜来说，物方焦距和像方焦距大小相等，符号相反，屈光力的计算公式为：

$$F=\frac{1}{f}=\frac{1}{f'}=F_1+F_2-\frac{t}{n_L}F_1F_2 \qquad \text{（公式6-1-3）}$$

式中：F_1 表示前表面的面屈光力，单位屈光度，符号D。F_2 表示后表面的面屈光力，单位屈光度，符号D。t 为透镜的中心厚度，单位米，符号M。n_L 为透镜的折射率。

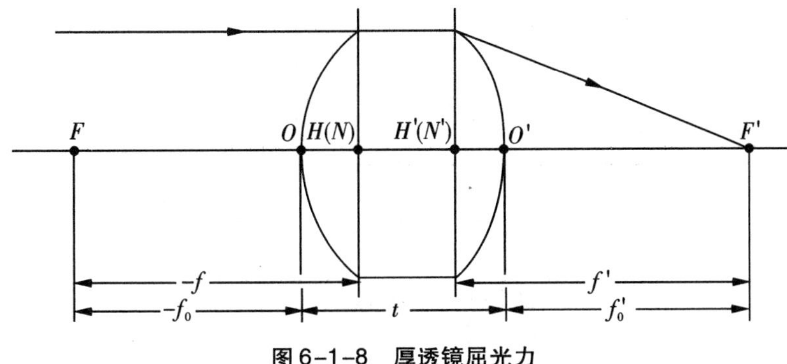

图6-1-8　厚透镜屈光力

【例题6-1-2】 有一双凸透镜，前表面曲率半径为523 mm，后表面曲率半径为95 mm，透镜折射率为1.523，透镜中心厚4 mm，求透镜的屈光力。

【解】

已知：$n_2=1.523$，$n_1=1.000$，$r_1=523$ mm，$r_2=-95$ mm $=-0.095$ m，$d=4$ mm $=0.004$ mm

根据 $F_1=\frac{\mathrm{n}_2-n_1}{r_1}$ 得：

$$F_1=\frac{1.523-1.000}{0.523}=1.00(\mathrm{D})$$

根据 $F_2=\frac{n_1-n_2}{r_2}$ 得：

$$F_2=\frac{1.523-1.000}{-0.095}=+5.51(\mathrm{D})$$

根据 $F=\frac{1}{f}=\frac{1}{\mathrm{f}'}=F_1+F_2\frac{t}{n}F_1F_2$ 得：

$$F=1.00+5.51-\frac{0.004}{1.523}\times1.00\times5.51=+6.49(\mathrm{D})$$

若不考虑厚度时，透镜的屈光力为：

$$F=F_1+F_2=1.0+5.51=+6.51(\mathrm{D})$$

显然实际透镜的屈光力是和透镜厚度有关的。

(二)薄透镜的屈光力

薄透镜指透镜厚度远小于球面的半径的透镜。对于眼镜片通常将负镜片都看作是薄透镜(图6-1-9)。

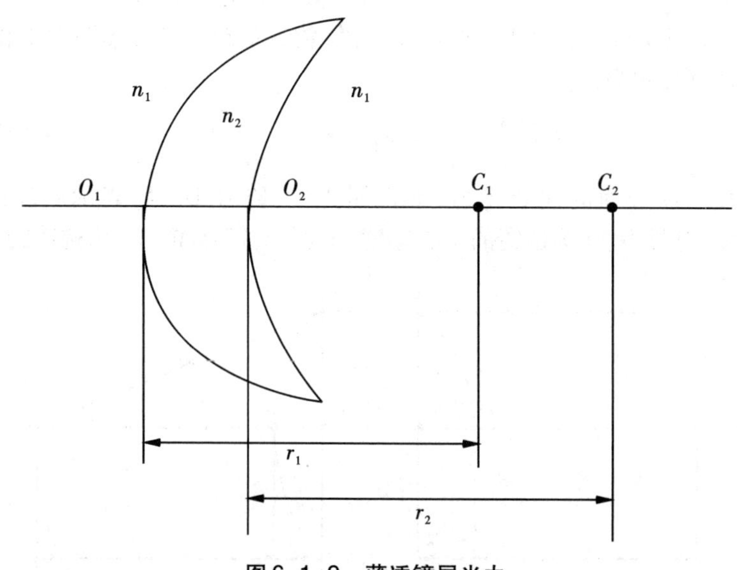

图6-1-9 薄透镜屈光力

折射率为n_2的新月形凸透镜放在折射率为n_1的介质中,透镜的前后表面曲率半径分别为r_1和r_2,则此凸透镜的前、后表面屈光力为F_1和F_2分别为:

$$F_1 = \frac{n_2 - n_1}{r_1} \qquad (公式6-1-4)$$

$$F_2 = \frac{n_1 - n_2}{r_2} \qquad (公式6-1-5)$$

任何一个透镜均由前后两个球面组成,若忽略其厚度将其视为薄透镜,即t趋于零,则薄透镜的屈光力近似等于前后两个球面屈光力的代数和。则薄透镜的屈光力F为:

$$\begin{aligned} F &= F_1 + F_2 \\ &= \frac{n_2 - n_1}{r_1} + \frac{n_1 - n_2}{r_2} \\ &= (n_2 - n_1)\left(\frac{1}{r_1} - \frac{1}{r_2}\right) \end{aligned} \qquad (公式6-1-6)$$

公式6-1-6只适应于薄透镜,不计透镜厚度影响。

当透镜为与空气中,空气的折射率为1,设透镜的折射率为n_L,则透镜的屈光力F为:

$$F = F_1 + F_2 = (n_L - 1)\left(\frac{1}{r_1} - \frac{1}{r_2}\right) \qquad (公式6-1-7)$$

从公式6-1-4中和公式6-1-7中可以看出,表面屈光力和薄透镜屈光力的大小均与截止折射率及表面曲率半径有关。

【例6-1-3】　一个双凸型薄透镜,折射率为1.60,前、厚表面曲率半径分别为12 cm和20 cm,求透镜的屈光力。

【解】

已知:$n=1.60$,$r_1=12$ cm,$r_2=20$ cm$=-0.20$ m

根据 $F=(n_L-1)(\frac{1}{r_1}-\frac{1}{r_2})$ 得:

$$F=(n_L-1)(\frac{1}{r_1}-\frac{1}{r_2})=(1.6-1)(\frac{1}{0.12}-\frac{1}{-0.20})=+8.00(\mathrm{D})$$

【例题6-1-4】　一个新月形凹透镜,折射率为1.50,前后表面曲率半径分别为25 cm和5 cm,求透镜的屈光力

已知:$n=1.50$　$r_1=25$ cm　$r_2=5$ cm$=0.05$ m

【解】　根据 $F=(n_L-1)(\frac{1}{r_1}-\frac{1}{r_2})$ 得:

$$F=(1.50-1)(\frac{1}{0.25}-\frac{1}{0.05})=-8.00(\mathrm{D})$$

知识拓展

一、球面透镜的识别

区分一块球面透镜是正球面透镜还是负球面透镜,在实际工作中可以使用3种简单快捷方法进行识别。

1. 厚薄法　从镜片外形上识别。正球面透镜中央厚,边缘薄;负球面透镜中央薄,周边厚。对于镜片屈光力较大的镜片,可直接观察或用手触摸,比较镜片中央和边缘厚度即可识别。

2. 影像法　通过镜片成像性质进行识别。正球面透镜对物体成像具有放大作用,也是放大镜的原理;负球面透镜对物体成像具有缩小作用。

3. 视觉像移法　在一白纸上画一水平线,手持球面透镜置于眼前,将透镜上下反复移动,并以单眼通过透镜观察所画水平线的像。

正球面透镜:当镜片向上移动,水平线的像向下移动;镜片向下移动,水平线的像向上移动,此视觉像移称为逆动。

负球面透镜:若镜片向上移动,水平线的像向上移动,镜片向下移动,水平线的像向下移动,此视觉像移称为顺动。

二、球面透镜屈光力测量

(一)镜度表测量球面透镜屈光力

镜度表与自动焦度计相比,测量精度虽不如自动焦度计,但因体积小巧,便于携带,因此使用非常方便。

1. 镜度表结构

(1)镜度表结构主要有表盘、指针和触针3部分。表盘上有一圈刻度,表示透镜的面屈光力值,一边标示“+”号,一边标示“-”号分别表示凸面屈光力值和凹面屈光力值。

(2)镜度表的测量原理镜度表测量的是面屈光力,原理是以触针接触镜片表面,通过3根触针不同高度检测镜片表面曲率,一般以折射率为1.523的镜片换算出该面屈光力(图6-1-10)。

如待测镜片的折射率不是1.523则读数需要进行换算后,才能得出真实的面屈光力,如公式6-1-8。

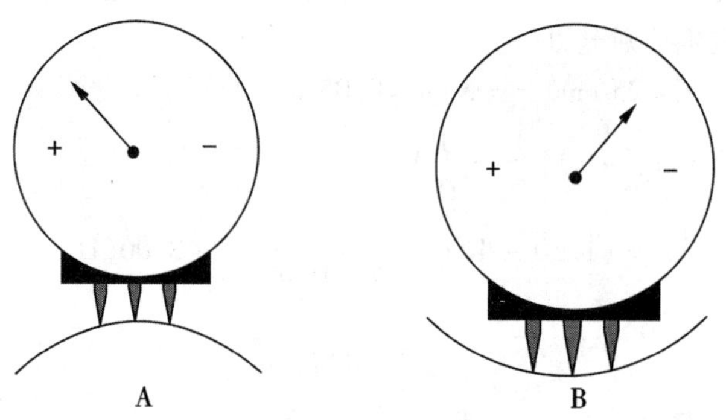

图6-1-10 镜度表测量原理

$$待测镜片顶焦度 = 镜度表读数 \times \frac{n-1}{0.523} \qquad (公式6-1-8)$$

2. 镜度表的测量方法

(1)用平面玻璃校准镜度表,观察指针是否归零,减少测量误差。

(2)用“十”字图像法确定球面透镜光学中心。

(3)在白纸上画一正交“十”字图形,如图6-1-11(a)。

手持球面透镜置于“十”字图形上方且保持透镜与纸面平行,将透镜上下左右移动,并通过透镜观察“十”字图形所成的像。

如镜内“十”字线与镜外“十”字线不重叠,如图6-1-11(b)、图6-1-11(c)、图6-1-11(d)、图6-1-11(e)等情况,则要继续移动镜片直至镜内“十”字线与镜外“十”字线重叠,如图6-1-11(f)所示,此时镜内“十”字交点即为球面透镜光学中心。

(4)用油性笔在镜片的交点位置点出光心。

(5)将镜度表的3个触针置于待测镜片凸面,并保证镜度表中间触针对准已标记的光心,测量镜片凸面屈光力,同法测量镜片凹面屈光力。

(6)将凸面和凹面屈光力相加,即为镜度表读数,代入公式6-1-3,可计算待测镜片的屈光力值。

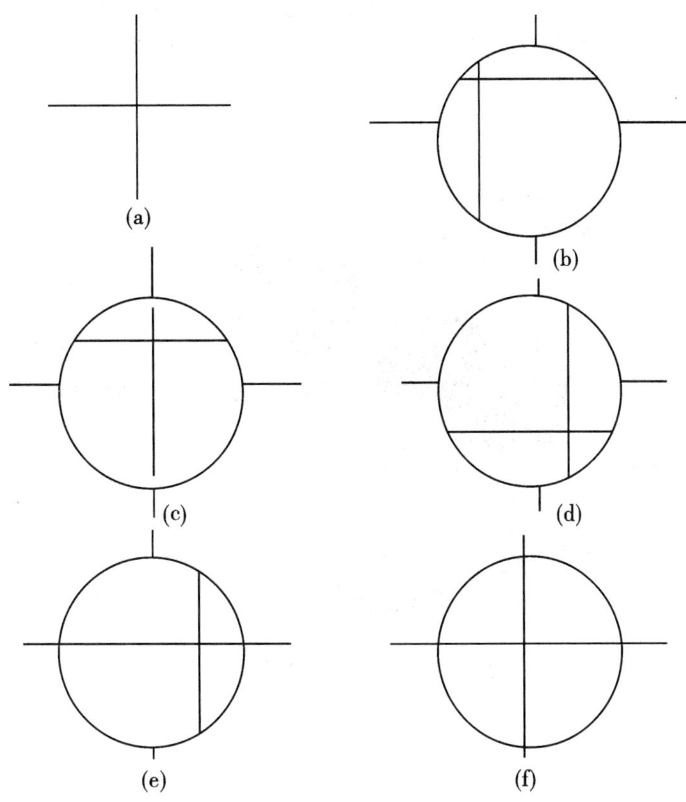

图 6-1-11　镜度表测量方法

【例 6-1-4】　已知一镜片折射率为 1.61,其凸面屈光力为+6.00D,凹面屈光力为-2.00D,问该镜片的屈光力值是多少。

【解】　已知:镜片凸面屈光力为+6.00D,凹面屈光力为-2.00D,$n=1.61$

镜度表读数= +6.00+(-2.00)= +4.00(D)

待测镜片屈光力= $+4.00\times\frac{1.61-1}{0.523}=+4.67(\text{D})$

3. 镜度表测量注意事项

(1)测量时,一定要注意镜度表上 3 支触针和镜片表面保持垂直,双眼视线与镜度表指针保持垂直。

(2)一般测量 3 次,测量值基本相同为准。

(二)手动焦度计测量球面透镜屈光力

1. 手动焦度计结构及工作原理　手动焦度计可以用来测量镜片顶焦度、确定镜片光学中心、散光镜片轴向以及棱镜度的视光设备(图 6-1-12)。

手动焦度计由聚光系统和观察系统组成,聚光系统义称准自系统,观察系统又称望远系统。光源通过滤色镜照明准直分划板,由于准直分划板可以前后移动,故又称为移动分划板,望远系统分划板是固定分划板。在未放置待测镜片的情况下,望远式焦度计的读数在零位时,被照明的移动分划板位于准直系统物镜的焦平面上,此时通过望远系统目镜可以观察到移动分划板清晰成像于固定分划板上。当在准直系统物镜前放置待测镜片后，通过望远系统目镜观察移动分划板像变得模糊，此时转动顶焦度计测量手轮，使移动分划板前后移动直至移动分划板清晰成像干固定分划板上，移动分划板的移动量即为待测镜片顶焦度。

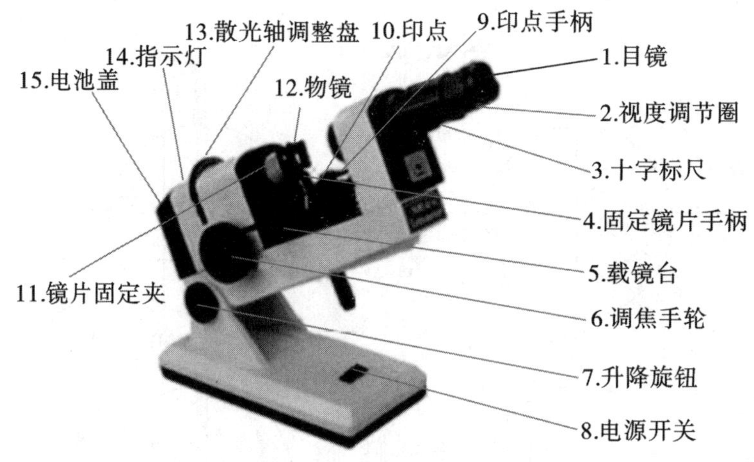

图6-1-12　手动焦度计结构

2. 手动焦度计测定球面透镜顶焦度

(1)调整目镜视度接通电源前，通过手动焦度计目镜观察内部分划板上黑色线条清晰程度，可旋转视度调节圈直至固定分划板黑色线条最清晰，补偿测量者屈光异常程度，使被测量镜片顶焦度误差减小到最小。

(2)接通电源，开启开关，灯泡亮。

(3)校准：载镜台未放置待测镜片时，通过目镜观察绿色十字线，转动手动焦度计测量手轮直至指标最清晰，观察其刻度是否置于零位(图6-1-13)如果是，说明仪器正常，如果不是，说明仪器需要校准零位，可拧松固定调焦手轮的螺丝，将读数对准零位，再拧紧螺丝。

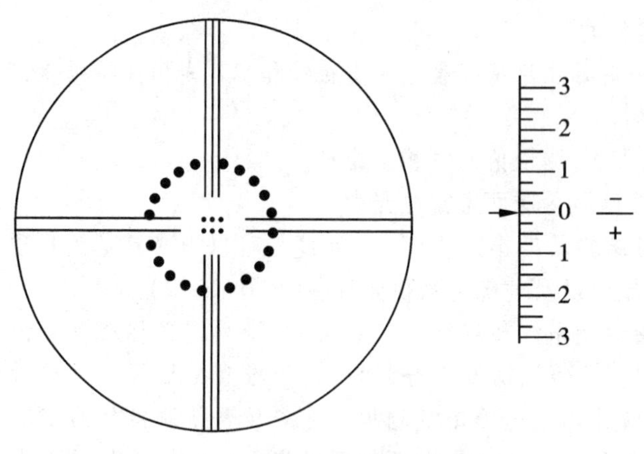

图6-1-13　手动焦度计归零

(4)将待测球镜片凸面面对测量者置于载镜台上,打开固定镜片手柄夹紧镜片图6-1-14。

(5)右手调整载镜台高低并左右移动待测镜片,使待测球镜片光学中心位于目标分划板中心图6-1-15。

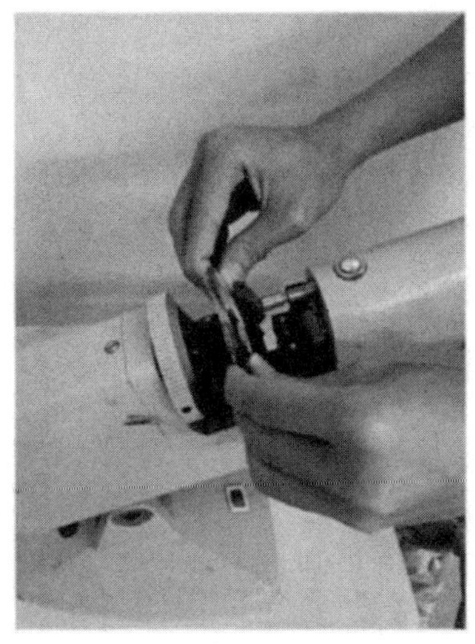

图6-1-14　待测镜片放置位置

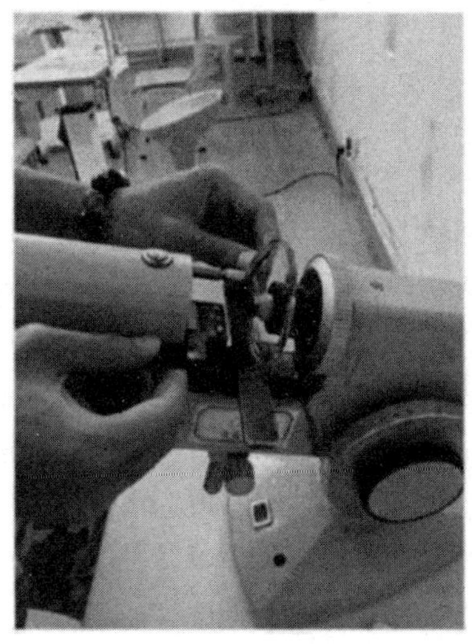

图6-1-15　调整载片台待测镜片测量位置

(6)右手旋转手动焦度计测量手轮(图6-1-16),通过目镜观察直至目标分划板出现最清晰绿色十字线为止,此时测量手轮上箭头所指读数即为待测球镜片球镜度(图6-1-17)。

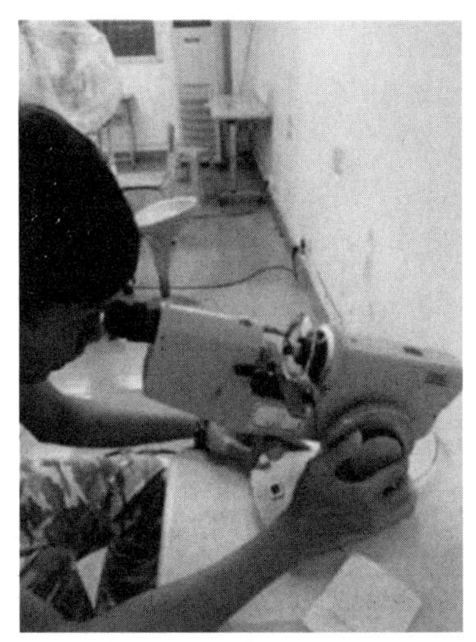

图6-1-16　转动焦度计测量手轮

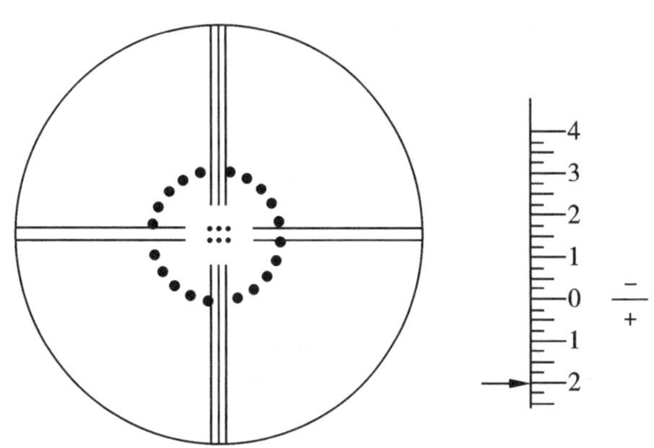

图6-1-17　待测镜片球镜度

3. 手动焦度计的维护与保养

(1)必须熟悉仪器原理、结构、检测方法等方可使用。

(2)使用时不得碰撞,转动部位不能用力过大、过猛。

(3)使用完毕,必须做好清洁工作,并套上防护罩。

(4)仪器的玻璃表面如有灰尘等可用软毛刷轻轻拂去,再用镜头纸轻轻擦净,严禁用手触摸玻璃表面。如有手印污迹,须用脱脂棉蘸以无水酒精或乙醚擦拭干净。

(5)应在干燥、空气流通的环境内工作,防止受潮后光学零件发霉发“雾”。

(6)搬动中应避免强烈振动或撞击,以防光学零件损伤或松动,影响测量精度。

(7)如有损坏或精度降低一般交专业人员修理,不可随意拆卸零件。

(三)中和法测量球面透镜屈光力

中和法是指利用已知度数的球面透镜与未知度数的球面透镜联合,利用球面透镜视觉像移现象,寻找与未知球面透镜屈光力相抵消的已知球面透镜,来测量未知球面透镜屈光力的方法。

具体操作步骤为:①利用像移法判断待测镜片性质。顺动为负球面透镜,逆动为正球面透镜;②根据像移情况选取镜片箱中试镜片,顺动用正镜片中和,逆动用负镜片中和;③通过反复更换试镜片,直至待测镜片与试镜片完全中和,视觉像移现象消失;④中和用试镜片屈光力值与待测镜片屈光力值相等但符号相反;⑤正确写出待测镜片处方。

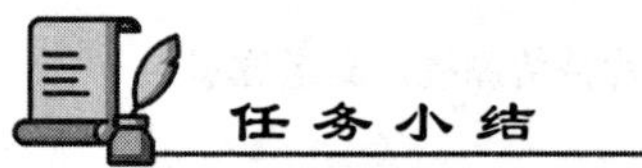

1. 球柱面透镜的结构和分类。
2. 球面透镜的光学性质。
3. 球面透镜的成像规律。
4. 球面透镜的屈光力。

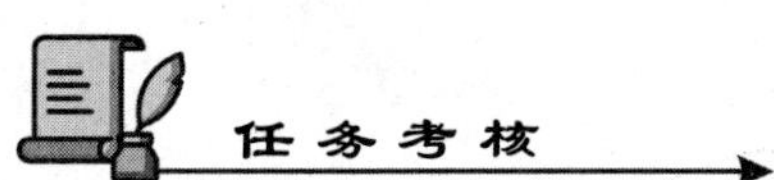

1. 球面透镜有哪些结构?
2. 球面透镜的成像规律有哪些?
3. 球面透镜屈光力如何计算?

任务二 散光透镜

在日常生活中,常有配镜者配镜后不适,如头晕、眼花或视物模糊、视物线条偏移。通过本任务学习散光透镜了解柱面透镜类型、视觉像移。

一、散光透镜的概述

散光透镜主要有柱面透镜、球柱面透镜和环曲面透镜。

（一）柱面透镜

1. 柱面镜　如果散光眼的两条主午线中的一条不需要矫正，可以使用柱面透镜矫正。柱面透镜可以从一透明圆柱体沿轴方向切下而得到。

如图 6-2-1，将一条直线 PQ 绕另一条直线 AA' 平行等距离旋转就可以得到一圆柱体。AA' 为圆柱的轴，两条线之间距为圆柱的曲率半径，与轴垂直的方向有最大的曲率。这样得到一面为平面另一面为柱面的透镜为柱面透镜。

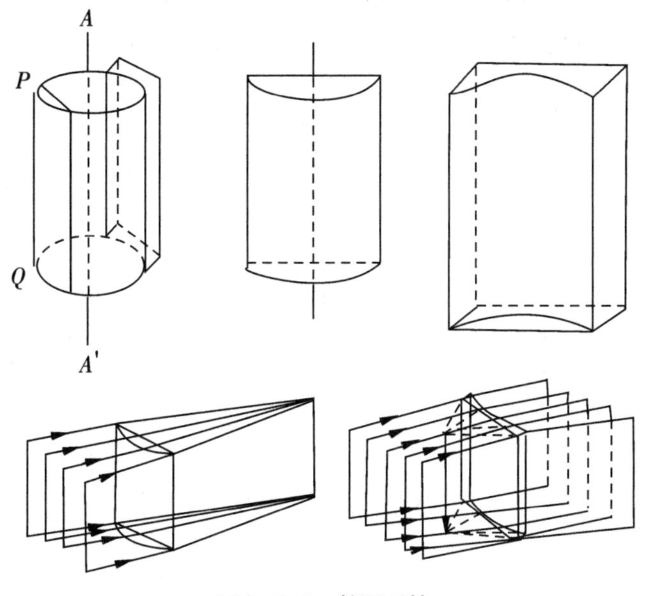

图 6-2-1　柱面透镜

由于柱面透镜在与平行的方向上没有曲率为零（没有弯曲），所以光线通过柱面透镜在这个方向上没有曲折，柱面透镜在与轴垂直的方向上有最大的曲率，所以柱面在通过柱面透镜在这个方向受到最大的屈光力。平行光通过柱面透镜后汇聚到焦点，焦点集成一直线称为焦线，焦线与轴平行。

2. 柱面镜的屈光力　柱面透镜沿轴方向的曲率为零，与轴垂直方向有最大的曲率，该方向的屈光力为柱镜的屈光力。如果柱面最大曲率的半径为 r，透镜的折射率为 n_L，则柱面的屈光力为：

$$F = \frac{n_L - 1}{r} \qquad \text{（公式 6-2-1）}$$

【例 6-2-1】　皇冠玻璃的折射率 $n_L = 1.523$，柱面最大曲率半径为 8 mm，则该柱面的屈光力是什么？

【解】　$F = \dfrac{1.523 - 1}{r} = +65.375\text{D}$

3. 柱面透镜的视觉像移　将一个柱面透镜置于眼前,观察“十”字视标。当透镜沿轴向移动时,由于轴向无曲率,故无视觉像移现象,当透镜沿最大曲率方向移动时,将产生视觉像移。若是正柱镜,像移与视觉方向相反,若是负柱镜,则像移与视觉方向相同。

以柱面透镜的中心为轴进行旋转时,通过透镜可观察到“十”字的两条线在随透镜旋转进行“张开”继而又“合拢”状的移动。这种现象称之为“剪刀运动”。该现象是因为柱面透镜各子午线方向的屈光力不同所致。

(二)球柱面透镜

1. 球柱面透镜　柱面镜只能矫正一个子午线的屈光不正,但多数散光眼是两条子午线都需要矫正。球柱面透镜就可以解决这样的问题。薄透镜总屈光力是前后两面屈光力之和,将柱面镜之平面,磨成球面,就得到了一枚球柱面透镜。

2. 球柱面透镜的屈光力　一个球柱透镜的前表面屈光力为 F_1,后表面屈光力为 F_2,两面之和为球柱面透镜总屈光力 F,即:

$$F = F_1 + F_2 \qquad (公式 6-2-2)$$

【例 6-2-2】　$F_1 = +3.00DS$　$F_2 = -1.00DC \times H$

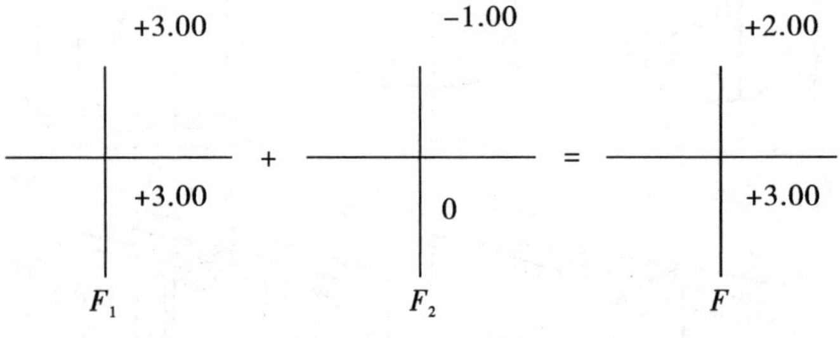

图 6-2-2　十字图法

(三)环曲面透镜

眼睛存在散光,从理论上讲,应佩戴相应度数的柱镜或球柱镜,但是实际生活中,人们配戴这样的镜片会很不舒服,它像差大,不美观,容易碰到睫毛,因此我们采用和球镜一样的方法,将柱镜和球柱镜也制成新月形,磨制的原则是在保证透镜光学效果不变的前提下,在镜片正面加一定度数球镜,在背面再减去同样度数球镜度,像这样新月形的柱镜和球柱镜,我们称之为环曲面透镜,原来的柱面则变成了环曲面。

1. 环曲面　柱面的轴向无曲率,垂轴方向曲率最大。如果给柱面的轴方向上加上不同于垂轴方向的曲率,就得到一个环曲面。“环曲面”一词来自拉丁文“Torus”,指古希腊石柱下的环形石。环曲面有相互垂直的两个主要的曲率半径,形成两个主要的曲线弧。其中曲率小的圆弧称作基弧,基弧的曲率半径以 r_b 表示。曲率大的圆弧称作正交弧,正交弧的曲率半径以 r_c 表示,图 6-2-3 为常见的 3 种环曲面。

其中:

(1)轮胎形环曲面,$cv = r_c, av = r_b$ 。

(2)桶形环曲面,$av = r_c, cv = r_b$ 。

(3)绞盘形环曲面，$av = r_c, cv = r_b$；也有的绞盘形环曲面，$cv = r_c, av = r_b$。

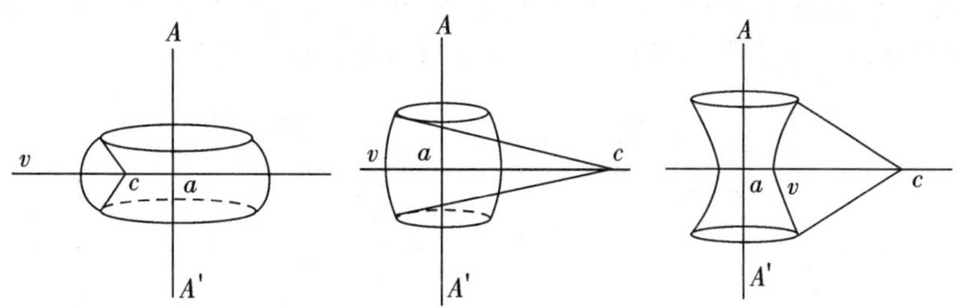

图6-2-3　环曲面

2. 环曲面透镜　透镜的两个表面一面是环曲面，另一面为球面为环曲面透镜。与球柱面透镜相比，环曲面透镜无论在外观上还是在成像质量上都优于球柱面透镜(图6-2-4)。

其中(a)为1个+3.00DC×180°柱面镜，其前表面在垂直方向上有+3.00D，水平方向(轴方向)屈光力为零，后表面是1个平面；(b)是1个环曲面透镜，其前表面水平方向屈光力为+6.00D，垂直方向屈光力为+9.00DS，后表面为-6.00DS的球面，可见两透镜的屈光度数是相同的。

将复曲面制作在外表面称为外复曲面镜片(外散)。

将复曲面制作在内表面称为内复曲面镜片(内散)。

(1)外散镜片的优缺点

优点：加工方便，价格低。

缺点：外观不好看，尤其大散光。

(2)内散镜片的优缺点

优点：外观好看，矫正效果优于外散。

缺点：加工稍微复杂一些，价格稍贵。

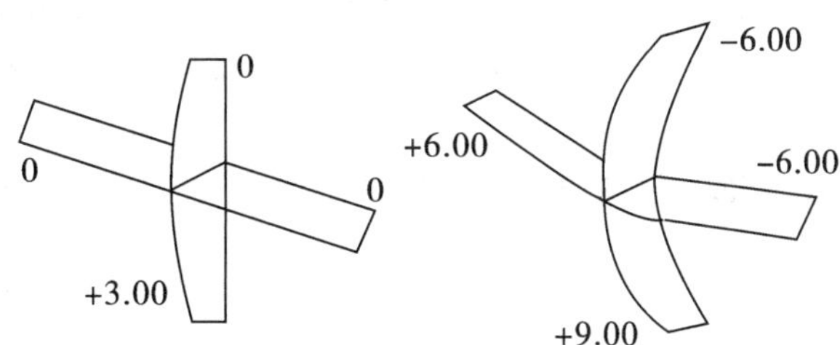

图6-2-4　环曲面透镜示意

二、散光透镜的轴向和表示方法

(一)散光透镜的轴向

1. 标准标记法　现在国际上普遍采用的是标准标记法，又称TABO标记法。目前我国也采用标准标记法。

标准标记法中规定：由水平方向起，从被检查者的左向右逆时针旋转为0°～180°。在这样的规定下，垂直子午线称为90°子午线，水平子午线习惯称为180°子午线，度数符号"°"可以省略，这样可以避免使10°误认为100°（在教材后面中将不会用°）。

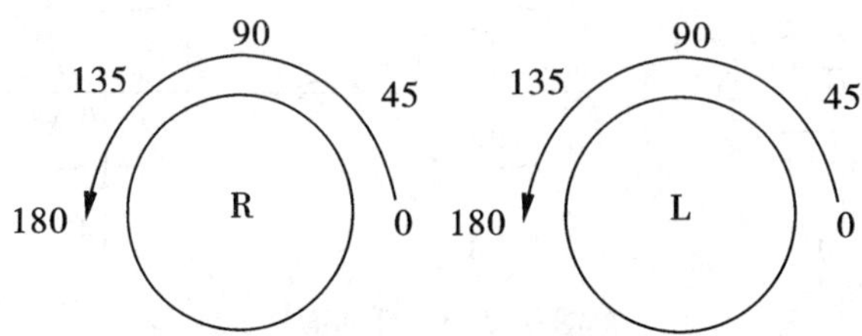

图6-2-5 散光透镜轴向标准标记法

在绝大多数散光眼中，两主子午线互相垂直。这样如果已知一主子午线的轴向，另一主子午线的轴向可由前轴向±90而得到。由于标准标记法中规定散光轴是0～180，所以若加90大于180时应采用减90，所以若轴向小于90，应加90，大于90，则应减90。

2. 鼻侧轴位标记法　以前采用的轴位标记法中主要是鼻侧标记法，即以鼻侧为内，以颞侧为外，两眼均是从内向外旋转180。

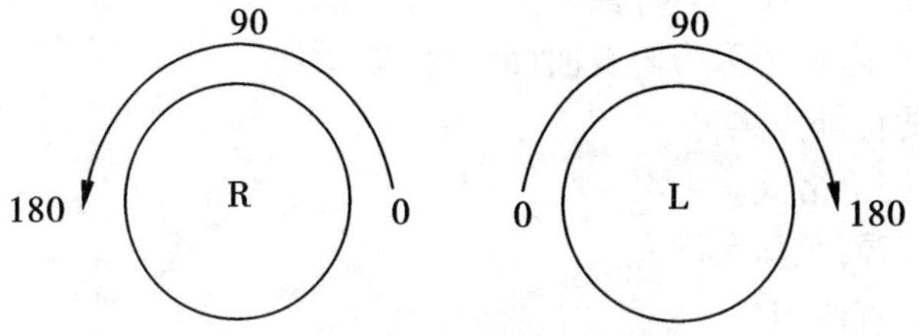

图6-2-6 散光透镜轴向鼻侧标记法

这种表示方法，右眼镜片的轴位表示与标准标记法相同，只是左眼轴位表示与标准标记法不同。鼻侧标记法由于两眼是对称地从内向外旋转，因此，在讨论对称性问题时，还可能利用该标记法。

3. 颞侧轴位标记法　部分机构以前采用的轴位标记法中用颞侧标记法，即以颞侧为0，以颞侧为180。

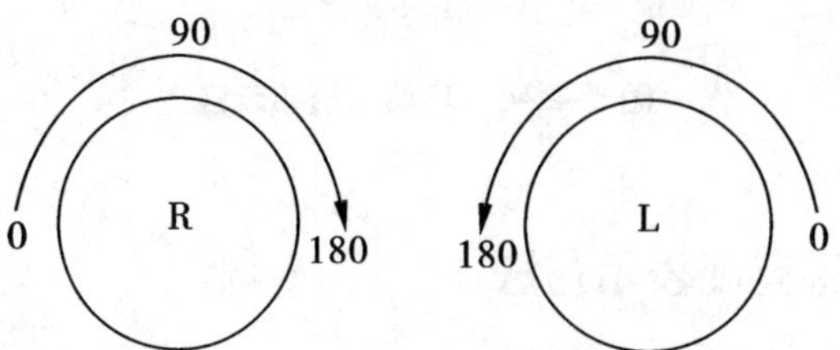

图6-2-7 散光透镜轴向颞侧标记法

这种表示方法，左眼镜片的轴位表示与标准标记法相同，只是右眼轴位表示与标准标记法不同。

(二)散光透镜的表示方法

1. 表示球面加负柱面(图6-2-8):

$$sph - 1.00/cyl - 1.00AX \times 180$$

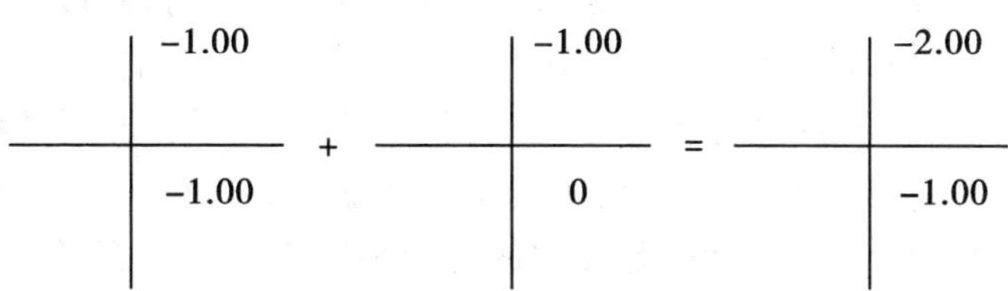

图6-2-8　十字图法

2. 表示球面加正柱面:

$$sph - 2.00/cyl + 1.00AX \times 90$$

3. 表示为柱面加柱面:

$$cyl - 2.00AX \times 180/cyl + 1.00AX \times 90$$

下面举一书写处方的例子:

$sph - 1.00/cyl - 1.00AX \times 180$

-1.00DS/-1.00DC×180

$S - 1.00/C - 1.00 \times 180$

$- 1.00/ - 1.00 \times 180$

$- 1.00 - 1.00 \times 180$,该书写是目前最简单的书写,目前大部分企业都采用此方法书写。

注:①规定一定要保留写出+、-符号。②保留两位小数。③"/"是联合符号。

三、散光透镜的处方转化

散光透镜可以有3种处方表示,由于以上3种处方现在还可以见到,所以要求大家一定要掌握这3种处方的相互转化,要求非常熟练。下面介绍3种处方之间的相互转化。

(一)球+柱←→球+柱

1. 原球镜度与柱镜度的代数和为新球镜　→相加

2. 原柱镜的绝对值不便,只是将符号改为相反,得到新的柱镜　→变号

3. 原柱镜的轴±90变为新柱镜轴(轴位0~180)　→变轴

(二)球+柱←→柱+柱

1. 原球镜为柱镜度,轴为原柱镜轴±90。

2. 原球镜与柱镜的代数和为另一柱镜,轴为原柱镜的轴。

(三)柱+柱←→球+柱

1. 设面柱镜度数分别为 A 、B 。

2. 若选 A 为新的球镜,则 B 减 A 为新的柱镜,轴为 B 的轴。

3. 若选 B 为新的球镜,则 A 减 B 为新的柱镜,轴为 A 的轴。

四、环曲面透镜的片形转化

在散光透镜的制作过程中,常对透镜的基弧有一定的要求,即按照一定的基弧制作镜片。这就是将一已知的散光处方(球柱面形式的一种)转化成所需求的片形,按要求的基弧转换片形的步骤如下:①将原处方中的柱面符号转变为基弧相同的符号;②将转换后处方中的球面减去基弧,其差值为环曲面镜片的球弧值;③基弧为要求的值,轴向与转换后处方中柱面的轴垂直;④转换后处方中的柱面加基弧为正交弧,其轴向与基弧轴向垂直;⑤写出环曲面镜片片形。

书写环曲面透镜的片形时,通常把正面屈光力写在横线上方,背面屈光力写在下方;基弧写在前面,正交弧写在后面。

因此,环曲面透镜可写成:

$$\frac{\text{基弧/正交弧}}{\text{球弧}} \quad \text{或} \quad \frac{\text{球弧}}{\text{基弧/正交弧}}$$

如基弧已知,则:

正交弧=基弧+柱面成分

球弧=球面成分-基弧

若要从环曲面形式转回原球柱形处方,则:

球面=基弧+球弧

柱面=正交弧-基弧(轴与正交弧相同)

【例 6-2-3】 将处方+3.00DS/+1.00DC×90 转换为基弧-6.00DS 的环曲面形式。

【解】

①处方转换,使柱镜部分符号与基弧相同:

+3.00DS/+1.00DC×90　　+4.00DS/-1.00DC×180

②+4.00-(-6.00)=+10.00DS

③-6.00DC×90

④-1.00+(-6.00)=-7.00DC×180

⑤写出环曲面形式:

$$\frac{+10.00\text{DS}}{-6.00\text{DC}\times90/-7.00\text{DC}\times180}$$

有时因需要,会要求以一定的球弧设计环曲面镜片的片形,方法如下:设透镜的球面屈光力 A,柱面屈光力为 D,处方为:A DS/ B DC× θ

①将原处方 A 加减一球面值 C(C 的大小为 $A+C=D$,D 为要求的球弧值);②将另一球面 C 分解为两正交柱面,轴分别为 θ 及 $\theta\pm90$;③将柱面合并;④写出处方。

【例 6-2-4】 将处方+3.00DS/-1.00DC×90 转换为基弧-6.00DS 的环曲面透镜。

【解】

①+3.00DS/-1.00DC×90/-9.00DS/+9.00DS

=-6.00DS/-1.00DC×90/+9.00DS

②=-6.00DS/-1.00DC×90/+9.00DC×90/+9.00DC×180

③=-6.00DS/+8.00DC×90/+9.00DC×180

④$\dfrac{+8.00DC\times180/+9.00DC\times180}{-6.00DS}$

五、散光光束中各参数的计算

焦线长度、最小弥散圆的位置和直径可由图中的几何关系中求得，该图为散光光束的侧视及俯视图。在图 3-2-9 中，透镜到前焦线的距离为 l_1'；透镜到后焦线的距离为 l_2'；透镜到最小弥散圆的距离为 l_c'；h_1 为前焦线长度；h_2 为后焦线长度；透镜直径为 d，I 为 sturm 间距。根据图中关系，焦线长度 h_1、h_2 分别为：

$$h_1 = \frac{d(l_2' - l_1')}{l_2'} = \frac{dI}{l_2'} \qquad \text{（公式 6-2-3）}$$

$$h_2 = \frac{d(l_2' - l_1')}{l_1'} = \frac{dI}{l_1'} \qquad \text{（公式 6-2-4）}$$

即：
$$焦线线长 = \frac{透镜镜直 \times sturm\ 间隔}{另一焦线至透镜的距离}$$

焦线的位置 l_1' 及 l_2' 可根据 $L_1' = L + F_1$ 及 $L_2' = L + F_2$ 求出。

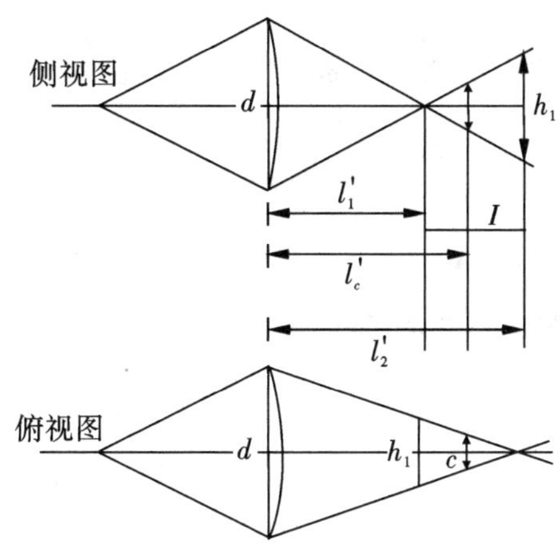

图 6-2-9　散光的俯视图

由此可以看出：

$$\frac{c}{d} = \frac{(l_c' - l_1')}{l_1'} = \frac{l_2' - l_c'}{l_2'} \qquad \text{（公式 6-2-5）}$$

由此可得镜片至最小弥散圆的距离：

$$l_c' = \frac{2l_2'l_1'}{l_1' + l_2'} \qquad \text{（公式 6-2-6）}$$

该距离以屈光度的形式表示为：

$$l_c' = \frac{l_2' + l_1'}{2} \quad \text{（公式 6-2-7）}$$

最小弥散圆的直径 c 为：

$$c = \frac{d(l_2' - l_1')}{l_1' + l_2'} = \frac{dI}{l_1' + l_2'} \quad \text{（公式 6-2-8）}$$

【例 6-2-5】 一散光透镜+5.00DS/+4.00DC×90，直径 40 mm，求透镜前 1 m 的物点发出的光经透镜后所成焦线及最小弥散圆的位置及大小。

【解】 已知 $L = -10.00\text{D}$，$d = 40$ mm，$F_1 = +9.00\text{D}$（轴向 90），$F_2 = +5.00\text{D}$（轴向 180），所以：

$L_1' = L + F_1 = +8.00\text{D} \quad l_1' = +12.5 \text{ cm}$

$L_2' = L + F_2 = +4.00\text{D} \quad l_2' = +25 \text{ cm}$

$l_c' = \dfrac{l_2' + l_1'}{2} = +6.00\text{D}$

$L_c' = 16.67 \text{ cm}$

$I = l_2' - l_1' = +12.5 \text{ cm}$

$h_1 = \dfrac{dI}{l_2'} = \dfrac{40 \times 12.5}{25} = 20 \text{ mm}$ 垂直线

$h_2 = \dfrac{dI}{l_1'} = \dfrac{40 \times 12.5}{12.5} = 40 \text{ mm}$ 水平线

$c = \dfrac{dI}{l_1' + l_2'} = \dfrac{40 \times 12.5}{25 + 12.5} = 13.33 \text{ mm}$ 直径

知识拓展

一、手动焦度计测定散光镜片顶焦度

1. 测量前准备

（1）调整目镜视度：通过手动焦度计目镜观察内部分划板上黑色线条清晰程度，可旋转视度调节圈直至固定分划板黑色线条最清晰，补偿测量者屈光异常程度，使被测量镜片顶焦度误差减小到最小。

（2）接通电源，开启开关，灯泡亮。

（3）载镜台未放置待测散光镜片时，转动手动焦度计测量手轮，使其读数置于零位（图 6-2-10）。

2. 对散光镜片的测量

（1）将待测球镜片凸面面对测量者置于载镜台上，打开固定镜片手柄夹紧镜片（图 6-2-11），右手调整载镜台高低并左右移动待测散光镜片，使待测镜片光学中心位于目标分划板中心（图 6-2-12）。

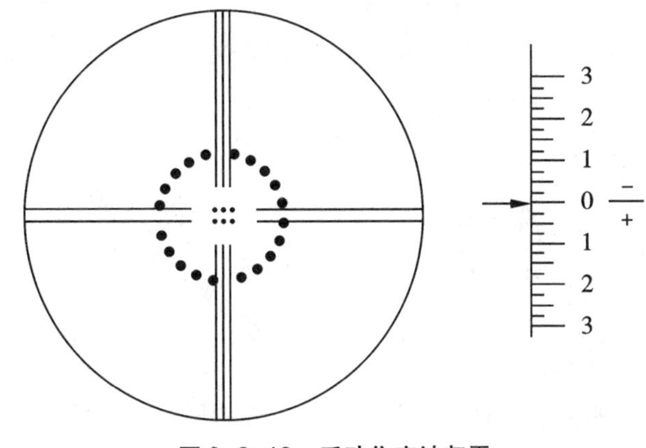

图6-2-10　手动焦度计归零

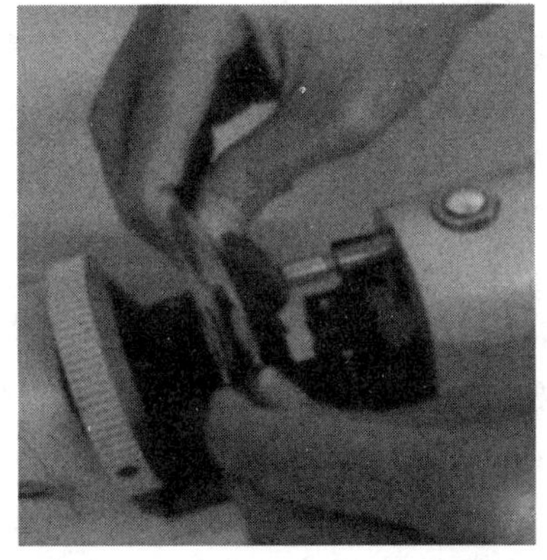

图6-2-11　放置待测镜片并夹紧固定

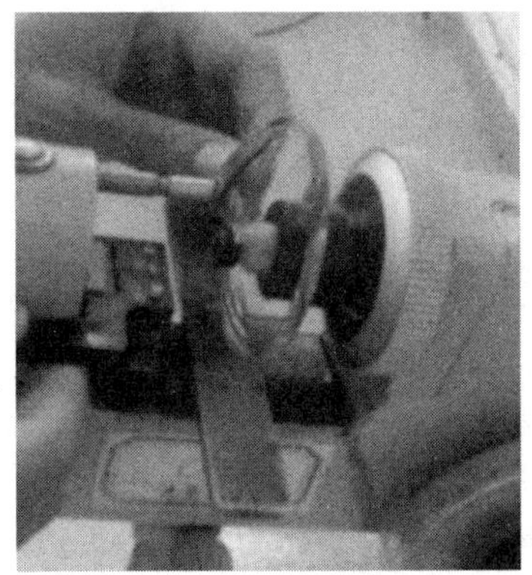

图6-2-12　调整载镜台高低

(2)右手旋转手动焦度计测量手轮(图6-2-13),通过目镜观察目标分划板。

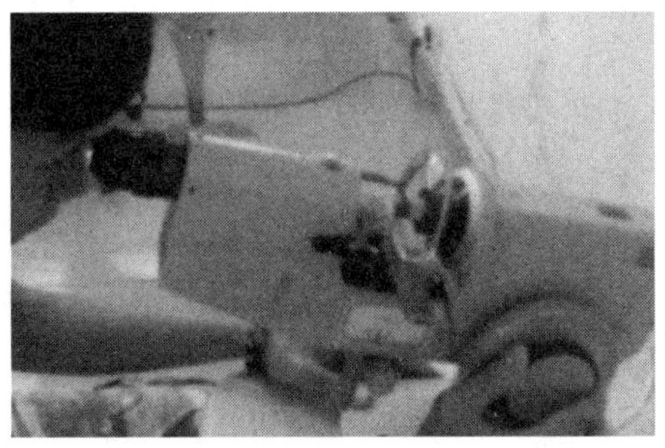

图6-2-13　旋转手动焦度计测量手轮

(3)由于待测镜片为散光镜片,所以顶焦度计所显示光标图像不会同时清晰,只能部分清晰。

转动测量手轮的同时调整轴向转盘,直至光标图像线条出现一方向清晰或一方向筒形光斑最清晰,记录此时焦度(M1,AX1)(图6-2-14A);再次转动测量手轮至与前一清晰方向垂直的光标图像线条或筒形光斑变为最清晰,记录此时焦度(M2,AX2)(图6-2-14B)。

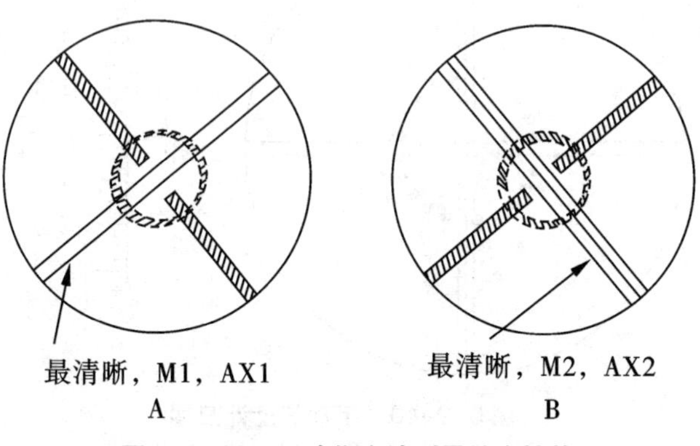

图6-2-14　手动焦度计测量散光镜片

待测镜片的顶焦度为:顶焦度绝对值较小值为镜片球面部分,顶焦度绝对值较大值与较小值之差为柱面部分。镜片散光轴向为顶焦度绝对值较大值所对应清晰光标图像线条或筒形光斑的方向。

例如:顶焦度计测量手轮第1次读数(M1,AX1)为-3.00DC×180,第2次读数(M2,AX2)为-2.00DC×90,则该镜片顶焦度为-2.00DS-1.00DC×180。

二、环曲面透镜的识别

如果想确定一透镜是环曲面透镜还是球镜,或者环曲面透镜是内环曲面透镜还是外环曲面透镜,有以下方法可以识别。

1. 环曲面透镜与球面透镜的区别　球面透镜的前后表面都是球面,所以透镜的边缘厚度一致。环曲面透镜则与球面透镜不同,由于环曲面有两个互相垂直且不同的曲率,这就使得环曲面镜的边缘厚度不同。曲率大的方向边缘厚度薄,相反,曲率小的方向边缘厚度厚。

因此,从边缘观察一透镜,边缘厚度一致则为球面透镜;若边缘厚度不同且在互相垂直的方向上有最厚与最薄的区别,则为环曲面透镜。

2. 内环曲面透镜与外环曲面透镜的区别　因为外环曲面透镜的内表面是球面,所以透镜边缘的内缘是平的。若将外环曲面透镜内面朝下放在一个平面上,会与平面平稳接触,没有晃动。相反,内环曲面透镜的内表面是环曲面,各方向的曲率不同造成了透镜边缘的内缘波浪式的不平。因此将内环曲面透境内面朝下放在平面上,由于透镜的基弧与正交弧不能同时接触平面,所以放置不稳,出现晃动。

换言之,若透镜的边缘厚度不同,则为环曲面透镜;若将透镜内面朝下放置在平面上时,平稳且无晃动为外环曲面透镜。若不平稳,用手轻拍透镜时会有晃动,则为内环曲面透镜。

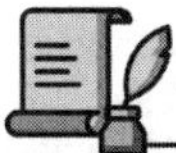

任务小结

1. 散光透镜的分类。
2. 散光透镜的轴向标示。
3. 各种处方之间的相互转化。
4. 环曲面透镜的片形转化。
5. 内散镜片以及外散镜片的特点。

任务考核

1. 比较内散镜片与外散镜片的优缺点。

2. 一散光透镜+6.00DS+3.00DC×180，直径 65 mm，求透镜前 1 m 的物点发出的光经透镜后所成焦线及最小弥散圆的位置及大小。

3. 写出下列处方的其他形式。

(1)+1.00DS-1.00DC×180

(2)-3.50DC×180-1.25DC×90

(3)-2.75DS+1.00DC×50

(4)+1.50DS-1.75DC×70

(5)-1.50DC×60/+1.25DC×120

(6)-1.75DS-1.00DC×120

（周清华　王海营）

项目七

斜交柱镜的叠加

【项目简介】

在前面的项目中,我们重点介绍了柱镜叠加时轴向是相同和或者柱向是垂直的。但实际中工作中,比如在试戴过程中,轴镜的位置发生移动或者眼镜戴一段时间后出现变形时,患者会感觉到不清晰或者出现头晕、恶心等症状。出现这种现象的原因是什么,通过本项目的学习发现是由于柱镜叠加后,综合效果发生了变化所致。

【项目分析】

柱镜中间方向屈光力的变化,学生能够理解球镜与柱镜之间的区别;两个柱镜即使轴向不同,也可以组合在一起;散光在加工过程中,如果出现轴向偏差时带来的视觉变化或者眼镜变形后带来的视觉差异等。

【项目实施】

列举常见的柱镜叠加后的光学效果,激发学生学习兴趣,强化柱镜不同轴位叠加后的综合效果,通过叠加后度数的变化解释工作中常见的现象,通过正常散光眼镜到变形后的视觉变化来帮助学生更好的理解残余散光。

我们在加工眼镜的时候,尤其是散光度数较大时,轴位出现较小的偏差,仍然感觉到不舒适,造成不舒适的原因是什么?

任务一　柱面透镜中间方向的屈光力

球面透镜各个方向的曲率一致,因此各个方向的度数是相同的;而柱镜各个方向曲率不一致,单纯的柱镜轴的方向没有曲率,与其垂直方向有最大的曲率,那么其他方向的曲率是如何变化的呢?

一、单纯柱面透镜斜向上的镜度

如图 7-1-1，圆柱表面的各条子午线，可以看出，只有与轴垂直方向的弧为圆弧，其他表面子午线均为椭圆弧，这些椭圆弧的曲率从轴子午线向镜度子午线逐渐增大，因而可以认为这些斜子午线上是有镜度的，而且斜向镜度的大小，随着这些椭圆弧曲率的不同而不同，下面来计算一下斜向镜度的大小。

如图 7-1-2，为镜度为 F，轴在 180° 的柱面透镜，EE' 为其屈光力最大的一条圆弧，HH' 是一条斜向子午线（椭圆弧）。HH' 与轴向的夹角为 θ。

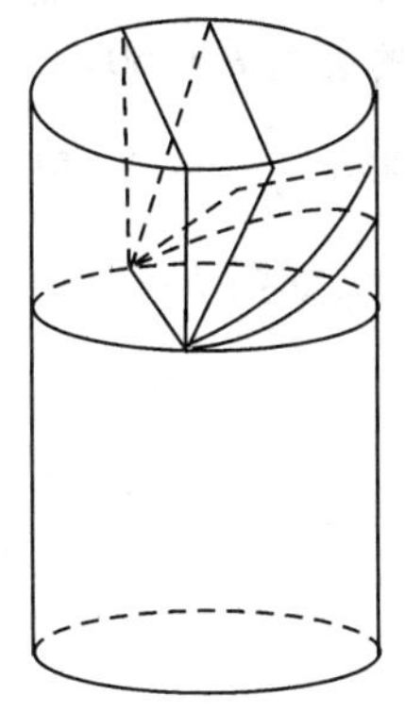

图 7-1-1　圆柱表面

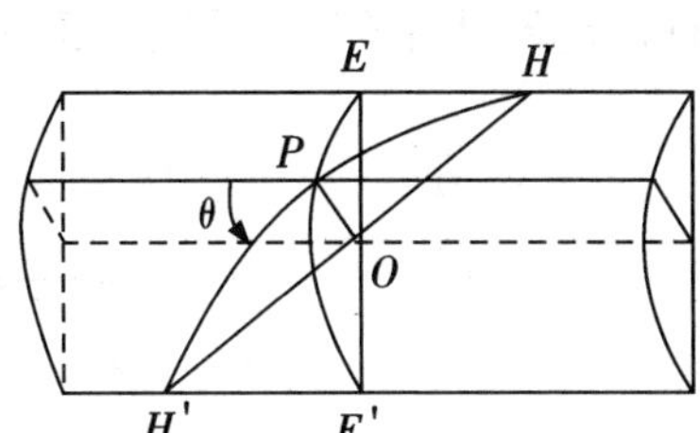

图 7-1-2　圆柱侧面

假设 HH' 与 EE' 距离很近，因此，可将 HH' 也看作圆弧，同时 HH' 和 EE' 弧有共同的垂度。

根据垂度的近似公式：$s = \frac{y^2 F}{2(n-1)}$（y 以米为单位）及 $F = \frac{n-1}{r}$

得：$s = \frac{y^2}{2r}$

对于 EE' 弧：$y = OE$，r 为圆柱体半径 r，则 $s = \frac{OE^2}{2r}$；

对于 HH' 弧：$y = OH$，r 为 HH' 弧的弯曲半径 r_θ，则 $S = \frac{OH^2}{r_\theta}$

所以：$\frac{OE^2}{2r} = \frac{OH^2}{r_\theta}$

即 $\frac{r}{r_\theta} = (\frac{OE}{OH})^2$

由图可得：$\sin\theta = \frac{OE}{OH}$，故 $\frac{r}{r_\theta} = \sin^2\theta$

即 $\frac{1}{r_\theta} = \frac{1}{r}\sin^2\theta$

再由 $F = \frac{n-1}{r}$，$F_\theta = \frac{n-1}{r_\theta}$

得:

$$F_\theta = F\sin^2\theta \qquad \text{(公式 7-1-1)}$$

式中 F 为柱镜的镜度，F_θ 为与柱镜轴成 θ 角的斜向镜度。这样，根据上述公式，只要知道圆柱透镜的镜度和 θ 角，很容易求出斜向子午线的镜度。

【例 7-1-1】 一个+3.00DC 的圆柱透镜，试计算与轴的夹角呈 30°的子午线上的镜度。

【解】 $F_\theta = F\sin^2\theta = (\frac{1}{2})^2 \times 3 = +0.75D$

【例 7-1-2】 一个-3.00DC×90 的柱镜，30°方向上的子午线的镜度是多少？

【解】 轴在 90°方向，30°方向上的子午线与轴得的夹角 $\theta = 60$。

$$F_\theta = F\sin^2\theta = -3.00 \times \sin^2 60 = -3.00 \times \frac{3}{4} = -2.25D$$

关于圆柱透镜各斜向子午线的镜度还可以作图表示，如图 7-1-3。

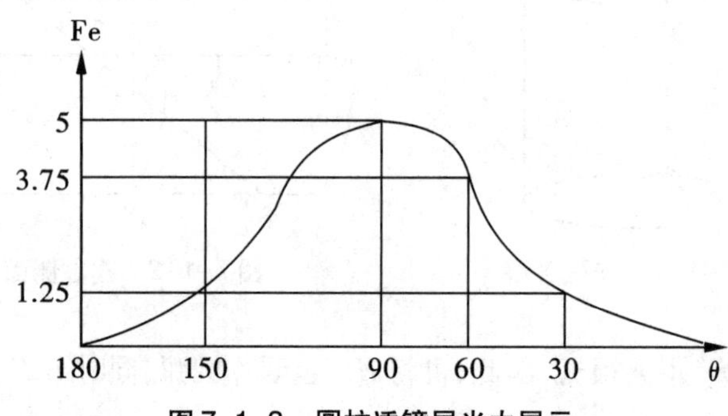

图 7-1-3 圆柱透镜屈光力展示

二、环曲面透镜中间方向的屈光力计算公式

由环曲面镜片可以看作为球镜片和单纯柱镜片的组合或者两片单纯的柱镜组合，我们知道球镜各方向的屈光力都相等，所以环曲面镜片的计算公式为：

$$F_\theta = C\sin^2\theta + S \quad \text{(从弱主经线到强主经线开始测量是 }\theta\text{ 角)}$$

(公式 7-1-2)

$$F_\theta = C\cos^2\theta + S \text{(从强主经线到弱主经线开始测量是 }\theta\text{ 角)(公式 7-1-3)}$$

对于任意轴的夹角，如果设原轴为 β，其 θ 方向的屈光力为：

$$F_\theta = C\cos^2(\theta - \beta) + S \qquad \text{(公式 7-1-4)}$$

【例 7-1-3】 求 -3.00×180 镜片 30°方向的屈光力为多少？

【解】 $F_\theta = C\sin^2\theta = -3.00D \times \sin^2 30 = -0.75D$

【例 7-1-4】 求 $-3.00 -2.00 \times 90$，在 30°和 60°方向的屈光力。

【解】

(1) 30°方向上的子午线与轴得的夹角 $\theta = 60$

$F_\theta = C\sin^2\theta + S = -3.00D + (-2.00D) \times \sin^2 60 = -4.50D$

(2) 60°方向上的子午线与轴得的夹角 $\theta = 30$

$F_{\theta} = C\sin^2\theta + S = -3.00\text{D} + (-2.00\text{D}) \times \sin^2 30 = -3.50\text{D}$

三、斜交柱镜的叠加

(一)公式法

将两个柱镜片 $C_1 \times a_1$ 和 $C_2 \times a_2$,合成1枚新的镜片,新镜片由球部 S,和柱镜部 C 与轴 a 组成即 $S c \times a$,在讨论镜片叠加前要利用一下矢量知识(图7-1-4):

矢量 $K_1 = (K_1\cos a_1, K_2\sin a_1)$、$K_2 = (K_2\cos a_2, K_2\sin a_2)$

设 $K = K_1 + K_2 = (K\cos a + K\sin a)$

即 $K\cos a = K_1\cos a_1 + K_2\cos a_2$　　$K\sin a = K_1\sin a_1 + K_2\sin a_2$

$$\tan a = \frac{K_1\sin a_1 + K_2\sin a_2}{K_1\cos a_1 + K_2\cos a_2}$$

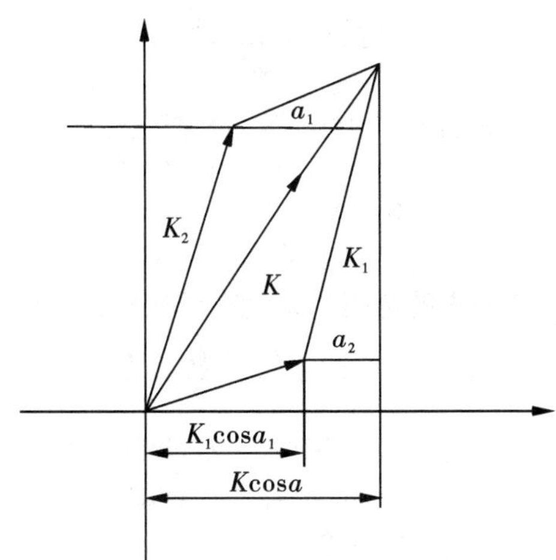

图7-1-4 柱镜叠加矢量图

两个柱镜中间方向屈光力的表示为:

$$F_{1(\theta)} = C_1\sin^2(\theta - a_1) = \frac{C_1}{2} - \frac{C_1}{2}\cos 2(\theta - a_1)$$

$$F_{2(\theta)} = C_2\sin^2(\theta - a_2) = \frac{C_2}{2} - \frac{C_2}{2}\cos 2(\theta - a_2)$$

两枚柱镜片叠加为一枚新的镜片为:

$$F_\theta = F_{1(\theta)} + F_{2(\theta)}$$

$$= \frac{C_1}{2} - \frac{C_1}{2}\cos 2(\theta - a_1) + \frac{C_2}{2} - \frac{C_2}{2}\cos 2(\theta - a_2)$$

$$= \frac{C_1}{2} + \frac{C_2}{2} - \frac{1}{2}[C_1\cos 2(\theta - a_1) + C_2\cos 2(\theta - a_2)]$$

根据两角和公式:

$$= \frac{C_1}{2} + \frac{C_2}{2} - \frac{1}{2}[\cos 2\theta (C_1 \cos 2a_1 + C_2 \cos 2a_2) + \sin 2\theta (C_1 \sin 2a_1 + C_2 \sin 2a_2)]$$

从前面的矢量关系可以看出,其中:

$C\cos 2a = C_1 \cos 2a_1 + C_2 \cos 2a_2$

$C\sin 2a = C_1 \sin 2a_1 + C_2 \sin 2a_2$

将上式代回公式中:

$$= \frac{C_1}{2} + \frac{C_2}{2} - \frac{1}{2}(C\cos 2\theta \cos 2a + C\sin 2\theta \sin 2a)$$

$$= \frac{C_1}{2} + \frac{C_2}{2} - \frac{C}{2}\cos 2(\theta - a)$$

$$F_\theta = -\frac{C_1 + C_2 - C}{2} + C\sin^2(\theta - a)$$

$F_\theta = S + C\sin^2(\theta - a)$,故叠加后镜片可以表示为 $F_\theta = S + C\sin^2(\theta - a)$

其中

$$S = \frac{C_1 + C_2 - C}{2} \quad (公式 7-1-5)$$

$$\tan 2a = \frac{C_1 \sin 2a_1 + C_2 \sin 2a_2}{C_1 \cos 2a_1 + C_2 \cos 2a_2} \quad (公式 7-1-6)$$

$$C = \frac{C_1 \sin 2a_1 + C_2 \sin 2a_2}{\sin 2a} \quad (公式 7-1-7)$$

上述公式为叠加公式,若原来的透镜本来就有球镜部分的话,叠加后的公式为:

$$S = S_1 + S_2 + \frac{C_1 + C_2 - C}{2} \quad (公式 7-1-8)$$

$$\tan 2a = \frac{C_1 \sin 2a_1 + C_2 \sin 2a_2}{C_1 \cos 2a_1 + C_2 \cos 2a_2} \quad (公式 7-1-9)$$

$$C = \frac{C_1 \sin 2a_1 + C_2 \sin 2a_2}{\sin 2a} \quad (公式 7-1-10)$$

若多枚镜片叠加的方法一样的,直接按照矢量的叠加就可以了。

$$S = \sum_{i=1}^{n} S_i + \frac{\sum_{i=1}^{n} C_i - C}{2} \quad (公式 7-1-11)$$

$$\tan 2a = \frac{\sum_{i=1}^{n} C_i \sin 2a_i}{\sum_{i=1}^{n} C_i \cos 2a_i} \quad (公式 7-1-12)$$

$$C = \frac{\sum_{i=1}^{n} C_i \sin 2a_i}{\sin 2a} \quad (公式 7-1-13)$$

【例 7-1-5】 -1.00DC×30 与-1.00DC×45 叠加后的透镜为多少?

【解】 $\tan 2a = \dfrac{C_1 \sin 2a_1 + C_2 \sin 2a_2}{C_1 \cos 2a_1 + C_2 \cos 2a_2}$

$$\tan 2a=\frac{(-1.00)\times\sin 60+(-1.00)\times\sin 90}{(-1.00)\times\cos 60+(-1.00)\times\cos 90}$$

$\tan 2a=3.73$ 通过计算可以得到 $2a=75\quad a=37.5$

$$C=\frac{C_1\sin 2a_1+C_2\sin 2a_2}{\sin 2a}$$

$$C=\frac{(-1.00)\sin 60+(-1.00)\sin 90}{\sin 75}$$

$C=-1.93$

$$S=\frac{C_1+C_2-C}{2}$$

$$S=\frac{(-1.00)+(-1.00)-(-1.93)}{2}$$

$S=-0.035$

叠加后的透镜-0.035DS-1.93DC×37.5

【例 7-1-6】 +1.00DC×30 和+2.00DC×60 叠加后的度数为多少?

【解】 $\tan 2a=\dfrac{(+1.00)\times\sin 60+(+2.00)\times\sin 120}{(+1.00)\times\cos 60+(+2.00)\times\cos 120}$

$\tan 2a=-5.2$

$2a=280$ 或 100,即可以得到 $\alpha=140$ 或 $\alpha=50$

a 的解任意取 1 个,最终的结果是一样的,只是符号相反,选 $\alpha=50$ 则:

$$C=\frac{(+1.00)\sin 60+(+2.00)\sin 120}{\sin 100}$$

$C=+2.64$

$$S=\frac{+1.00+2.00+2.64}{2}$$

$S=+2.82$

即结果为+2.82DS-2.64DC×140

a 的解任意取 1 个,最终的结果是一样的,只是一个是正散处方,一个是负散处方。

(二)斜交柱镜的矢量法

矢量是有大小,有方向的量,散光透镜 $S\ C\times\theta$,若不考虑球面 S 值,其柱面 C 可以矢量的形式表示,其大小为 C 的量值,方向为轴向 θ 的两倍,在进行矢量叠加的时候,为了避免符号混淆,将各镜片符号统一为“负”值,即进行“负”的矢量叠加。

【例 7-1-7】 在坐标上表示出镜片-1.00DC×30 的矢量?

【解】 该矢量长度单位为 1,偏角为 60°。

方法:①先规定矢量的单位长度。②根据柱镜 C 的大小以及偏向角 2θ 在坐标上分别作出各自的矢量。③进行矢量叠加。④叠加后矢量终点与原点连线的长度为叠加后柱镜的量值,与横轴偏角 1/2 为柱镜的轴向。⑤球镜值可以利用公式 $S=S_1+S_2+\dfrac{C_1+C_2-C}{2}$ 求得。

矢量确定图见图 7-1-5。

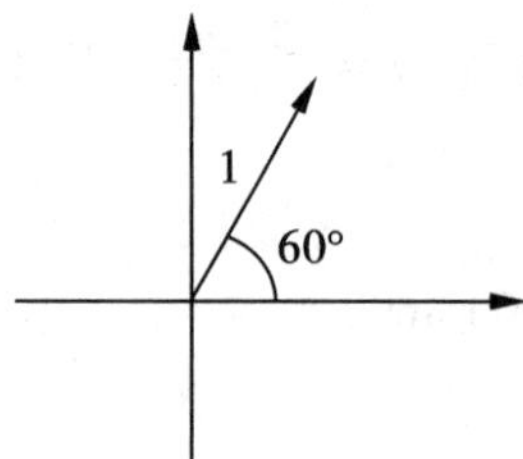

图 7-1-5 矢量确定图

【例 7-1-8】 用矢量叠加下列镜片-1.00DC×15 与镜片-1.50DC×30。

【解】 C_1 是长度单位为 1，偏角为 15 × 2 = 30 的矢量。

C_2 是长度单位为 1.5，偏角为 30 × 2 = 60 的矢量。

$\vec{C} = \vec{C_1} + \vec{C_2}$，其长度量得为 2.4，轴向为 $\frac{48}{2} = 24$

所以叠加后的柱镜为-2.40DC×24，其球镜的计算公式为：

$$S = \frac{-1.00 + (-1.50) - (-2.40)}{2}$$

$$S = -0.05$$

叠加后为 $-0.05 - 2.40 \times 24$。

矢量确定图见图 7-1-6。

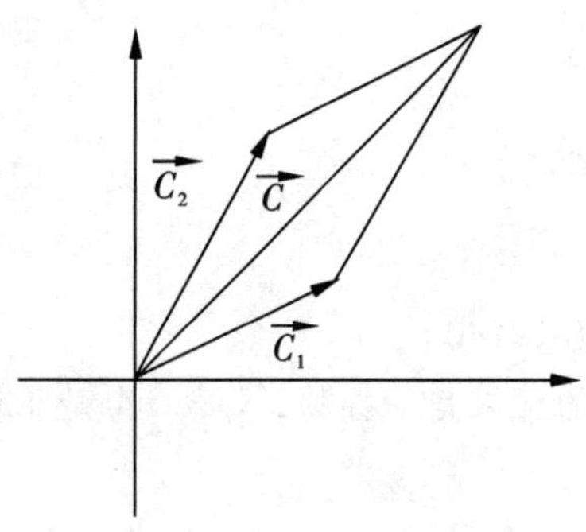

图 7-1-6 矢量确定图

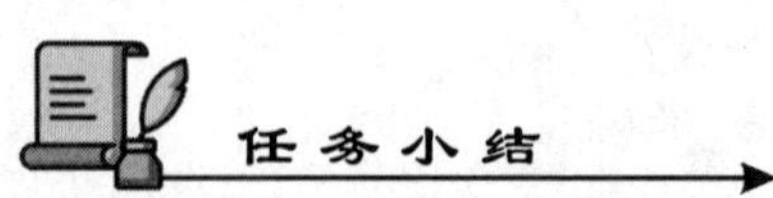

1. 从弱主经线到强主经线开始测量是 θ 角：则公式为 $F_\theta = C\sin^2\theta + S$，从强主经线到弱主经线开始测量是角 θ：则公式为 $F_\theta = C\cos^2\theta + S$。

2. 斜交柱镜的叠加公式的推导和应用。

3. 斜交柱镜的矢量作图法。

任务考核

1. -1.50DS-2.50DC×90 在 30°方向的屈光力是多少?

2. -1.50DS+2.50DC×90 在 60°方向的屈光力是多少?

3. -1.50DC×60-2.00DC×30 组合后的屈光力是多少? 分别用公式和作图法求解。

任务二　残余散光

一高度散光患者的眼镜不小心被挤压后,通过调整后,患者主诉视物不清楚,并且有重影,为什么? 通过本任务的学习解释该问题。

一、残余屈光不正

在矫正屈光不正时,由于各种不一定情况,部分患者进行不完全矫正,如-3.00DS 近视眼患者,戴上-2.00DS 的球镜,还有-1.00DS 未矫正,部分未矫正的值称为残余屈光不正。

二、残余散光

对于散光眼来说,由于各种情况没有进行完全矫正,剩余的散光称为残余散光。若完全矫正值与实际戴上眼镜的柱镜的轴向相同或垂直,仍可利用简单公式求出,如果柱镜的轴是斜交的话,不可以利用公式解决。

(一)公式法

可以利用斜交柱镜叠加的方法导出斜轴残余散光公式:

设完全矫正值 F_θ 表示为　$S_1 \quad C_1 \sin^2(\theta - a_1)$

实际戴镜值 $F_{1(\theta)}$ 表示为　$S_2 \quad C_2 \sin^2(\theta - a_2)$

残余散光 $F_{2(\theta)}$ 表示为　$S \quad C \sin^2(\theta - a)$

利用斜交公式可得残余散光公式:

$$S = S_1 - S_2 + \frac{C_1 - C_2 - C}{2} \quad \text{(公式 7-2-1)}$$

$$\tan 2a = \frac{C_1 \sin 2a_1 - C_2 \sin 2a_2}{C_1 \cos 2a_1 - C_2 \cos 2a_2} \quad \text{(公式 7-2-2)}$$

$$C = \frac{C_1 \sin 2a_1 - C_2 \sin 2a_2}{\sin 2a} \quad \text{(公式 7-2-3)}$$

【例 7-2-1】 求完全矫正值为-1.00DC×180 的人戴上-1.00DC×170 眼镜时的残余散光为多少?

【解】

$$\tan 2a = \frac{C_1 \sin 2a_1 - C_2 \sin 2a_2}{C_1 \cos 2a_1 - C_2 \cos 2a_2}$$

$$\tan 2a = \frac{-1.00 \times \sin 360 - (-1.00) \sin 340}{-1.00 \times \cos 360 - (-1.00) \cos 340}$$

$$\tan 2a = 5.67$$

$$2a = 80$$

$$a = 40$$

$$C = \frac{C_1 \sin 2a_1 - C_2 \sin 2a_2}{\sin 2a}$$

$$C = \frac{(-1.00) \times \sin 360 - (-1.00) \sin 340}{\sin 80}$$

$$C = -0.35$$

$$S = \frac{C_1 - C_2 - C}{2}$$

$$S = \frac{-1.00 - (-1.00) - (0.35)}{2}$$

$$S = +0.18$$

残余散光为 +0.18DS-0.35DC×40。

【例 7-2-2】 一患者完成矫正的度数-2.00DC×90,加工师加工眼镜时出现失误,实则眼镜度数为-2.00DC×100,戴上该眼镜残余度数是多少?

【解】

$$\tan 2a = \frac{C_1 \sin 2a_1 - C_2 \sin 2a_2}{C_1 \cos 2a_1 - C_2 \cos 2a_2}$$

$$\tan 2a = \frac{-1.00 \times \sin 180 - (-1.00) \sin 200}{-1.00 \times \cos 180 - (-1.00) \cos 200}$$

$$\tan 2a = 5.67$$

$$2a = 80$$

$$a = 40$$

$$C = \frac{C_1 \sin 2a_1 - C_2 \sin 2a_2}{\sin 2a}$$

$$C = \frac{(-1.00) \times \sin 360 - (-1.00) \sin 340}{\sin 80}$$

$$C = -0.35$$

$$S = \frac{C_1 - C_2 - C}{2}$$

$$S = \frac{-1.00 - (-1.00) - (0.35)}{2}$$

$S=+0.18$

残余散光为 +0.18DS−0.35DC×40。

（二）矢量法

利用矢量法求上述例题。

【解】 在坐标系中标出完全矫正值为−1.00DC×180 的散光 $\overrightarrow{C_f}$：长度为 1，偏角为 360，实际戴镜值为−1.00DC×170 的散光 $\vec{C}$ 为：长度为 1，偏角为 340，并标出 $-\vec{C}$ 矢量，作矢量减法得到残余散光的矢量为 $\overrightarrow{C_r}$，1 量出它的长度为 0.35，偏角为 80，所以轴为 40。利用公式计算：

$$S=\frac{C_1-C_2-C}{2}$$

$$S=\frac{-1.00-(-1.00)-(0.35)}{2}$$

$S=+0.18$

残余散光为 +0.18DS−0.35DC×40（图 7−2−1）。

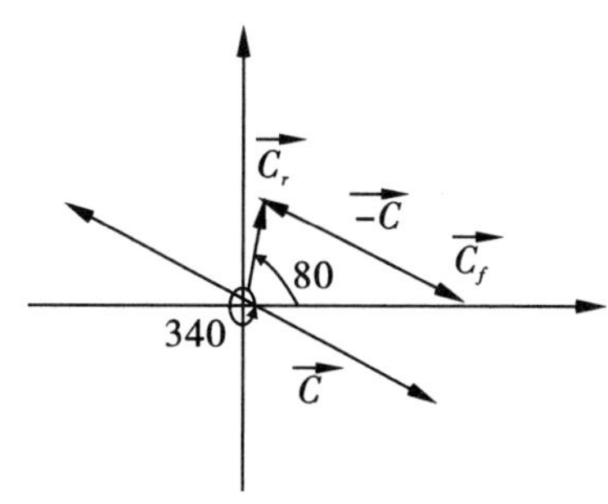

图 7−2−1　残余散光

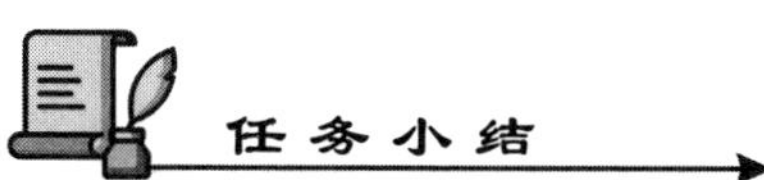

1. 对于散光眼来说，由于各种情况没有进行完全矫正，剩余的散光称为残余散光。若完全矫正值与实际戴上眼镜的柱镜的轴向相同或垂直，可以利用公式求出，如果柱镜的轴是斜交的话，可以利用公式解决。

2. 残余散光的计算公式。

3. 残余散光的矢量作图法。

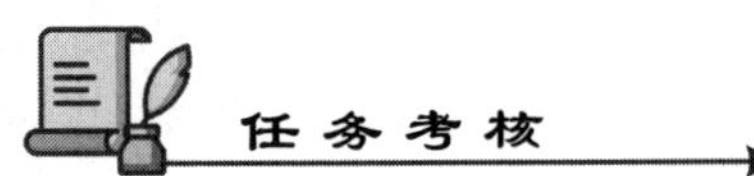

1. 求-2.00DC×180 镜片 30 方向的屈光力为多少?

2. 在加工一副散光眼镜时-1.00DC×90,加工时患者的轴向加工成 100,求散光的残余散光。

3. 求-1.25DC×90 和-1.00DC×60 的镜片叠加后的效果。

4. 求+1.75DC×160 和-1.00DC×60 的镜片叠加后的效果。

(王海营　刘　意)

项目八

交叉柱镜

【项目简介】

在实际验光工作过程中，我们经常用到一个特殊工具——交叉柱镜。本项目内容围绕“交叉柱镜”这一核心，从定义、结构、光学特性等形成对交叉柱镜的基本认知；回归眼视光工作应用，分析交叉柱镜在眼视光检查中的应用，促进理论与实践高度融合。

【项目分析】

本项目设计为两个学习任务。任务一是交叉柱镜的基本概念，通过本任务学习可以知道交叉柱镜是什么，交叉柱镜的基本结构和光学特性有哪些。任务二是交叉柱镜的应用，通过本任务学习，熟悉交叉柱镜在眼视光检查中的作用，能正确的使用交叉柱镜检查患者是否有散光以及精确散光的度数和轴向。

【项目实施】

本项目通过作图与举例结合，将交叉柱镜相对抽象的内容转化为具体生动的实例，促进理解与学习。同时，结合前述已学的球面透镜、柱面透镜、球柱透镜等相关知识，引导学习者运用已学知识来理解交叉柱镜的光学特性等。通过让学习者动手实践，掌握交叉柱镜在眼视光检查中的用途。

我们在眼视光工作中会看到，在镜片箱内或综合验光仪上见到 Cr±0.25 或 Cr±0.50 的特殊镜片，我们可以用来判断患者有无散光或用来精确散光轴向及度数，你知道它的原理吗？

任务一　交叉柱镜的基本认知

镜片箱内或综合验光仪上见到 Cr±0.25 的特殊镜片，你知道它的光学特性吗？

一、交叉柱镜定义

最强主经线与最弱主经线屈光力的绝对值相等，但正负号不同的透镜为交叉柱镜。

交叉柱镜(cross cylinder)是一种特殊的球柱镜,目前使用的交叉柱镜是杰克逊(Jackson)设计的,故又称为杰克逊交叉柱镜(Jackson cross cylinder,JCC)。主子午线方向用红白点标出,红点表示负轴位置,具有正屈光力;白点表示正轴位置,具有负屈光力。正负轴的中间位置屈光力为0,共两个方向且互相垂直,称为中间轴;在其中的一个中间轴处安装上手柄,手柄处的中间轴又称为翻转轴;沿翻转轴转动手柄180°可以使交叉柱镜从一面反转到另一面,且正负轴位置正好互换,如图8-1-1所示。

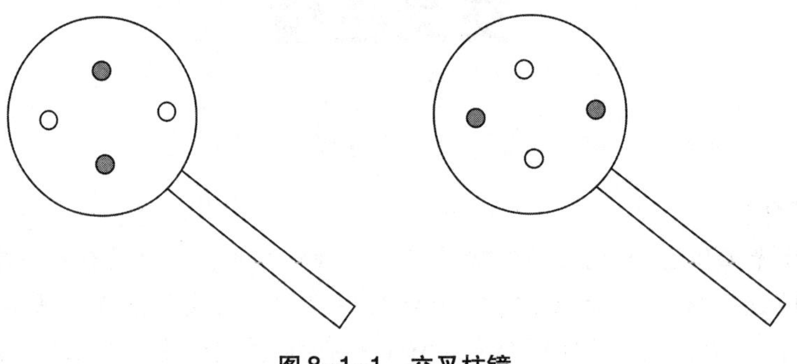

图8-1-1 交叉柱镜

Jackson交叉柱镜用于对客观屈光检测或散光表视标检查发现规则性散光的轴向和焦度进行微调,也用于发现未知的规则性散光。

二、交叉柱镜中间方向屈光力的表示

通过图8-1-2可知

$$F_\theta = F\cos^2\theta - F\sin^2\theta = F\cos2\theta \quad \text{(公式 8-1-1)}$$

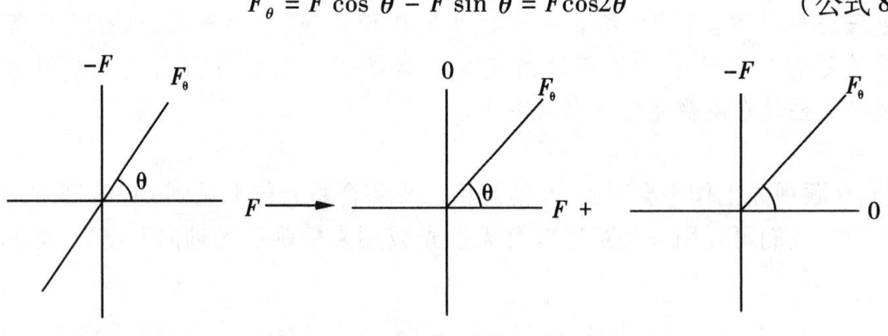

图8-1-2 交叉柱镜屈光力示意图

三、交叉柱镜的表示

正负屈光力为1.00D的交叉柱镜表示为±1.00DC,最常用的交叉柱镜为±0.25DC和±0.50DC,交叉柱镜的度数越小,检查越灵敏,检查结果越准确。

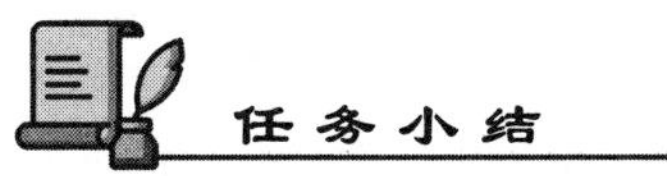

1. 最强主经线与最弱主经线屈光力的绝对值相等，但正负号不同的透镜为交叉柱镜。

2. 交叉柱镜手柄的方向没有屈光力，红点代表负柱镜的轴向，白点代表正柱镜的轴向。

3. 交叉柱镜中间方向屈光力变化按照 $F\cos 2\theta$ 规律变化。

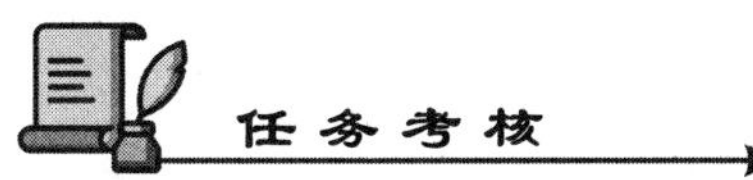

1. 叙述杰克逊交叉柱镜的特点。

2. 交叉柱镜手柄位置上的屈光力是多少？并证明结论。

任务二　交叉柱镜的应用

镜片箱内或综合验光仪上见到 Cr±0.25 的特殊镜片，你知道它的用途吗？

一、临床应用

1. 主要有以下几点　查出有无散光；正确的查出或确定散光的轴向；确定散光的度数；测定附加度；完全矫正值的检测、调节超前、调节滞后的测定。

注：交叉柱镜是精确测定散光的度数和轴向，而散光盘是粗略的测定散光的度数和轴向。

2. 交叉柱镜使用要求　利用交叉柱镜的前提是使被检查眼最小弥散圆移至视网膜上。

3. 交叉柱镜与正视眼　正视眼：静屈光状态下，平行光经眼后，在视网膜上成一点像，在正视眼前放置一交叉柱镜后，眼睛变为一个混合散光状态，其最小弥散圆正好在视网膜上（图 8-2-1）。

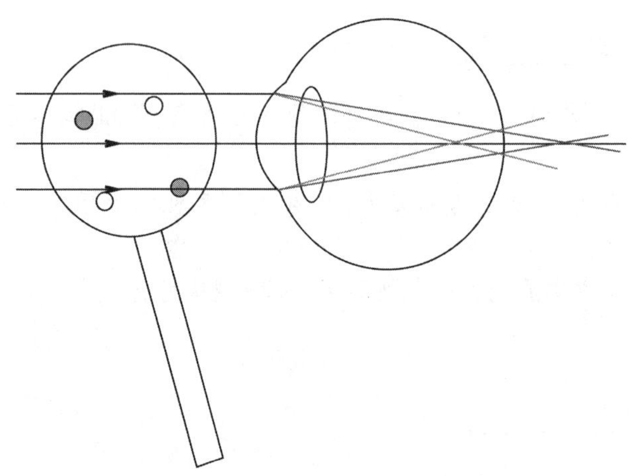

图 8-2-1 交叉柱镜与正视眼的关系

对于正视眼来说，与交叉柱镜的轴无关，无论交叉柱镜如何翻转，最小弥散圆始终在视网膜上，因此交叉柱镜在正视眼前翻转时，正视眼的视觉没有变化。

二、有无散光的检测

1. 将交叉柱镜放在被检眼前，其正轴（或负轴）放在 90°或 180°位置，翻转比较两面视觉变化。有视觉差异，就有散光；若无视觉差异，则有可能手柄正好位于该眼的轴位上（翻转时只是前后焦线位置对调），继续进行下一步验证。

2. 再将交叉柱镜的正轴置于 45°或 135°位置，翻转比较视力变化。有视觉差异就有散光；无视觉差异就没有散光。

三、测定散光轴

（一）决定散光轴的大概轴位

步骤：①交叉柱镜负轴在 180°为Ⅰ状态，交叉柱镜负轴在 90°为Ⅱ状态，翻转比较视觉变化。②交叉柱镜负轴在 45°为Ⅲ状态，交叉柱镜负轴在 135°为Ⅳ状态，翻转比较视觉变化。

结果：Ⅰ和Ⅱ比较无视觉差异，说明轴为 45°或 135°。

Ⅲ和Ⅳ比较无视觉差异，说明轴为 90°或 180°。

若Ⅰ和Ⅱ、Ⅲ和Ⅳ有视觉差异：轴向的范围见表 8-2-1。

表 8-2-1　交叉柱镜检查散光轴位的判断

能看清楚的面	Ⅰ	Ⅱ
Ⅲ	0°~45°	45°~90°
Ⅳ	135°~180°	90°~135°

分析判断散光轴方法的原因：

【例 8-2-1】患者的散光度数为-1.00DC×20 的眼睛，利用±0.25DC 交叉柱镜检查。

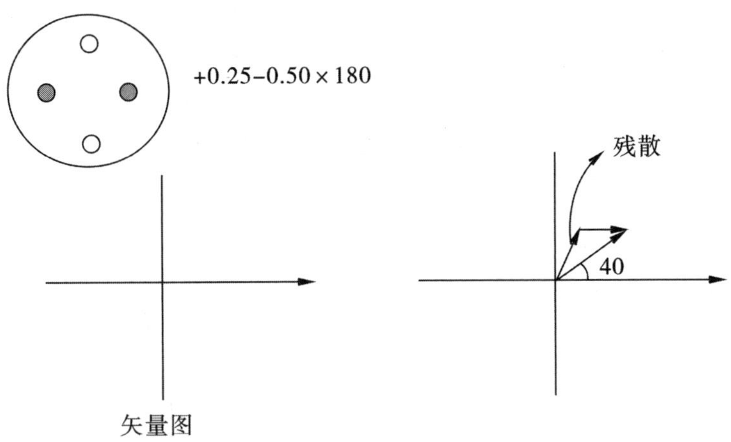

图 8-2-2　交叉柱镜的负轴在水平方向

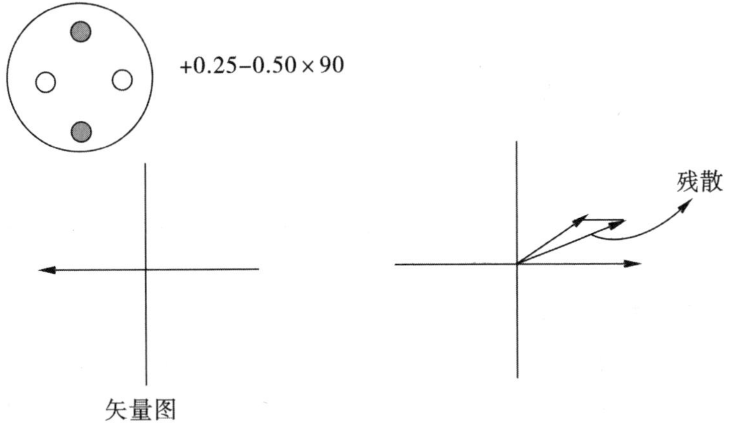

图 8-2-3　交叉柱镜负轴在垂直方向

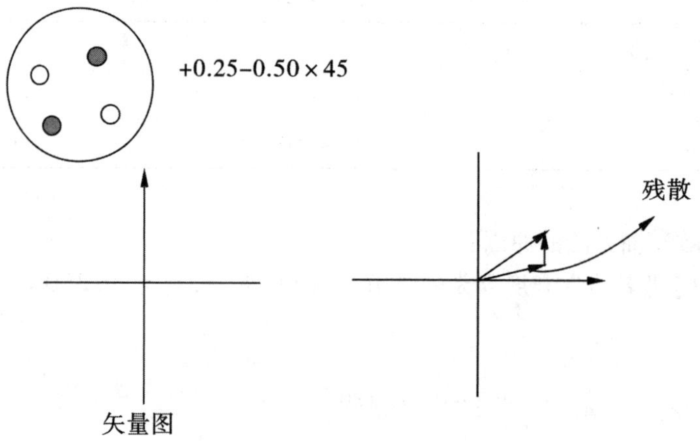

图 8-2-4　交叉柱镜负轴在 45°方向

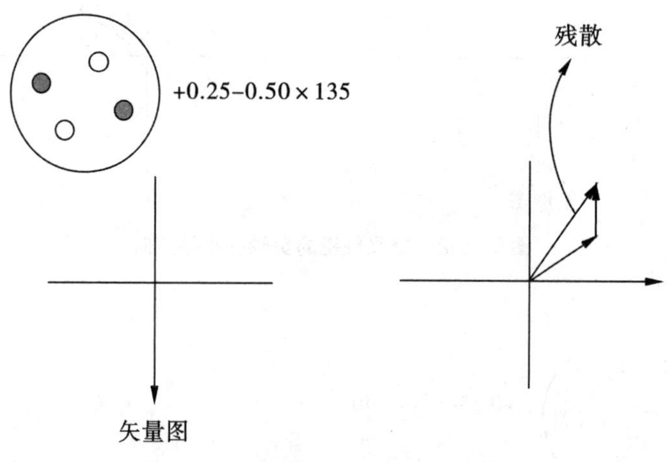

图 8-2-5　交叉柱镜负轴在 135°方向

通过上述的讨论,我们知道,图 8-2-3 情况比图 8-2-4 清楚,图 8-2-4 比图 8-2-5 清楚。

(二)精确测定散光的轴向

当已知散光存在,将矫正镜片的轴置于已判断的大致轴位上,将交叉柱镜的手柄也放在此位置上,翻转比较两面视觉变化,若无视觉差异,说明矫正镜片轴位正确,若有视觉差异,则我们选择清楚的一面,就将矫正镜片轴向与交叉柱镜相同符号的方向移动 5°左右,在将交叉柱镜的镜柄与新轴重合。作同上测定,并作同样调整,这样反复比较直到两面清晰度相同为止,此时,矫正镜片的轴(交叉柱镜手柄的位置为正确的轴向)即为正确的轴向。

四、测定散光度

将交叉柱镜的一个轴与试镜架内柱镜片的轴重合，翻转比较视力变化，如果没有视觉差异，说明此时的度数正确，如果觉得某一面视觉清晰，应同时调整原试镜片的柱镜度（原试镜片与交叉柱镜当时状态的镜度叠加），继续进行翻转，直至患者出现两面的清晰度一样。

注：连续两次改变柱镜，相应的球镜因作调整。

【例 8-2-2】　受检查者屈光状态为-1.00DS-2.00DC×90，若初试镜片为-1.50DS-1.00DC×90，请用±0.25DC 的交叉柱镜检查。

若交叉柱镜正轴在 90°方向，应该将初试镜片与此时交叉柱镜的度数联合在一起，即-1.50DS-1.00DC×90 联合-0.25DS+0.50DC×90 得到-1.75DS-0.50DC×90。

若交叉柱镜负轴在 90°方向，应该将初试镜片与此时交叉柱镜的度数联合在一起，即-1.50DS-1.00DC×90 联合+0.25DS-0.50DC×90 得到-1.25DS-1.50DC×90。

显然负轴在 90°方向清晰。若初试镜片为-2.00DS，则-2.00DS 联合+0.25DS-0.50DC×90，度数为-1.75DS-0.50DC×90，交叉柱镜再比较还是图 8-2-6(1)清楚，再如此下去就可以达到标准视力。

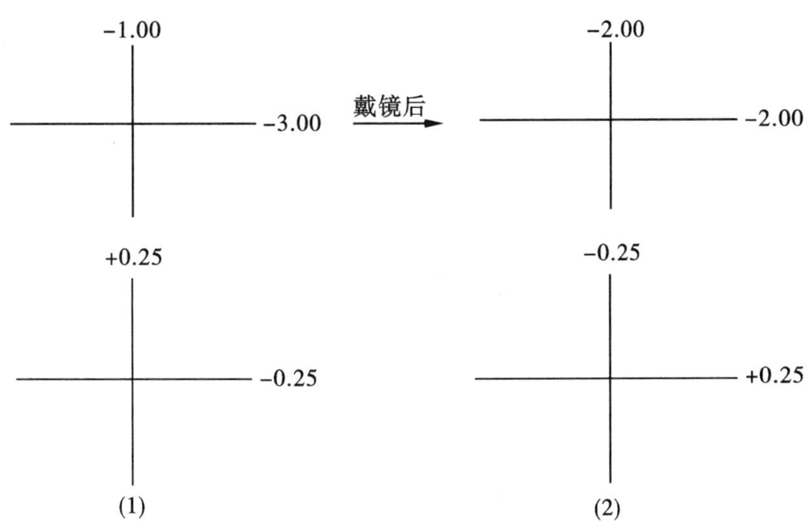

图 8-2-6　交叉柱镜矫正散光

任务小结

1. 用主观方法检测球镜度的最高视力度数，此时眼睛视力达到最好（相对的）。
2. 散光的有无判断以及大概轴位的确定。
3. 精确散光的轴向（视力相等的条件）。
4. 精确散光的度数（视力最佳的条件）。

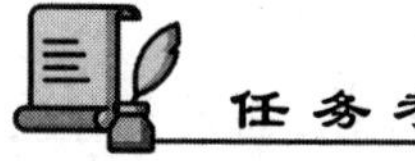

任务考核

1. 交叉柱镜的临床用途有哪些？
2. 受检查者初试镜片-1.00DS+2.50DS×90，请用±0.25DC 的交叉柱镜检查。

（王海营　封　传）

项目九

光学棱镜

【项目简介】

在前述项目和任务中，我们已经学习了平面镜、球面透镜、柱面透镜、球柱透镜等各类透镜的成像及特点。实际的光学系统中，不仅有以上透镜，还可能包含有一类非常重要的光学元件——棱镜。本项目内容围绕光学棱镜这一核心，从棱镜的概念、结构、棱镜的光学特性、棱镜的厚度差等形成对棱镜的基本认知；结合已学的透镜知识，实践分析棱镜度的合成与分解、透镜的棱镜效果与移心；回归眼视光工作应用，分析光学棱镜在眼视光检查与治疗中的应用，促进理论与实践高度融合。

【项目分析】

围绕光学棱镜与应用这一主题，本项目设计为四大任务。任务一是棱镜的基本认知，通过本任务学习可以知道棱镜是什么，棱镜的基本结构是什么，棱镜的光学特性有哪些，棱镜偏向力的度量方法，怎么测量未知棱镜的棱镜度的大小以及计算棱镜厚度差等棱镜相关基础知识。任务二是棱镜屈光力的合成与分解，通过本任务学习可以知道棱镜基底朝向怎么表示，在此基础上运用作图法和计算法进行棱镜屈光力的合成与棱镜屈光力的分解，并认识旋转棱镜与视近棱镜的有效棱镜度。任务三是透镜的棱镜效果与移心，在本任务学习中，将结合前述所学的球面透镜、平柱面透镜、斜轴柱面透镜及球柱面透镜的特点，分别对这4种类型透镜的棱镜效果和移心进行分析。任务四是棱镜与眼视光诊疗，通过本任务学习将能运用光学棱镜相关知识分析眼视光工作中一些相关检查与治疗的原理、人眼戴镜相关问题及临床常见现象。通过以上4个任务的学习，学习者将由浅入深，系统学习到光学棱镜的相关知识。

【项目实施】

本项目实施坚持理论与实践结合，通过作图与举例结合，将棱镜、棱镜度、棱镜厚度差等相对抽象的内容转化为具体生动的实例，促进理解与学习。同时，结合前述已学的反射、折射等相关知识，引导学习者运用已学知识来理解棱镜的光学特性等。通过让学习者动手实践，让学习者会进行未知棱镜的棱镜度测量，促进理论与实践结合。基于球面透镜、平柱面透镜、斜轴柱面透镜及球柱面透镜的特点，逐级增加进行棱镜度计算和移心分析的难度，帮助学习者根据透镜类型快速分析。最后，结合光学棱镜光学特性，分析光学棱镜在眼视光检查与治疗中的用途，启发学习者运用棱镜相关知识运用于工作实践中。

我们在眼视光工作中会看到,配镜处方中一般会显示球镜、柱镜及柱镜轴位数据,这些数据反映了配镜者需要球面透镜、散光透镜等不同类型透镜来矫正其屈光不正。在前面的项目和任务中,我们已经学习了透镜相关的基本知识。但是有时我们还会看到,配镜处方中显示有类似"1△BD"的字样,这代表了什么含义呢?这样的处方对应了什么样的眼镜呢?为什么有的配镜者的处方中有这样的字样,有的没有呢?我们通过学习棱镜的相关内容,可以逐步解开这些疑惑。

任务一 棱镜的基本认知

说到"棱镜",大家可能会想起物理学家牛顿与三棱镜实验。棱镜是眼视光工作中常见常用的一类透镜。在前述项目和任务中,我们已经学习了平面镜、球面透镜、柱面透镜、球柱透镜等各类透镜,那么棱镜与前述已学的透镜在结构、单位度量、光学成像等方面有哪些不同呢?

一、棱镜的基本结构

光学系统包括共轴球面系统和平面镜棱镜系统两大类。

棱镜(prism)是透镜的一种,包括反射棱镜和折射棱镜。反射棱镜是指由1个或多个互不平行的反射面组成的光学元件。折射棱镜是由两个或两个以上互不平行的折射面倾斜成一定角度而围成的透明体。本任务主要以折射棱镜中的三棱镜(截面是三角形)为例进行折射棱镜的结构和光学特性分析。如图9-1-1是棱镜的示例图,可以看出任何一种棱镜至少有两个相交的屈光面。一般棱镜都是底边厚,顶边薄。

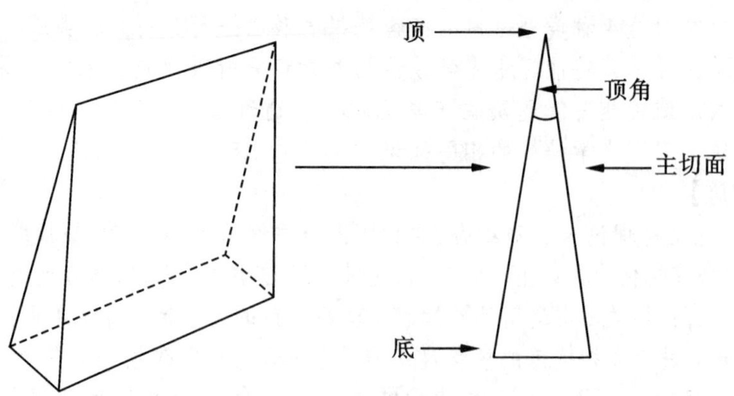

图9-1-1 棱镜的基本结构

1. 顶 棱镜的任意一个棱都可看作顶。对于眼用棱镜来说,常将两个折射面相交所形成夹角较小的棱视为顶。

2. 主切面　垂直于棱镜顶边的切面。通常以主切面代表一个棱镜。

3. 顶角　在棱镜主切面中两折射面之间形成的夹角。

4. 底　与棱镜顶角相对的面。

5. 棱镜的底顶线　垂直于底和顶边的线。

在上图实例中，棱镜的各个折射面都是平面，这类棱镜是平面棱镜。实际上，眼用棱镜的折射面通常是弯曲的，即与球镜、柱镜或球柱镜度数融合在一起，这类棱镜作新月形棱镜。绝大多数眼用棱镜都很薄，顶角通常不大于 10°。

二、棱镜的光学成像

（一）棱镜成像分析

以平面棱镜（图 9-1-2）为例，棱镜的各个面均是平面，同时每两个相交的平面互不平行，在下图中，当光线通过放置在空气中的棱镜时，可以看到光线自左向右前行时，在第 1 面、第 2 面均发生了折射和反射，根据前述学习的反射定律和折射定律，可以画出反射光线和折射光线。需要注意的是，棱镜的形状和光线进入棱镜的角度会影响最终成像，比如光线从棱镜射向空气时，如入射角大于临界角，则会发生全反射，此时棱镜没有让光线偏折。

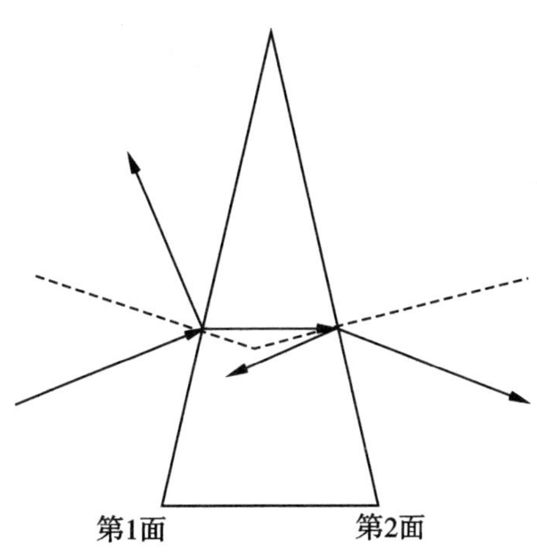

图 9-1-2　棱镜成像

（二）棱镜的光学特性

经前述分析可知，棱镜成像具有如下特点：

1. 光线通过棱镜后偏向棱镜的底，像点偏向棱镜的顶。可以看到，光线通过棱镜后，最终会发生偏折，而且会偏向棱镜底的一侧。当人眼透过棱镜去看外界目标物时，由于人眼认为光是沿直线传播的，那么人眼看到的像会偏向棱镜的顶（图 9-1-3）。

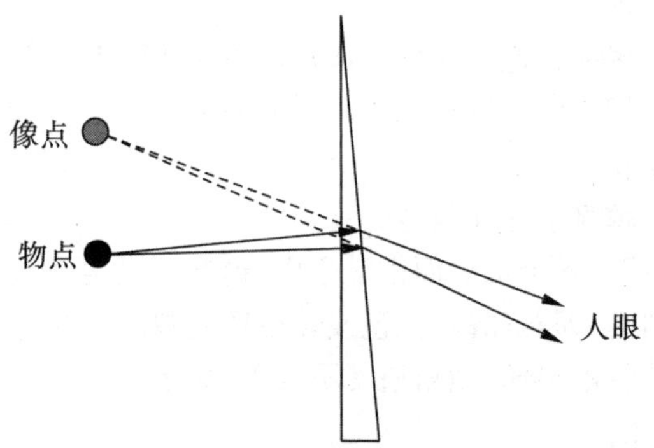

图 9-1-3 棱镜成像特点示意

利用棱镜的光学特性，我们可以通过做“十”字线旋转试验，以确定有无棱镜效果存在，以及判断棱镜的底顶方向。当我们透过棱镜观察“十”字线时，我们会发现，不透过棱镜外观察“十”字线和透过棱镜观察的十字线不完全重合。当我们将棱镜置于“十”字线前做旋转运动时，“十”字线也会跟着旋转，但是“十”字线中心在旋转过程中始终朝顶点方向移动。当看到“十”字线的其中一个方向看起来没有折断，但是与之垂直的方向发生了偏移，那么棱镜的底顶方向就在“十”字线没有折断的方向，而“十”字线折断的地方向哪个方向偏移，哪个方向就是棱镜顶的方向。我们在找到棱镜顶、棱镜底的时候，可以用一条水平短线标记棱镜的底，以一箭头标记棱镜的顶。如图 9-1-4 所示。

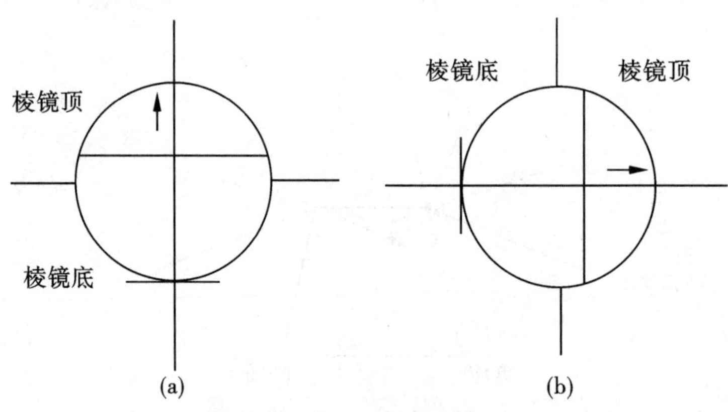

图 9-1-4 十字线旋转试验

当棱镜的顶角增大时，底边与顶边的厚度差会增大，因此我们不做“十”字线旋转试验，仅用目测法也可知道棱镜的底顶方向，即镜片最薄的一边是棱镜的顶，最厚的一边是棱镜的底。

2. 平面棱镜只让光线发生偏折，而不改变其聚散度。由于棱镜的每个面均为平面，没有屈光力，因此光线通过棱镜互不平行的面时，仅发生偏折，而聚散度不变。

三、棱镜屈光力的度量

光线通过棱镜后会发生偏向，我们把棱镜对光线的偏向角大小称为棱镜的屈光力。在眼视光工作中，我们用度、棱镜度、厘弧度的大小来度量棱镜屈光力。

（一）偏向角

光线通过三棱镜后会向棱镜的底部偏折，将入射光线与出射光线之间的夹角称为偏向角。因此，棱镜的偏向角越大，反映了光线通过棱镜后偏向度越大。我们可以用棱镜的偏向角度数来表示棱镜使入射光线发生偏向的作用大小（图9-1-5）。

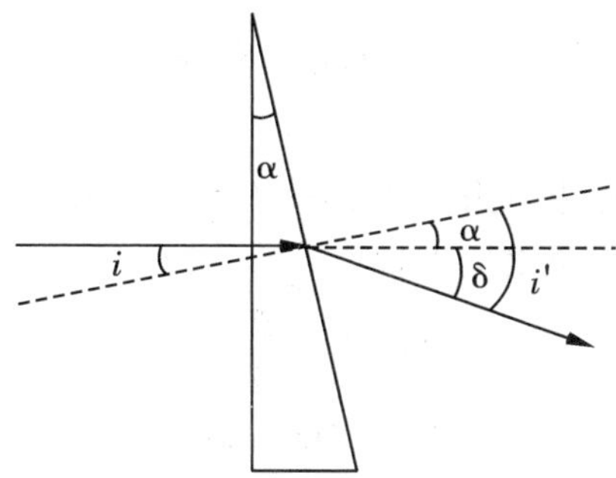

图9-1-5　棱镜各角度关系示意

在图中标记出：棱镜顶角为 α，入射角为 i，出射角为 i'，棱镜的偏向角为 δ，棱镜材料的折射率和棱镜外介质的折射率分别是 n'、n。

根据图中所示的几何关系，可知：$i = \alpha$，$\delta = i' - i$，故 $i' = \delta + i = \delta + \alpha$

根据折射定律，$n'\sin i = n\sin i'$ 得到，$n'\sin\alpha = n\sin(\delta + \alpha)$

当棱镜较薄，即棱镜的顶角和偏向角都很小，角的弧度值与其正弦值近似相等时，有 $\sin\alpha = \alpha$，$\sin\delta = \delta$，那么：

$$n'\alpha = n\delta + n\alpha \qquad \text{（公式 9-1-1）}$$

当棱镜置于空气中时，$n = 1$，此时将棱镜材料的折射率改为 n，则上面的公式可变为：

$$n\alpha = \delta + \alpha \text{，或 } \delta = (n - 1)\alpha \qquad \text{（公式 9-1-2）}$$

根据上述公式可知，偏向角大小不仅与棱镜顶角成正比，还与其材料的折射率、棱镜外介质的折射率有关。根据以上公式，我们可以对棱镜的偏向角进行计算。

（二）棱镜度

一个棱镜度代表了棱镜使光线在100单位距离处，偏移1单位的距离。棱镜度用符号“$^{\triangle}$”表示，或者用“cm/m”来表示。

如图9-1-6所示，光线通过某一棱镜后，出射光线与入射光线相比，在100 cm处偏移了1 cm，则这个棱镜的焦度是 $1^{\triangle}$，或说是1 cm/m。

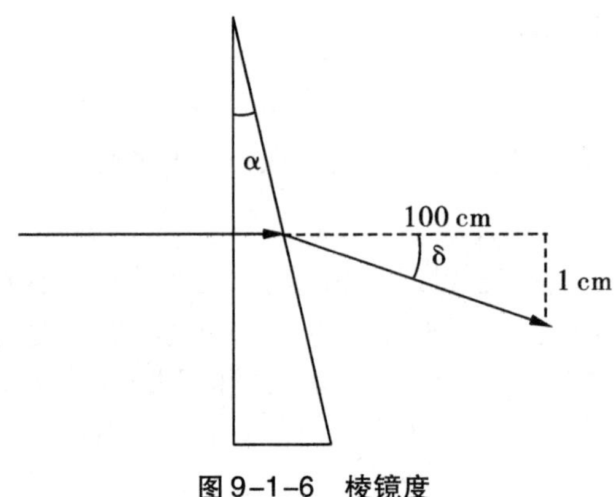

图 9-1-6 棱镜度

如果在 100 单位距离处，棱镜使光线偏移 P 单位，则对应 P 棱镜度。根据棱镜度和偏向角的定义，可知棱镜度与度之间的换算关系为：

$$\tan\delta^{\circ} = \frac{P}{100}^{\triangle}$$

或

$$P^{\triangle} = 100\tan\delta^{\circ} \quad \text{（公式 9-1-3）}$$

则有：

$$1^{\triangle} = \tan^{-1}(0.01) = 0.573^{\circ}$$

$$1^{\circ} = 100\tan 1 = 1.75^{\triangle}$$

（三）厘弧度

1 厘弧度是 1 弧度的百分之一，即 $\frac{1}{100\text{rad}} = 0.573^{\circ}$。此单位由 Bennett 在 1891 年倡导，并以倒三角形“$^{\nabla}$”表示。

根据厘弧度定义，可知厘弧度（以 γ 表示）与度之间换算关系是：

$$\gamma^{\nabla} = 1.75\delta^{\circ}$$

$$\delta^{\circ} = 0.573\gamma^{\nabla}$$

通过对以上棱镜屈光力度量单位的学习，我们可以将顶角度数、偏向角度数、棱镜度、厘弧度之间做一换算。比如，某眼用棱镜材料的折射率为 $n = 1.523$，则对应的不同度量单位间的换算关系如下表。

表 9-1-1 不同度量单位换算关系表

顶角/(α)/°	偏向角/(δ)/°	棱镜度/△	厘弧度/▽
1	0.523	0.92	0.92
1.91	1	1.75	1.75
1.1	0.57	1	1

结合上表数据可知，在顶角、偏向角度数较小时，棱镜度与厘弧度的值近乎相等。由

于角度正切值的变化速度要比其角度本身快，所以随着棱镜偏向角的增大，棱镜度与厘弧度之间的差值会逐渐增大。不过，一般眼用棱镜的顶角较小，显然两单位相差甚小，故在眼视光实际工作中，常采用棱镜度来度量棱镜屈光力。

（四）棱镜度的测量

在眼视光实际工作中，可以通过测量棱镜度来知晓棱镜使光线发生偏向的能力大小。

1. 中和法　光线通过棱镜度相同，底顶方向相反的两个相叠棱镜后，最终出射光线不改变原来的传播方向，即这两个棱镜使光线偏向的作用相互“中和”了。据此，我们可以采用“中和法”来根据已知棱镜测量未知棱镜的棱镜度（图 9-1-7）。

具体操作步骤如下：

（1）选用 1 套已知棱镜度大小，并已标记好底顶方向的棱镜组。

（2）通过“十”字线旋转试验或者目测法找出未知棱镜的底顶方向并做好标记。

（3）将已知棱镜与未知棱镜相叠，使两者的底顶线平行，但方向相反。

（4）再次做“十”字线旋转试验。当看到“十”字线无跟随旋转现象，说明两棱镜已经中和，此时未知棱镜的棱镜度大小与已知棱镜一致。

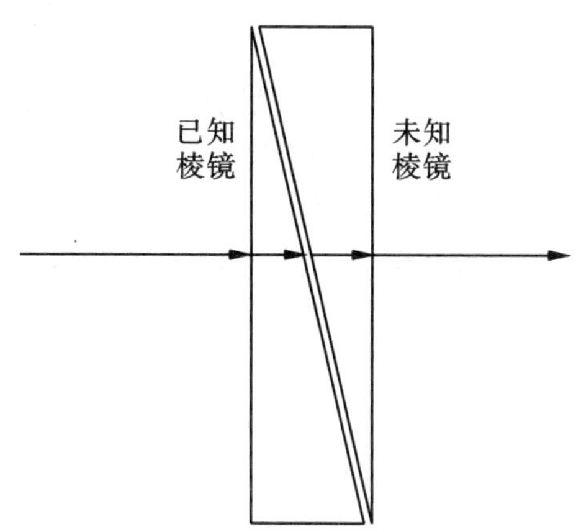

图 9-1-7　中和法测棱镜度

2. 正切尺法　正切尺（tangent scale）是用于测量棱镜度的刻度尺，可以同时读出未知棱镜的棱镜度（ $P^{\triangle}$ ）、偏向角度数（ δ° ）和顶角度数（α°）。正切尺法就是利用正切尺测量未知棱镜度的方法。

（1）正切尺的设计：正切尺法测量棱镜度利用的是棱镜的光学特性和棱镜度的基本定义。因此，在正切尺的具体设计上，我们会把正切尺测量棱镜度的刻度线间距离设计为相应的单位距离，比如正切尺与棱镜距离是 1 m，那么正切尺用于棱镜度测量的每一刻线间的距离则设计为 1 cm。这样当我们透过未知棱镜观察距棱镜 1 m 远处的正切尺时，可以通过观察正切尺刻度线偏离了几厘米，快速知晓有几个棱镜度。当然，也可以看距离棱镜 0.5 m 处的正切尺刻度偏移量，但是此时变为刻度偏移了 0.5 cm，对应 $1^{\triangle}$。

同时，根据棱镜度、偏向角度数和顶角度数之间换算关系可以同时在正切尺上标好偏向角度数和顶角度数对应的刻度线。比如，某棱镜材料的折射率是 $n=1.523$，正切尺和棱镜距离 1 m，根据 1°偏向角对应 $1.75^{\triangle}$，1°顶角度数对应 $0.92^{\triangle}$ 可知，偏向角度数的单位刻度线距离应设置为 1.75 cm，顶角度数的单位刻度线距离应设置为 0.92 cm。如果标尺与棱镜之间的距离加倍，则各单位刻度线的距离也需加倍，如果观察到棱镜度刻度线偏移 1 cm，则未知棱镜的棱镜度就是 $1^{\triangle}$，如果偏向角刻度线偏移 1 cm，对应的偏向角度数为 1°（图 9-1-8）。

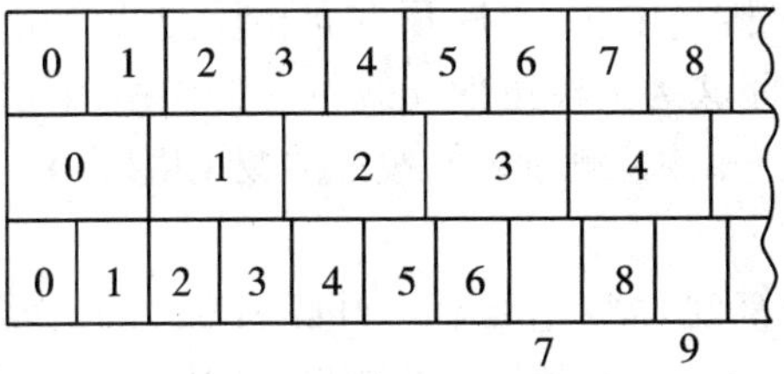

0 1 2 3 4 5 6 7 8
0 1 2 3 4
0 1 2 3 4 5 6 8
7 9

图 9-1-8 正切尺

（2）具体操作步骤

1）将该正切尺放置于水平方向，利用“十”字线旋转试验或者目测法标记出未知棱镜的底顶线并转至水平方向。

2）观察者在距离正切尺 1 m 远处手持棱镜进行观察，在透过棱镜看正切尺上的刻度线的同时，观察不通过棱镜直接看到尺上的刻度线。透过棱镜看到的零刻度线与正切尺上的刻度线相叠之处即是被测棱镜的度数（图 9-1-9）。

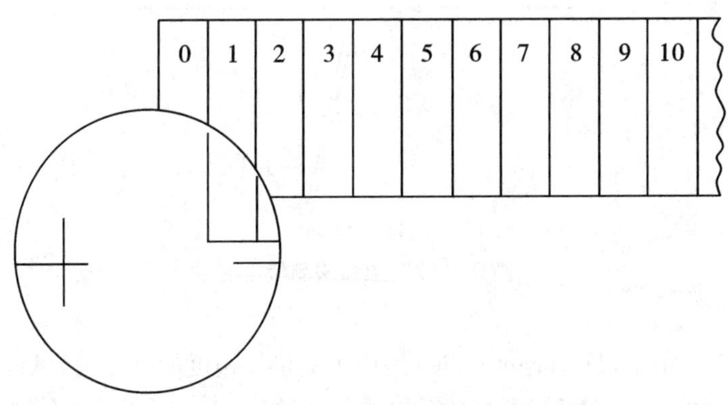

图 9-1-9 正切尺法测量棱镜度

3. Orthops 尺法 与正切尺不同的是，Orthops 尺只有 1 种刻度，刻度间隔是 3.5 cm。因此，在用 Orthops 尺法测量棱镜度时，需要将其置于不同的距离，来选择测量未知棱镜的棱镜度（$P^{\triangle}$）、偏向角度数（$\delta°$）和顶角度数（$\alpha°$）。

（1）检查距离：根据棱镜度、偏向角度数和顶角度数之间换算关系，可以计算出 Orthops 尺的测量距离。

由公式 $\varepsilon=\dfrac{100x}{y}$（$x$ 为刻度，y 为标尺与棱镜间的距离），$x=3.5$ 得出：$y=\dfrac{350}{\varepsilon}$

当测量棱镜度($\varepsilon^{\triangle}$)时，$\varepsilon = 1^{\triangle}$ ，y =350 cm，故应该将标尺置于距棱镜 3.5 m 处。

当测量偏向角度数(δ°)时，因 $1^{\circ} = 1.75^{\triangle}$ ，$y = \frac{350}{1.75} = 200$ cm，故应该将标尺置于距棱镜 2 m 处。

当测量棱镜顶角度数时(α°)，因 $1^{\circ} = 0.91^{\triangle}$ (假定 $n = 1.523$)，$y = \frac{350}{0.91} = 385$ cm，故应该将标尺置于距棱镜 3.85 m 处。

(2)操作步骤：测量棱镜度时，将标尺置于距棱镜 3.5 m 处，观察标尺刻度偏移量，如果偏移 1 个刻度，对应 $1^{\triangle}$。在测量棱镜偏向角度数、棱镜顶角度数时同理，只不过需要将标尺放在不同的距离。

四、棱镜的厚度差

由于棱镜两折射面倾斜成一定角度，棱镜的顶边最薄，底边最厚。棱镜的底边和顶边的厚度存在一定量的差异，称为厚度差。以字母 g 表示厚度差。

用 P 表示偏向角(此时单位用棱镜度表示)，用 a 表示棱镜的顶角(此时单位用棱镜度表示)，d 表示棱镜的直径，厚度差为 g。由棱镜度定义可知：

$$a^{\triangle} = 100\,\frac{g}{d}$$

由于 $\delta = (n-1)a$ ，那么：

$$P = 100g\,\frac{(n-1)}{d}$$

$$g = \frac{Pd}{100(n-1)} \qquad \text{(公式 9-1-4)}$$

如果棱镜度、透镜直径、透镜折射率已知，那么我们就可以根据上述公式求出棱镜顶和棱镜底之间的厚度差。

【例 9-1-1】　一玻璃眼镜的折射率是 1.523，棱镜度为 $4^{\triangle}$，直径为 40 mm，试求该眼镜的厚度差。

【解】　根据题目，已知：$n = 1.523$，$P = 4^{\triangle}$，$d = 40$ mm

代入公式 $g = \frac{Pd}{100(n-1)}$ 得到：

$$g = \frac{4 \times 40}{100 \times (1.523 - 1)} = 3.06 \text{ mm}$$

【例 9-1-2】　一棱镜度为 $5^{\triangle}$ 的棱镜，折射率为 1.6，直径为 40 mm，它的基底部 5 mm，求其最薄处的厚度。

【解】　根据题目，已知：$n = 1.6$，$P = 5^{\triangle}$，$d = 40$ mm，$S_{厚} = 5$ mm

代入公式 $g = \frac{Pd}{100(n-1)}$ 得到：

$$g = \frac{5 \times 40}{100 \times (1.6 - 1)} = 3.33 \text{ mm}$$

因此，最薄处厚度为：$S_{薄} = S_{厚} - g = 5 - 3.33 = 1.67$ mm

【例9-1-3】 一棱镜的折射率为1.6,直径为45 mm,棱镜最薄处和最厚处的厚度分别为2 mm和5 mm,则该棱镜的棱镜度是多少?

【解】 已知 $n=1.6, d=45\text{ mm}, g=5-2=3\text{ mm}$

根据公式 $P=\dfrac{100\,g(n-1)}{d}$ 得到

$$P=\frac{100\times 3\times(1.6-1)}{45}=4^{\triangle}$$

根据上述内容可知,只要量出某棱镜最厚与最薄处之间的厚度差,或者说是底顶线两端的厚度差,就可以利用棱镜厚度差的公式计算该镜片的棱镜度。

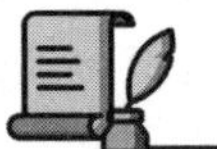

知识拓展

一、棱镜与光的色散

早在13世纪,色散就吸引了科学家们的目光。德国一位叫西奥多里克的传教士曾经用阳光照射充满水的玻璃球壳,模拟了彩虹。但是他并没有摆脱亚里士多德教义的影响,他认为光是由红、黄、绿、蓝4色组成,光颜色的产生与其受到阻滞有关。笛卡尔同样对此进行了研究,他做了一个棱镜实验:让阳光通过三棱镜后射在屏上,但是屏距离棱镜太近,他只看到了光带的两侧分别呈现红色和蓝色,并没有观察到色散后的整个光谱。1648年,布拉格的马尔西用三棱镜成功展现了色散现象,但是当时他认为光的颜色是受到物质的不同作用而产生的。

当时,在剑桥大学学习的牛顿在老师巴罗的影响下,对光和颜色进行了深入研究。在借鉴前人研究的基础上,于1666年利用三棱镜做了这样的实验:他把房间遮成黑暗,在窗上开了一个小洞,使外面的太阳光通过这个小洞照射到一个三棱镜上,透过棱镜,他观察到太阳光被分解为红、橙、黄、绿、蓝、靛、紫不同的色带。可见光中,红光通过三棱镜偏折最小,紫光通过三棱镜后偏折最大。牛顿还发现,如果在三棱镜后放上一个凸透镜,在凸透镜的焦点处,各色光均会聚于一点,原来被三棱镜分散的各色光又会聚变为白光。在非透镜焦点的地方,七色光并没有重新合为白光。通过科学实验,牛顿确定了白光不是一种单色光,而是由不同具有不同折射率的色光组成的。牛顿的这一研究为光谱分析奠定了基础。1672年,牛顿发明了反射望远镜,消除了当时折射望远镜普遍存在的色散现象。牛顿对光学的发展做出了一系列重大的贡献。他的光学研究从实验和观察出发,通过归纳综合,得出了一套科学的理论。

这为我们带来了启发:勇于提出疑问,积极进行思考,勤于动手实践。

二、反射棱镜

对于有多次反射需求的光学仪器,平面反射镜虽然能满足光线反射需要,但是在多个平面镜在装配时不仅占用空间较大,而且安装相对困难。此时,反射棱镜就发挥了重要的作用。

反射棱镜包括一次反射棱镜、二次反射棱镜、三次反射棱镜、屋脊棱镜等不同类别。其中,一次反射棱镜和三次反射棱镜是奇次反射成像,所成是镜像。二次反射棱镜是二

次反射成像，相当于双平面镜系统，入射光线和出射光线间的夹角决定于两个反射面间的夹角。在反射棱镜中，两个互相垂直的反射面叫作屋脊面，而带有屋脊面的棱镜就是屋脊面棱镜。从作用上来讲，反射棱镜主要用于改变光轴方向，达到转像、倒像的目的。

任务小结

1. 棱镜是透镜的一种，是由两个互不平行的折射面倾斜成一定角度而形成的光学元件。

2. 棱镜的结构包括棱镜顶、棱镜底、折射面等基本结构。

3. 光线通过棱镜后会偏向棱镜底，像会偏向棱镜顶的方向，但是光束的聚散度不发生改变。

4. 可以用度、棱镜度、厘弧度度量棱镜对光线的偏向角。

5. 一个棱镜度代表了棱镜使光线在100单位距离处，偏移1单位的距离。棱镜度用符号“$^{\triangle}$”表示，或者用“cm/m”来表示。

6. 棱镜底的判断可以通过目测法“十字”和“十”字线旋转试验来判断。

7. 棱镜度可以用中和法、正切尺法以及Orthops尺法进行测量。

8. 棱镜的顶边最薄，底边最厚，棱镜的底边和顶边的厚度存在一定量的差异，称为厚度差，以字母 g 表示厚度，差公式 $g=\dfrac{\varepsilon d}{100(n-1)}$。

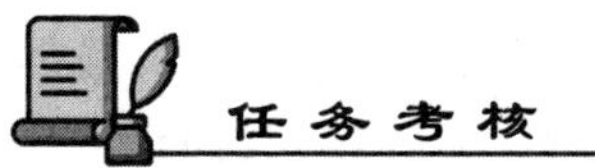

任务考核

1. 棱镜的结构是什么？

2. 棱镜的光学特性有哪些？

3. 棱镜的偏向角是什么？

4. 棱镜的偏向角度数、顶角度数以棱镜度之间如何换算？

5. 如何判断棱镜的底顶线方向？

6. 如何测量未知棱镜的棱镜度？

7. 请描述正切尺法测量棱镜度的步骤。

8. 某棱镜的折射率是1.54，周边直径是50 mm，棱镜顶处厚度为2 mm，棱镜度数值为4，那么棱镜最厚处厚度是多少？

9. 某棱镜的折射率是1.523，周边直径是45 mm，最薄处厚度为1.5 mm，最厚处厚度为4.5 mm，那么该棱镜的棱镜度是多少？

任务二 棱镜屈光力的合成与分解

在实际工作中,棱镜的基底方向不仅局限于水平方向或垂直方向上,还可能在斜向位置上。比如,需要一个将眼的视线向上外方偏移的棱镜处方,我们该怎么表示这个棱镜处方呢?当然,我们可以做出单一的斜向棱镜处方,也可以将其分解成垂直和水平轴上的棱镜处方,只要保证达到想要的视觉效果即可。这就涉及棱镜基底的表示、棱镜的合成和分解。

一、棱镜底朝向的表示

光线通过棱镜后会偏向棱镜底的方向。在描述棱镜的偏向方向时,通常是采用棱镜底的方向表示。这里介绍3种棱镜基底的标记方法。

(一)老式英国标记法

老式英国标记法将人眼分为上内、上外、下内、下外共4个象限,表示方法为“象限+角度”。

象限标记中,上、下、内、外这4个基本方向均是相对于眼睛的方向表示,其中“内”是指棱镜的底朝向眼睛的鼻侧;“外”是指棱镜的底朝向眼睛的颞侧;“下”是指棱镜的底朝向眼睛的下方;“上”是指棱镜的底朝向眼睛的上方。另外,在眼视光工作中,我们也会用BI代表base in,即棱镜底朝内;BO代表base out,即棱镜底朝外;BU代表base up,即棱镜底朝上;BD代表base down,即棱镜底朝下。

角度标记时,检查者面对被检者,在水平轴上方从检查者的右手边(标记为0°)逆时针旋转180°为止,在水平轴下方从检查者的左手边(标记为0°)逆时针旋转180°为止。

通过老式英国标记法,我们不仅可以知道棱镜底的方向,而且可以同时判断表示的是左眼还是右眼的棱镜底向。比如棱镜底向表示为“上外方60°”,则可判断采用的是老式英国标记法,并且表示的是左眼的棱镜底向,因为左眼上外方对应的角度范围是0°~90°,而右眼上外方对应的角度范围为90°~180°。再如棱镜底向表示为“下内方130°”,则可以可判断表示的是右眼的棱镜底向,因为右眼下内方对应的角度范围是90°~180°,而左眼下内方对应的角度范围则是0°~90°(图9-2-1)。

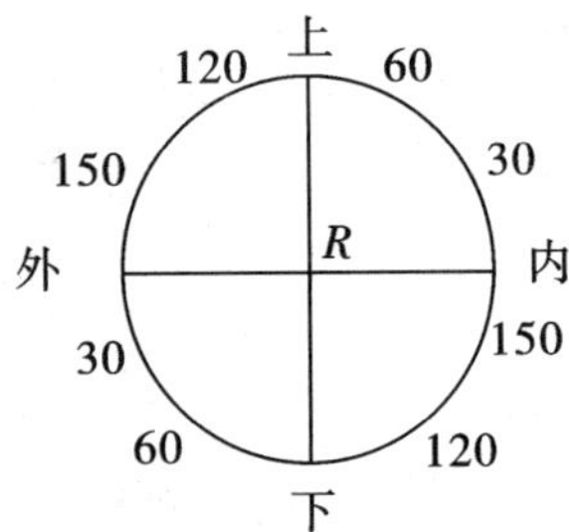

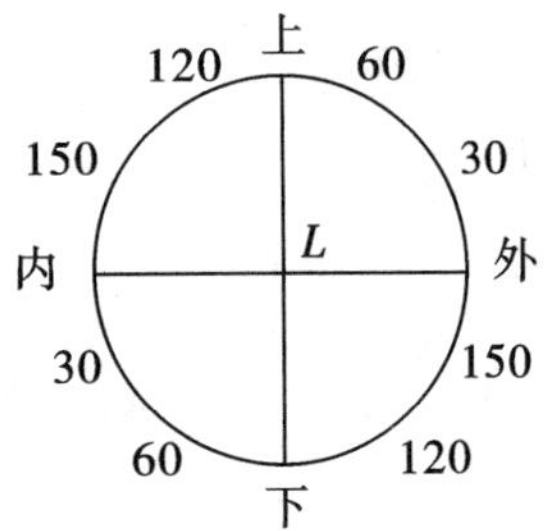

图 9-2-1　老式英国标记法

（二）新式英国标记法

新式英国标记法将人眼分为上、下两个象限，表示方法为："眼别+象限+角度"。其中，角度标记方法基本同老式英国标记法。新式英国标记法的表示和老式英国标记法的底向表示之间可以相互转换。

比如，新式英国标记法表示为右眼上方 60°，则对应的老式英国标记法表示为上内方 60°。再比如，新式英国标记法表示为左眼上方 120°，则对应的老式英国标记法表示为上内方 120°。

由于新式英国标记法仅有上下两个象限和 0～180°的度数范围，因此在使用新式英国标记法时要尤其注意标注眼别（左眼/右眼）（图 9-2-2）。

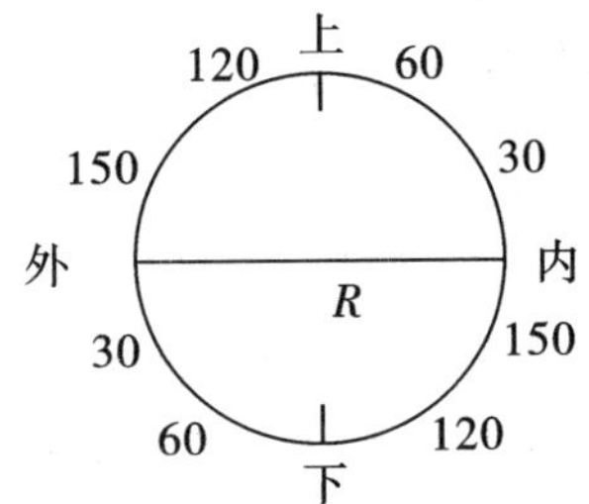

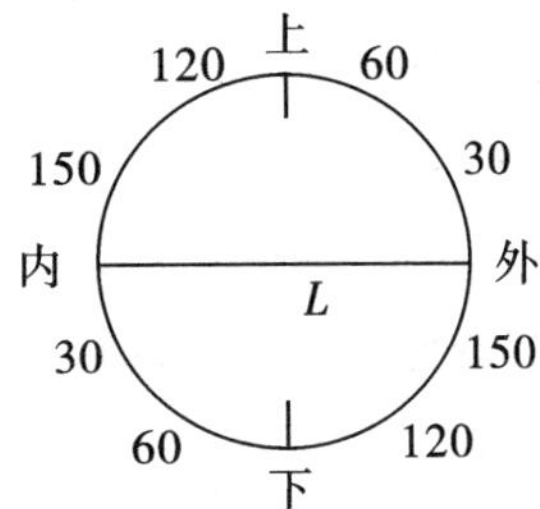

图 9-2-2　新式英国标记法

（三）360°标记法

360°标记法直接用"眼别+角度"来表示棱镜底的位置。角度的表示方法是，当检查者面对被检者，从检查者的右手边（标记为 0°）逆时针旋转 360°为止。360°标记法与老式英国标记法、新式英国标记法之间都可以相互转换。

比如，用 360°标记法表示为右眼 300°，则相应的老式英国标记法表示为下内方 120°，新式英国标记法表示为右眼下方 120°。再比如，360°标记法表示为左眼 210°，相应的老式英国标记法表示为下内方 30°，新式英国标记法表示为左眼下方 30°

同时，通过棱镜底向表示的形式，我们可以看出是用了哪种棱镜底向的标记方法。比如上外方 30°，表示用了老式英国标记法；右眼上方 60°，表示用了新式英国标记法；左眼 90°，表示用了 360°标记法（图 9-2-3）。

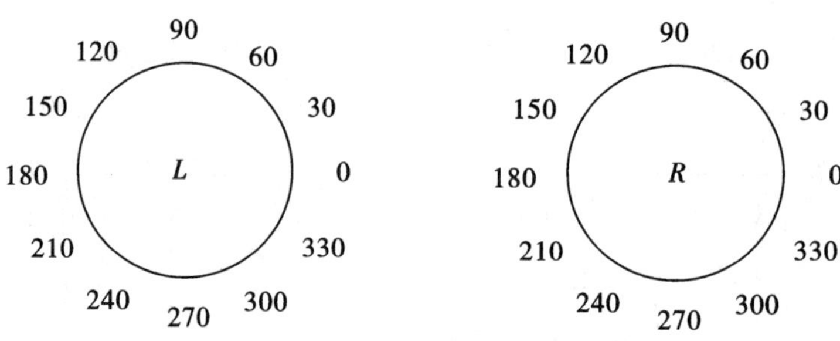

图 9-2-3 360°标记法

二、棱镜屈光力的合成

对于两个甚至多个棱镜，我们可以通过合成棱镜屈光力的方式求出总棱镜屈光力，或是通过分解棱镜屈光力的方式求出棱镜屈光力在不同方向上的分量。根据前述内容，在眼视光实际工作中，常采用棱镜度来度量棱镜屈光力，我们在下述的合成与分解棱镜屈光力的内容中，所采用的棱镜屈光力单位就是棱镜度。

棱镜屈光力的合成(compounding prism power)是指将两个棱镜屈光力合成为单一的棱镜屈光力。由于棱镜屈光力既涉及棱镜对光线偏折能力的大小，也包含对光线偏折的方向，因此棱镜屈光力是一个矢量。

可以通过作图法和计算法合成棱镜屈光力。在此，以 P_h 和 P_v 分别代表水平方向和垂直方向上的棱镜屈光力分量，二者合成的等效棱镜屈光力为 P 。

(一)作图法

如图 9-2-4 所示，先作出水平和垂直两条轴，并标记眼别以方便后续表示棱镜底的方向。选用适当的比例尺，比如设定 1 cm 代表 $1^{\triangle}$，根据这一比例分别在两条轴上截取相应的线段长度代表 P_h 和 P_v ，作一矩形并画出对角线 OP ，则 OP 代表合成棱镜效果 P 。θ 是OP 与水平轴所成的角，代表合成棱镜屈光力的方向(以 360°标记法标记)。这时用尺测量 OP 长度 ε 和角 θ ，就得出合成棱镜屈光力大小和方向。

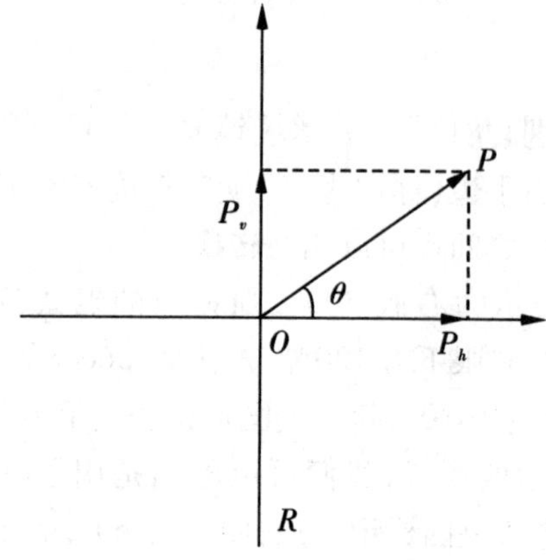

图 9-2-4 棱镜屈光力的合成

对于多个棱镜屈光力的合成，可以分别将水平和垂直方向分量合成后，再进行二次合成甚至多次合成。比如图9-2-5中，水平方向有P_{h1}和P_{h2}两个棱镜，二者棱镜底的方向相反，棱镜效果相抵，因此二者合成棱镜P_h底的方向与棱镜度较大的P_{h1}相同，合成棱镜P_h的棱镜屈光力大小为($P_{h1}-P_{h2}$)，据此在水平方向的轴上画出相应方向和长度的线段；同理，可画出垂直方向轴上的线段代表P_v。然后再根据P_h和P_v画出合成棱镜P。

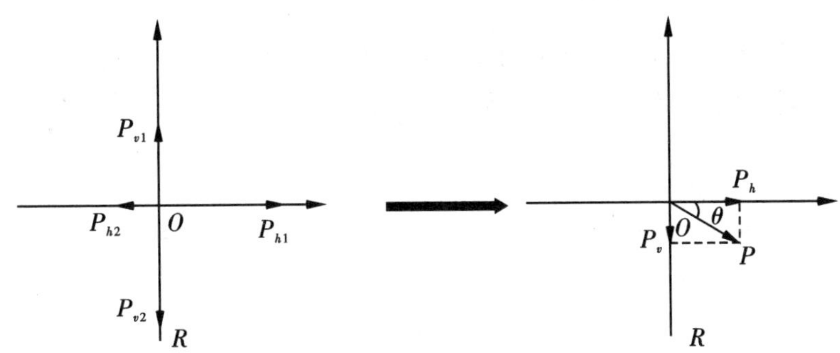

图9-2-5　棱镜屈光力的合成

(二)计算法

我们可以运用矢量合成的方式进行棱镜屈光力的合成。根据图9-2-4、图9-2-5可知，水平方向分量、垂直方向分量及合成棱镜屈光力所代表的线段可构成一个直角三角形，那么根据三角形勾股定理有如下关系式：

合成棱镜屈光力大小：　$|P| = \left|\sqrt{P_h^{\ 2} + P_v^{\ 2}}\right|$　(公式9-2-1)

合成棱镜底方向：　$\tan\theta = \dfrac{P_v}{P_h}$, $\theta = \tan^{-1}\dfrac{P_v}{P_h}$　(公式9-2-2)

合成棱镜底方向的表示可以选用前述所讲的3种棱镜底向的标记方法中的任意一种。而棱镜基底的具体朝向不能直接套用上述公式，需要看选用了哪种棱镜基底的表示方法，具体问题具体分析。

在此需要注意的是，合成棱镜屈光力是个矢量，在水平和垂直方向上的分量也是矢量，矢量以正负表示方向。因此，我们也可以根据两个分量的正负，判断合成棱镜屈光力属于直角坐标系的哪个象限，从而精确判断合成棱镜底方向。常见的棱镜处方中棱镜屈光力一般写的是正值，在本书中我们直接代入棱镜屈光力的正值计算了，并结合画图可以快速判断棱镜底朝向，省去了题目中涉及的每个矢量的正负判断过程。我们对涉及的矢量加上一绝对值符号|　|来表示大小。

【例9-2-1】　右眼，$3^{\triangle}$底朝上与$4^{\triangle}$底朝内的合成棱镜效果是什么？

【解】

方法一：作图法

如图9-2-4：量得$P = 5^{\triangle}$，棱镜底方向为底朝上内方36.87°。

方法二：计算法

根据题目，已知：$|P_v| = 3^{\triangle}$，$|P_h| = 4^{\triangle}$

根据公式可得:

$$|P| = \left|\sqrt{P_h^{\ 2} + P_v^{\ 2}}\right| = \left|\sqrt{3^2 + 4^2}\right| = 5^{\triangle}$$

$$\tan\theta = \frac{|P_v|}{|P_h|} = \frac{3}{4} = 0.75$$

$$\theta = \tan^{-1}\frac{|P_v|}{|P_h|} = \tan^{-1}0.75 = 36.87°$$

因此,合成棱镜屈光力大小为 $5^{\triangle}$,棱镜底方向为底朝上外方 36.87°。

【例 9-2-2】 左眼,$6^{\triangle}$ 底朝上与 $8^{\triangle}$ 底朝内的合成棱镜效果是什么?

【解】

方法一:作图法

如图 9-2-6:量得 $P = 10^{\triangle}$,棱镜底方向为底朝上内方 143.13°。

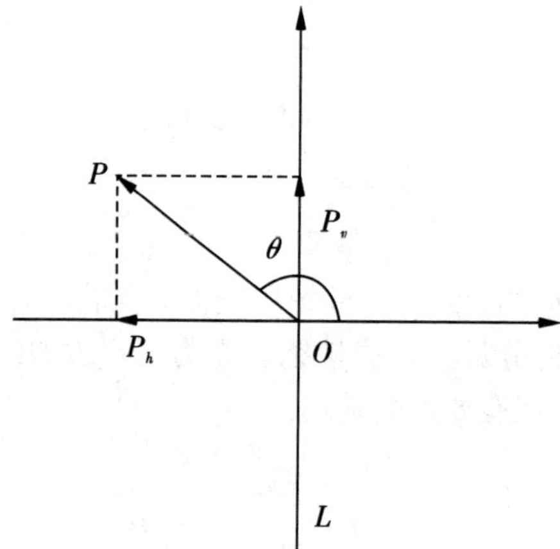

图 9-2-6 棱镜屈光力的合成

方法二:计算法

根据题目,已知:$|P_v| = 6^{\triangle}$,$|P_h| = 8^{\triangle}$

根据公式可得:

$$|P| = \left|\sqrt{P_h^{\ 2} + P_v^{\ 2}}\right| = \left|\sqrt{6^2 + 8^2}\right| = 10^{\triangle}$$

$$\tan\theta = \frac{|P_v|}{|P_h|} = \frac{6}{8} = 0.75$$

$$\theta = 180 - \tan^{-1}\frac{|P_v|}{|P_h|} = 180 - \tan^{-1}0.75 = 143.13°$$

因此,合成棱镜屈光力大小为 $10^{\triangle}$,棱镜底方向为底朝上外方 143.13°。

【例 9-2-3】 右眼,$5^{\triangle}$ 底朝下、$14^{\triangle}$ 底朝外及 $2^{\triangle}$ 底朝内的合成棱镜效果是什么?

【解】

方法一:作图法

如下图,先将水平方向的棱镜屈光力合成,再将垂直方向和水平方向的棱镜屈光力合成,量得 $P = 13^{\triangle}$,棱镜底方向为底朝下外方 22.64°。

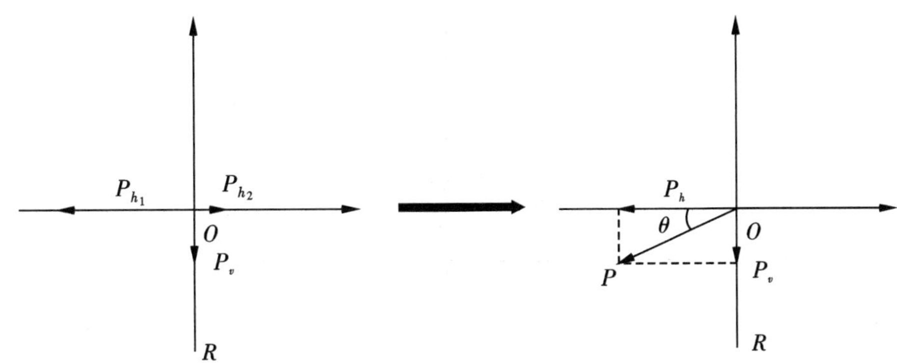

图 9-2-7　棱镜屈光力的合成

方法二:计算法

分析:本题目中涉及 3 个棱镜屈光力的合成,可以先将任意两个棱镜屈光力合成后,再与第 3 个棱镜屈光力合成,通过逐次合成的方法得到最终的合成棱镜屈光力。为方便计算,可以先将水平方向上的棱镜屈光力合成,再将水平和垂直方向的棱镜屈光力合成。

根据题目,已知: $|P_v| = 5^{\triangle}$, $|P_h| = |P_{h_1} - P_{h_2}| = 14^{\triangle} - 2^{\triangle} = 12^{\triangle}$

根据公式可得:

$$|P| = \left|\sqrt{P_h^{\ 2} + P_v^{\ 2}}\right| = \left|\sqrt{12^2 + 5^2}\right| = 13^{\triangle}$$

$$\tan\theta = \frac{|P_v|}{|P_h|} = \frac{5}{12} = 0.417$$

$$\theta = \tan^{-1}\frac{|P_v|}{|P_h|} = \tan^{-1}0.417 = 22.64°$$

因此,合成棱镜屈光力为 $13^{\triangle}$,棱镜底方向为底朝下外方 22.64° 。

注意,在本题中,可以结合作图快速分析棱镜底的朝向下外方。

三、棱镜屈光力的分解

棱镜屈光力分解(resolving prism power)是指将一棱镜屈光力分解成互相垂直的两棱镜屈光力。

可以通过作图法和计算法分解棱镜屈光力。在此,以 P_h 和 P_v 分别代表水平方向和垂直方向上的棱镜屈光力分量,二者合成的等效棱镜屈光力为 P 。

(一)作图法

如图 9-2-8 所示,先作水平和垂直两条轴,并标记眼别以方便后续表示棱镜底的方向。选用适当的比例尺,比如设定 1 cm 代表 $1^{\triangle}$,根据这一比例和棱镜底的方向在图中画出线段 OP 代表待分解的棱镜屈光力。再从 P 点分别作水平和垂直轴的平行线段并用尺测量,那么就得出棱镜屈光力的水平分量 P_h 和垂直分量 P_v 的大小和棱镜底的方向。

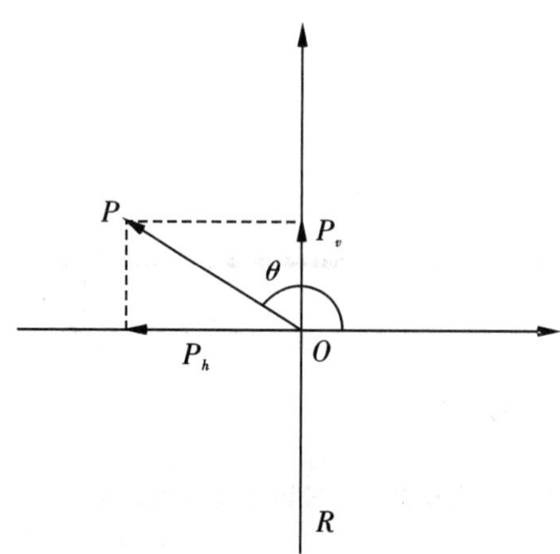

图 9-2-8　棱镜屈光力的分解

（二）计算法

我们可以运用矢量分解的方式进行棱镜屈光力的分解。根据图 9-2-8 可知，水平方向分量、垂直方向分量以及合成棱镜屈光力所代表的线段可构成一个直角三角形，那么根据三角形勾股定理有如下关系式：

$$P_h = P\cos\theta \qquad \text{（公式 9-2-3）}$$

$$P_v = P\sin\theta \qquad \text{（公式 9-2-4）}$$

式中 θ 为老式英国标记法表示的棱镜度方向，若 $\theta > 90°$，则按 $(180 - \theta)$ 计算。

在此需要注意的是，合成棱镜屈光力是个矢量，在水平和垂直方向上的分量也是矢量，矢量以正负表示方向。因此，我们在计算不同方向上的分量时，也可以将 P 的正负号直接代入，根据两个分量的正负来判断分解的两个棱镜底方向。

常见的棱镜处方中棱镜屈光力一般写的是正值，在本书中我们直接代入棱镜屈光力的正值计算了，并结合画图可以快速判断棱镜底朝向，无须判断题目涉及的每个矢量的正负。我们对涉及的矢量加上一绝对值符号“| |”来表示大小。

【例 9-2-4】 将放置于右眼前的 $5^{\triangle}$ 底朝上外方 150°棱镜分解为水平和垂直成分。

【解】

方法一：作图法：

如图 9-2-8 所示，量得：　$|P_h| = 4.33^{\triangle}$，底朝外

$|P_v| = 2.5^{\triangle}$，底朝上

计算法：$|P_h| = |P\cos\theta| = |5\cos(180 - 150)| = 4.33^{\triangle}$，底朝外

$|P_v| = |P\sin\theta| = |5\sin(180 - 150)| = 2.5^{\triangle}$，底朝上。

【例 9-2-5】 将放置于左眼前的 $4^{\triangle}$ 底朝下内方 60°棱镜分解为水平和垂直成分。

【解】

方法一：作图法

如图 9-2-9 所示，量得：　$|P_h| = 2^{\triangle}$，底朝内

$|P_v| = 3.47^{\triangle}$，底朝下

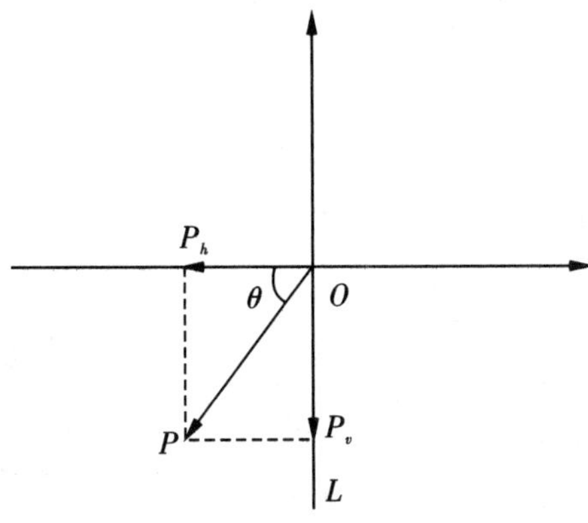

图 9-2-9　棱镜度的分解

计算法：$|P_h| = |P\cos\theta| = |4\cos 60| = 2^{\triangle}$，底朝内

$|P_v| = |P\sin\theta| = |4\sin 60| = 3.47^{\triangle}$，底朝下

（三）斜向交叉的棱镜屈光力合成

如果两棱镜底方向不是在垂直方向或水平方向，而是在斜向角度上，可以采用两种方法来合成棱镜。

方法一：作图法。根据棱镜底方向和棱镜度数值，做出两条带有方向的线段代替这两棱镜屈光力，以这两条线段为边做出平行四边形，用尺量出此四边形对角线的长度即代表了合成的棱镜屈光力大小，对角线所在的方向即为合成棱镜底方向。如图 9-2-10 所示。

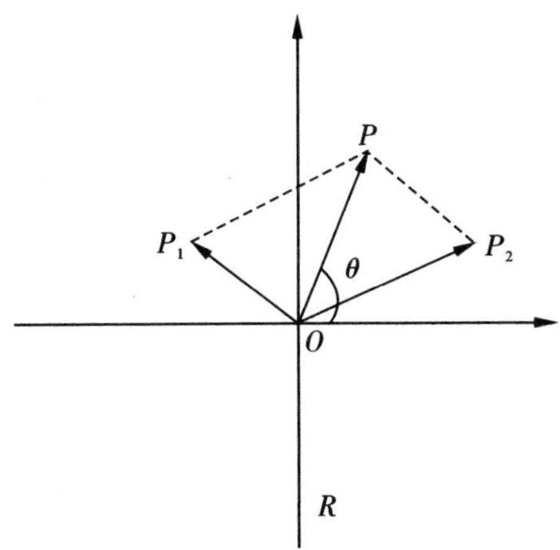

图 9-2-10　斜向棱镜的合成

方法二：计算法。根据前述棱镜屈光力合成与分解的方法，将两棱镜分别进行水平和垂直方向的分解，再将水平成分之和与垂直成分之和合成单一的等效棱镜屈光力。在

合成棱镜底方向不好判断时,我们可以画图快速辅助判断。

【例9-2-6】 右眼,$4^{\triangle}$ 底朝上外方135°和 $6^{\triangle}$ 底朝下外60°的合成棱镜效果是什么?

【解】

分析:按照"分解—合成—合成"的思路,我们可以将解题过程分为3步。第1步是将 $4^{\triangle}$ 分解到垂直和水平方向上,标记为 P_{v_1}、P_{h_1}。同时将 $6^{\triangle}$ 分解到垂直和水平方向上,标记为 P_{v_2}、P_{h_2}。第2步是分别进行各方向上的棱镜合成,即将垂直方向上的棱镜 P_{v_1} 和 P_{v_2} 合成为 P_v,将水平方向上的棱镜 P_{h_1} 和 P_{h_2} 合成为 P_h。第3步是将垂直方向上的棱镜 P_v 和水平方向上的棱镜 P_h 合成为 P,棱镜底的方向可以通过作图快速辅助判断。具体解题过程如下:

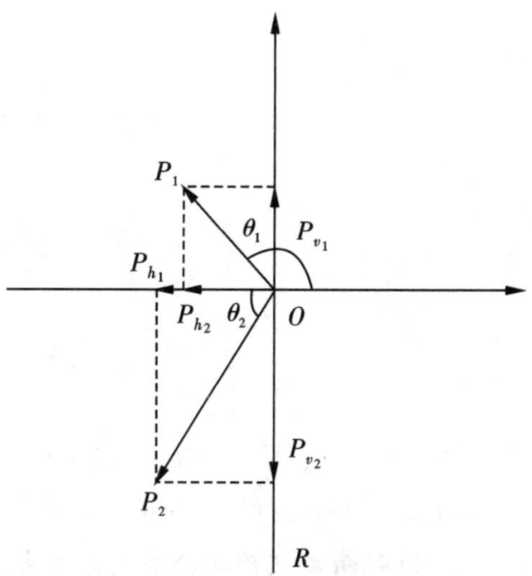

图9-2-11 斜向棱镜的合成

根据题目已知: $|P_1| = 4^{\triangle}$, $\theta_1 = 135°$, $|P_2| = 6^{\triangle}$, $\theta_2 = 60°$,

对于 $4^{\triangle}$ 底朝上外方135°棱镜,有如下关系式:

$$|P_{h_1}| = |P_1 cos(180 - \theta_1)| = |4\cos45| = 2.83^{\triangle}, \text{底朝外}$$

$$|P_{v_1}| = |P_1 sin(180 - \theta 1)| = |4\sin45| = 2.83^{\triangle}, \text{底朝上}$$

对于 $6^{\triangle}$ 底朝下外60°棱镜,有如下关系式:

$$|P_{h_2}| = |P_2 cos\theta_2| = |6\cos60| = 3^{\triangle}, \text{底朝外}$$

$$|P_{v_2}| = |P_2 \sin\theta_2| = |6\sin60| = 5.20^{\triangle}, \text{底朝下}$$

因此, 水平方向上: $|P_h| = |P_{h_1} + P_{h_2}| = |2.83 + 3| = 5.83^{\triangle}$,底朝外

垂直方向上: $|P_v| = |P_{v_2} - P_{h_1}| = |5.20 - 2.83| = 2.37^{\triangle}$,底朝下

合成棱镜屈光力大小: $|P| = \sqrt{{P_h}^2 + {P_v}^2} = \sqrt{5.83^2 + 2.37^2} = 6.29^{\triangle}$

$$\tan\theta = \frac{P_v}{P_h} = \frac{2.37}{5.83} = 0.41$$

$$\theta = \tan^{-1}\frac{P_v}{P_h} = \tan^{-1}0.41 = 22.29°$$

合成棱镜度大小为 $6.29^{\triangle}$,棱镜基底方向朝向下外方22.29°。

任务小结

1. 棱镜底向的表示方法有:老式英国标记法、新式英国标记法以及360°标记法,而且这3种标记方法可以相互转换。

2. 可以通过矢量作图和计算法进行棱镜屈光力的合成和分解。

3. 合成和分解棱镜屈光力时，不仅要求出棱镜屈光力的大小，而且要求出棱镜基底的方向。

4. 对于斜向交叉棱镜屈光力的合成，可以在将所有棱镜屈光力分解在垂直方向和水平方向的基础上，再进行棱镜屈光力的合成。

任务考核

1. 老式英国标记法怎么表示棱镜底方向？

2. 某棱镜底方向用360°标记法表示为右眼270°，相应的老式英国标记法、新式英国标记法怎么表示？

3. 某棱镜底方向用老式英国标记法表示为上外方150°，那么相应的新式英国标记法、360°标记法怎么表示？

4. 将棱镜6$^{\triangle}$ 底朝上内方30°以及棱镜4$^{\triangle}$ 底朝下内方120°合成为右眼的单一棱镜效果。

5. 将棱镜5$^{\triangle}$ 底朝上外方45°以及棱镜4$^{\triangle}$ 底朝下内方30°合成为左眼的单一棱镜效果。

任务三　透镜的棱镜效果与移心

人眼戴镜时，光线通过球面透镜、柱面透镜（非柱镜轴位方向）或球柱面透镜非光心的一点后均会发生偏折，这一点与棱镜的光学特性有相似的地方，那么，这一点的棱镜效果是多少呢？再者，人眼戴镜时，一般是眼镜的光心与人眼瞳孔保持在同一方位上，即使得眼镜光心距与人眼瞳距数值相同。但是有时出于视觉问题的矫治需求，我们会将镜片光心移动使其在原光心的位置（与人眼瞳孔位置在同一方位）产生了相应的棱镜效果，那么此时的移心量又应该是多少呢？

一、透镜的棱镜效果与Prentice's法则

（一）透镜的棱镜效果分析

结合前述所学习的透镜成像相关知识，可以得知：当一平行窄光束入射到球面透镜时，除了通过透镜光心的光线不会发生偏折，通过透镜上其他点的光线均会由于透镜屈光力的作用向透镜最厚的地方偏折。我们可以运用折射定律作图来证明上述内容。

假定平行窄光束通过整个球镜交于一共同点（不考虑球面像差），那么光线经透镜不

同位置入射后，折射光线与入射光线的角度之差不同，即偏向角不同，而且是透镜对偏离光轴越远的光线偏向作用越强，而透镜上任一点对光线的偏向作用就是透镜上这点的“棱镜效果（prismatic effect）”（图 9-3-1）。

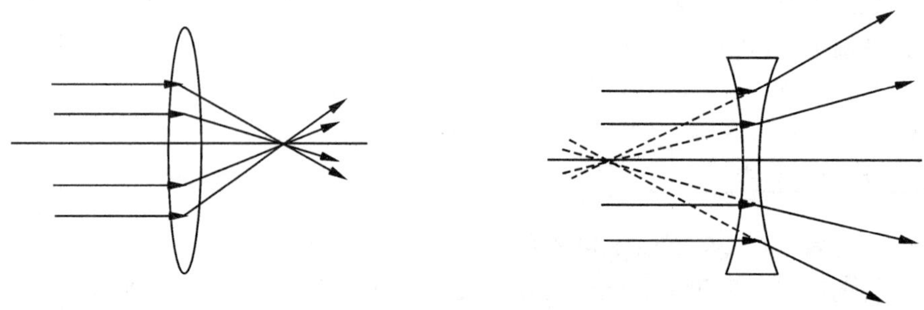

图 9-3-1 透镜的棱镜效果

我们把球面透镜分为正球镜和负球镜，二者形状不同、屈光力正负不同。对于正球镜，光线通过透镜后向透镜中心的方向（最厚部位）偏折；对于负透镜，光线通过透镜后则向透镜边缘的方向（最厚部位）偏折。因此，我们可以认为正球镜各点的棱镜效果的底向都朝向光心，负球镜各点的棱镜效果的底向都背离光心，而且越是远离光心其棱镜效果越大。此时，正、负球镜均相当于无数个小棱镜组成，只不过，正球镜相当于底相对的棱镜，负球镜相当于顶相对的棱镜（图 9-3-2）。

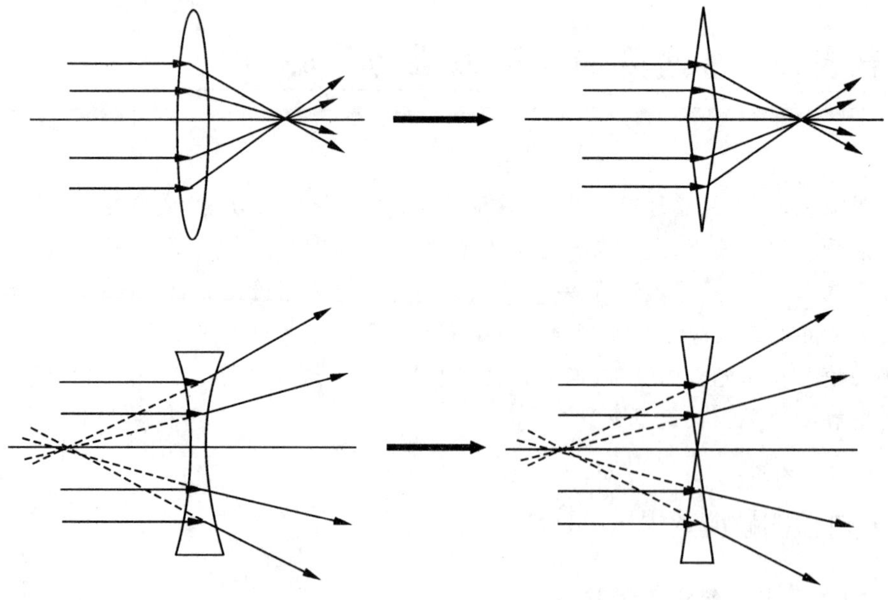

图 9-3-2 正、负球镜的棱镜效果

（二）Prentice's 法则

经前述分析可知，透镜上任一点的棱镜效果都可被看作是该点所具有的棱镜度，并且棱镜对光线的偏向作用随着该点到光心的距离增加而增加。如图 9-3-3 所示,一无限远的光束入射到透镜后发生偏折,则入射点的棱镜屈光力可以通过以下公式计算:

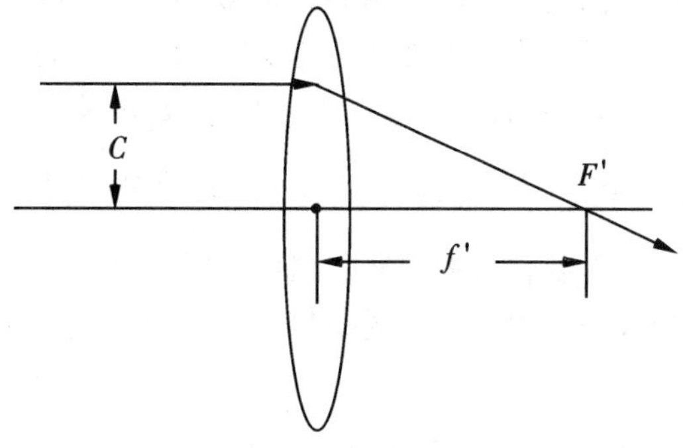

图 9-3-3　棱镜效果

$$P = \frac{100C}{f} = 100CF \qquad \text{(公式 9-3-1)}$$

式中,C 为光线入射点距离透镜光心的距离,单位是 mm;F 为透镜屈光力,单位是 D。

如果 C 的单位以 cm 表示,则 $P = CF$,代表了透镜上每一点的棱镜度等于该点到光心的距离(单位为厘米)乘以透镜的屈光力。该公式就是移心透镜的关系式,又被称为 Prentice′s 法则。忽略透镜产生的像差,这一关系式对任一入射角的光线均适用。在求不同类型透镜的棱镜效果时,F 值和 C 值均要基于透镜的类型特点进行计算。

(三)透镜移心

一般情况下,如果没有特殊说明,眼镜片的光轴通过观察眼的瞳孔中心,即眼镜片的光心位于瞳孔中心的正前方。我们将该眼镜片的光心位置称为"标准光心位置"。如果移动镜片使光心偏离"标准光心位置",新的光心处就产生了一定的棱镜效果,这一过程称为移心。

透镜移心的作用是控制一定的棱镜效果,即通过移心不仅可以产生所需的棱镜效果,也可以避免不需要的棱镜效果(图 9-3-4)。

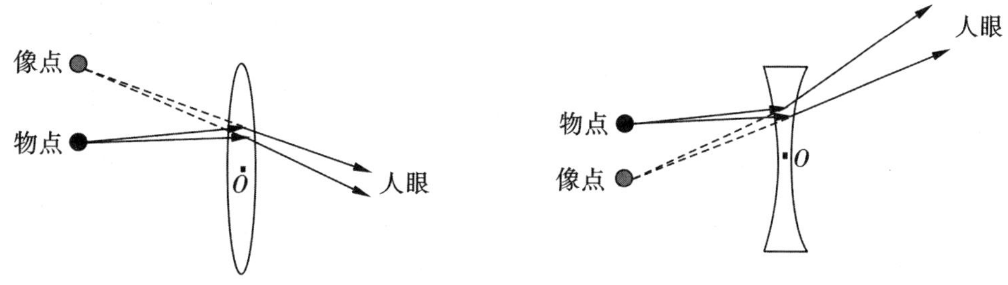

图 9-3-4　正透镜、负透镜移心的棱镜效果

光线通过透镜的光心时不产生棱镜效果。结合上述图例可知,正球镜向下移心时,光线在透镜上入射时,相当于透过底向下的棱镜,产生底朝下的棱镜效果。负球镜向

下移心时,光线在透镜上入射时,相当于透过底向上的棱镜,产生底朝上的棱镜效果。根据上述分析,要求透镜移心产生预期的棱镜效果,移心的方向需要根据是正透镜还是负透镜来定,正球镜移心的方向与所需棱镜底的方向保持一致,负球镜移心的方向与所需棱镜底的方向相反。比如,要产生底朝外的棱镜效果,就将正球镜光心外移,负球镜光心内移;要产生底朝内的棱镜效果,就将正球镜光心内移,负球镜光心外移。

根据 Prentice′s 法则:$P = CF$,有:$C = \dfrac{P}{F}$,根据这个公式,我们就可以计算出如果想达到某个大小的棱镜效果,需要移心的距离。当然,我们需要根据透镜类型,进行 F 的计算,比如球镜、柱面镜、球柱镜等不同类型透镜的 F 的计算方法有所不同。

(四)最小未切尺寸

最小未切割片大小取决于完成片的尺寸和形状。在加工镜片时,如镜片需要移心,那么未切割片必须有足够的大小以满足所需的移心。假定未切割片的光心与其几何中心重合,那么未切割片所需的最小直径应等于完成片的直径加移心量的两倍。将这种未切割片的大小称为最小未切尺寸(minimum size uncut,MSU)。一般未切割片直径从 47 ~ 65 mm 大小不等,实际大小依镜片的屈光度而定。

例如,完成片的直径为 47 mm,移心 1.5 mm,则所需的最小未切尺寸的计算值为 50 mm,如果考虑磨耗的话,还需要留出磨损量,则实际的最小未切尺寸是 52 mm。

二、球面透镜的棱镜效果和移心

(一)球面透镜的棱镜效果和移心特点分析

眼球通过球面透镜的光心看物体,成像位置和物体位置一致,该处的棱镜效果为零。当视线偏离光心时,透镜上的任一点均会产生棱镜效果。相比柱面镜、球柱镜,球镜任一点的屈光力均相等。因此有如下分析思路:

1. 在分析任意一点的棱镜效果时,运用公式 $P = CF$,F 值此时均为透镜的屈光力,C 值为这一点到光心的距离,二者乘积即为透镜这点的棱镜效果,棱镜底方向要看是正透镜还是负透镜来定。

2. 在分析透镜的移心时,运用公式 $C = \dfrac{P}{F}$,直接用所需的棱镜效果除以透镜的屈光力值,则为需要移心的距离 C 值(此时单位为 cm),移心的方向要看是正透镜还是负透镜来定。

当然,可以画图来辅助分析,这样分析过程更直观。

在此需要注意的是,棱镜屈光力 P 和移心距离 C 涉及矢量的概念,在计算中都可代入正负号计算,以正负号代表方向。不过,我们在此举例计算时,均直接代入 P、C 的正值计算其大小,棱镜底方向和移心方向的可结合图示快速判断,就无需再判断每个物理量的正负号了。在后续的柱面透镜、球柱面透镜中涉及的棱镜效果和移心计算中,也是均直接代入 P、C 的正值计算了,在矢量外加上一绝对值符号“| |”代表大小。

(二)透镜的棱镜效果分析实例

【例9-3-1】 右眼,+4.00DS、-3.00DS 透镜在光心内侧 2 mm 的棱镜效果分别是多少?

【解】

1. +4.00DS 球镜的棱镜效果

分析：如果要求棱镜效果就需要求出棱镜度数值和棱镜底的方向。求棱镜度的大小时，我们应选取 $P=CF$ 来计算。根据题意可知，$C=0.2$ cm，$F=+4.00$DS，那么二者之积即为棱镜度。求棱镜底方向时，如果觉得不好判断，可以画出 1 个十字代表透镜，以 O 代表光心，P 点代表想求棱镜效果的那一点。由于棱镜底朝向正球镜的光心，那么结合图示可以知道 P 点的棱镜底方向朝外侧（图 9-3-5）。具体求解过程如下：

光心内侧 2 mm：$|P|=|CF|=|0.2\times 4|=0.8^{\triangle}$，底朝外。

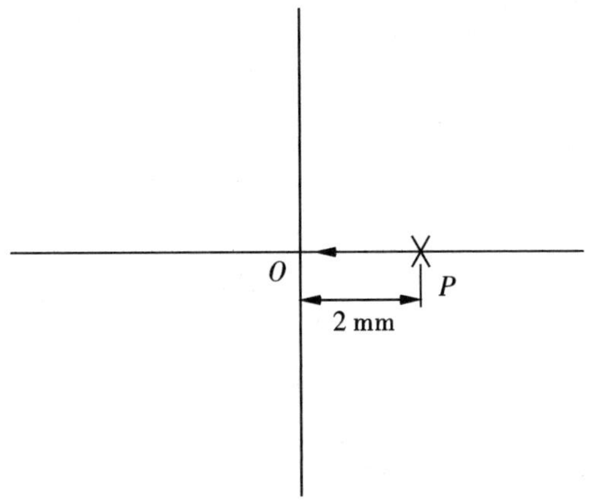

图 9-3-5　+4.00DS 透镜的棱镜效果

2. -3.00DS 球镜的棱镜效果

分析：同理，我们可以画 1 个十字形代表-3.00D 球镜，由于棱镜底背离负球镜的光心，那么结合图示可以知道 P 点的棱镜底方向朝内侧（图 9-3-6）。

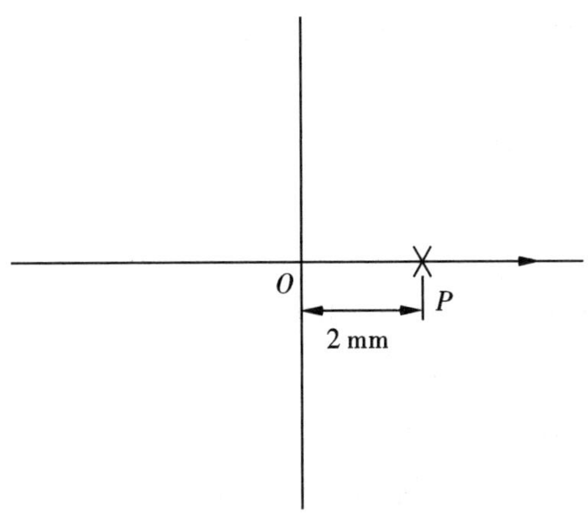

图 9-3-6　-3.00DS 透镜的棱镜效果

光心内侧 2 mm：$|P|=|CF|=|0.2\times(-3)|=0.6^{\triangle}$，底朝外。

【例 9-3-2】 右眼,+5.00DS 透镜,当近距离阅读时,视线通过的一点位于光心下方 6 mm 且偏内侧 2 mm,试计算该点垂直、水平以及合成棱镜效果。

【解】

分析:分步求解棱镜效果和合成棱镜效果。首先,选取 $P=CF$ 来计算棱镜效果。根据题意可知,$C_1=0.6$ cm, $F=+5.00$DS,二者之积即为该点垂直棱镜效果大小;$C_2=0.2$ cm, $F=+5.00$DS,二者之积即为该点水平棱镜效果大小。由于是正透镜,结合图示可知合成棱镜底朝向光心,水平方向棱镜底朝向外侧,垂直方向棱镜底朝向上侧。再者,求合成棱镜效果,应用 $P=\sqrt{P_h^2+P_v^2}$ 即可求解。具体求解过程如下:

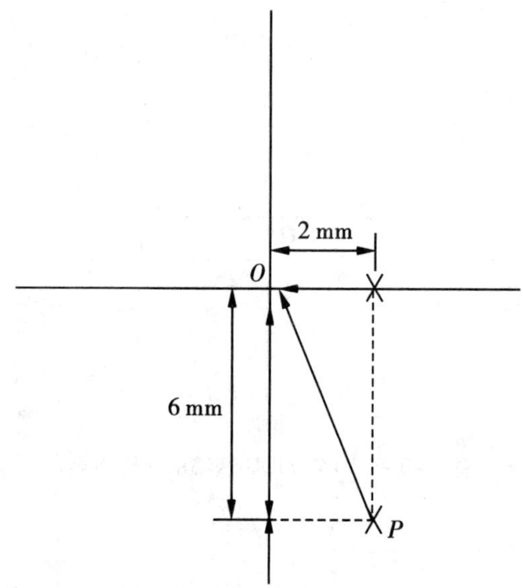

图 9-3-7 +5.00DS 透镜的棱镜效果

水平方向:$|P_h|=|C_hF|=|0.2\times 5|=1^{\triangle}$,底朝外。

垂直方向:$|P_v|=|C_vF|=|0.6\times 5|=3^{\triangle}$,底朝上。

合成棱镜屈光力大小:$|P|=\left|\sqrt{P_h^2+P_v^2}\right|=\left|\sqrt{1^2+3^2}\right|=3.16^{\triangle}$

$$\tan\theta=\frac{P_v}{P_h}=\frac{3}{1}=3$$

$$180°-\theta=180°-\tan^{-1}\frac{P_v}{P_h}=180°-\tan^{-1}3=108.43°$$

合成棱镜底方向朝向上外方 108.43°。

(三)球面透镜移心的分析实例

【例 9-3-3】 右眼处方是:+5.00DS 联合 $2^{\triangle}$ 底朝外,试计算透镜的移心量以产生所需的棱镜效果。

【解】

分析:透镜的移心量应根据公式 $C=\dfrac{P}{F}$ 进行计算。根据题意可知,$P=2^{\triangle}$,$F=$

+5.00D,二者相除即为移心量。由于是正透镜,移心的方向与所需棱镜底的方向一致,即向外移,如图所示,图中箭头代表棱镜底的方向。具体求解过程如下:

$|C|=\left|\frac{P}{F}\right|=\left|\frac{2}{5}\right|=0.4\ \text{cm}$,移心方向朝外。

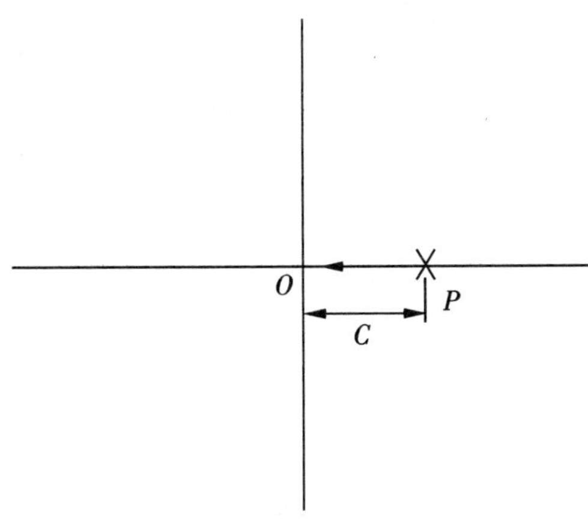

图 9-3-8　+5.00DS 透镜的移心

【例 9-3-4】　左眼处方是:-4.00DS 联合 $2^{\triangle}$ 底朝下,试计算透镜的移心量以产生的棱镜效果。

【解】

分析:透镜的移心量应根据公式 $C=\frac{P}{F}$ 进行计算。根据题意可知,$P=2^{\triangle}$,$F=-4.00\text{D}$,二者相除即为移心量。由于是负透镜,移心的方向与所需棱镜底的方向相反,即向上移,如图所示,图 9-3-9 中箭头代表棱镜底的方向。具体求解过程如下:

$|C|=\left|\frac{P}{F}\right|=\left|\frac{2}{-4}\right|=0.5\ \text{cm}$,移心方向朝上。

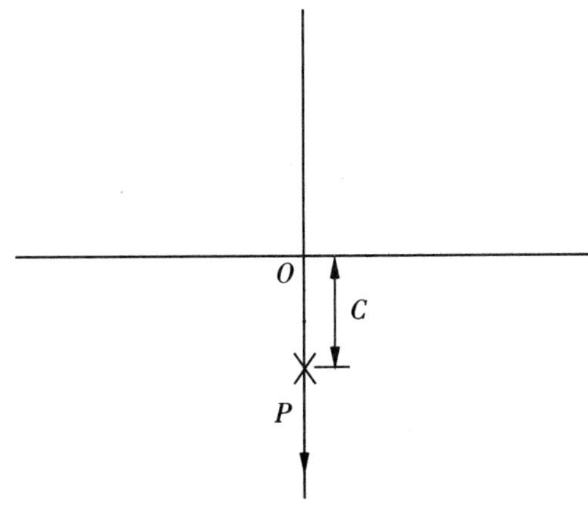

图 9-3-9　-4.00DS 透镜的移心

【例 9-3-5】 右眼处方是:+2.00DS 联合 $2^{\triangle}$ 底朝上和 $1^{\triangle}$ 底朝外,试计算透镜移心量以产生所需的棱镜效果。

【解】

分析:透镜的移心量应根据公式 $C=\dfrac{P}{F}$ 进行计算。根据题目要求,可以有两种方法求解。第一种方法是分别求出垂直方向和水平方向的移心量,再将移心量合成;第二种方法是先求出合成棱镜效果,再计算透镜的移心量(图 9-3-10)。具体求解过程如下:

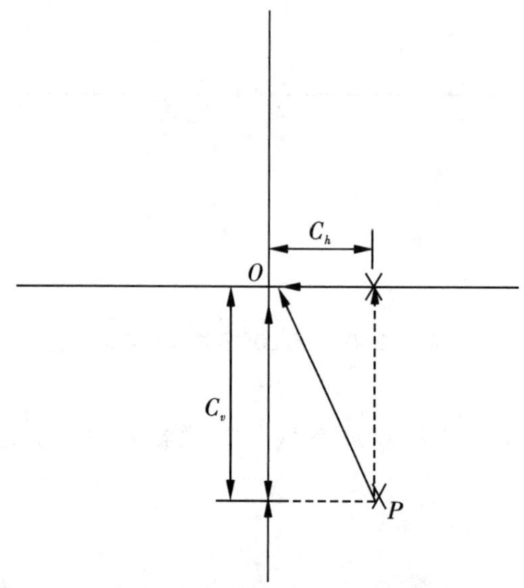

图 9-3-10 +2.00DS 透镜的棱镜效果

方法一:

垂直方向移心:$|C_v|=\left|\dfrac{P_v}{F}\right|=\left|\dfrac{2}{2}\right|=1\ \text{cm}$,移心方向朝上。

水平方向移心:$|C_h|=\left|\dfrac{P_h}{F}\right|=\left|\dfrac{1}{2}\right|=0.5\ \text{cm}$,移心方向朝外。

总移心量:$|C|=\left|\sqrt{C_v^{\ 2}+C_h^{\ 2}}\right|=\left|\sqrt{1^2+0.5^2}\right|=1.12\ \text{cm}$

$180°-\theta=180°-\tan\dfrac{C_v}{C_h}=180°-\tan\dfrac{1}{0.5}=116.56°$

移心方向为上外方 116.56°。

方法二:

合成棱镜屈光力大小:$|P|=\left|\sqrt{P_h^{\ 2}+P_v^{\ 2}}\right|=\left|\sqrt{1^2+2^2}\right|=2.24^{\triangle}$

移心量:$|C|=\left|\dfrac{P}{F}\right|=\left|\dfrac{2.24}{2}\right|=1.12\ \text{cm}$

$180°-\theta=180°-\tan\dfrac{P_v}{P_h}=180°-\tan\dfrac{2}{1}=116.56°$

移心方向为上外方 116.56°。

三、柱面透镜的棱镜效果和移心

（一）柱面透镜的棱镜效果和移心特点分析

柱面透镜由柱面和平面组成。沿着柱面透镜轴的方向没有屈光力，因此沿柱镜轴方向的任意一点不会产生棱镜效果，与轴垂直的方向上有最大屈光力。对于柱镜轴不在水平或垂直方向的情况，对应的棱镜效果也在倾斜方向上，那么在求这一类透镜的棱镜效果时，关键在于求出该点到柱镜轴的距离，即 C 值。

因此，有如下的分析思路：

1. 在分析任意一点的棱镜效果时，运用公式 $P = CF$，C 值为这一点到光心的距离，F 值为柱面透镜的屈光力值，二者乘积即为透镜这点的棱镜效果。如为正柱镜，则棱镜底方向朝向正透镜的轴位；如为负柱镜，则棱镜底方向背离负透镜的轴位。其中 C 值的计算可以结合图 9-3-11 进行理解：

假设柱面上任意一点距离光心的水平距离是 x cm，距离光心的垂直距离是 y cm，柱镜轴位是 θ。根据图 9-3-11 中的几何关系，我们可以推导出：$C = y\cos\theta - x\sin\theta$ 进行计算。

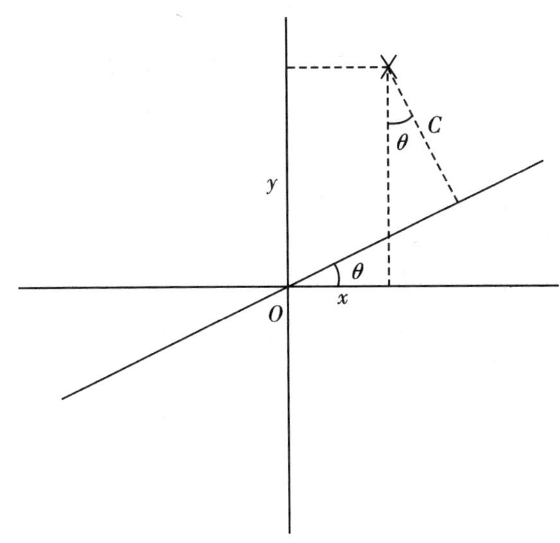

图 9-3-11　柱面透镜任意一点到柱镜轴的距离示意

2. 在分析透镜的移心时，可以运用公式 $C = \dfrac{P}{F}$ 求出 C 值。移心的方向要看是正透镜还是负透镜来定。当然，可以画图来辅助分析，这样分析过程更直观。

（二）柱面透镜的棱镜效果分析实例

【例 9-3-6】　右眼，+2.00DC×180 在光心上方 1.5 mm 处的棱镜效果是什么呢？

【解】

分析：根据题目可知，此柱面透镜的轴位在 180°方向，在光心上方 1.5 mm 处的一点位于垂直于轴的方向上，垂轴方向有最大屈光力 +2.00DC，那么 C 值为 1.5 mm，F 值为

+2.00,根据公式 $P=CF$ 可直接求解。该点的棱镜效果的示意图如下,棱镜底方向应朝向光心(朝下)(图 9-3-12)。具体的求解过程如下:

$|P|=|CF|=|0.15\times 2|=3^{\Delta}$,底朝下。

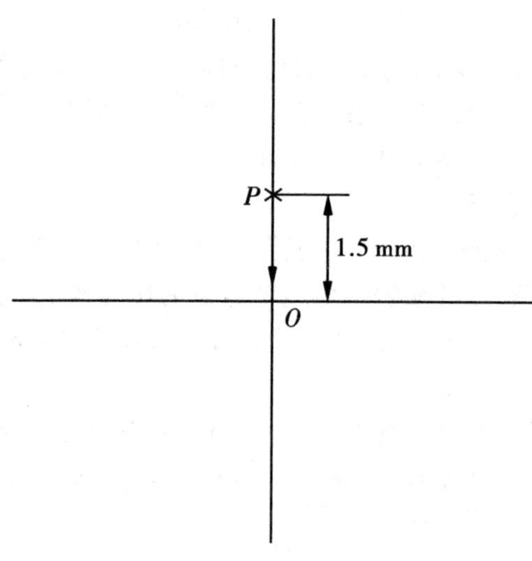

图 9-3-12 +2.00DC×180 透镜的棱镜效果

【例 9-3-7】 左眼,+3.00DC×90 在光心上方 4 mm 且偏内 3 mm 处的棱镜效果是什么呢?

【解】

分析:根据题目可知,此柱面透镜的轴位在 90°方向,则水平方向有最大屈光力 +3.00DC。该点位于光心上方 4 mm 处,偏内 3 mm 处,但是由于垂直(90°)方向没有屈光力,那就没有相应的棱镜效果。我们求解时,只需要根据公式 $P=CF$ 求出水平方向的棱镜效果即可。该点的棱镜效果的示意图如下,棱镜底方向应朝向光心(朝外)(图 9-3-13)。具体的求解过程如下:

$|P|=|CF|=|0.3\times 3|=0.9^{\Delta}$,底朝外。

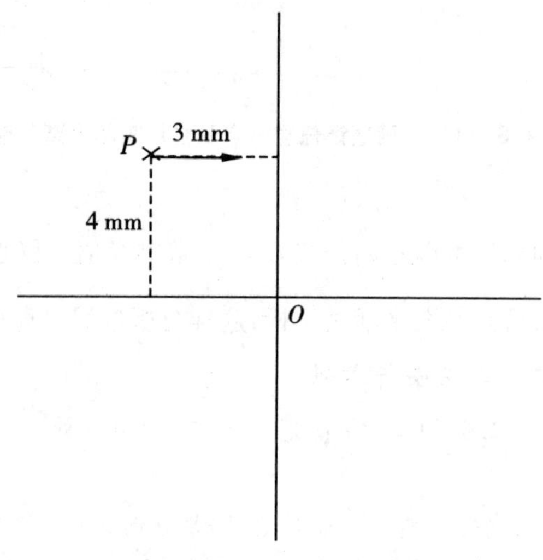

图 9-3-13 +3.00DC×90 透镜的棱镜效果

【例 9-3-8】 右眼,-2.00DC×30 在光心上方 6 mm 且偏内 4 mm 处的棱镜效果是什么呢?

【解】

分析:根据题目可知,此柱面透镜是一斜轴柱镜,那么我们可以运用公式 $C = y\cos\theta - x\sin\theta$ 计算 C 值,然后根据 $P = CF$ 进行求解(图 9-3-14)。具体求解过程如下:

$|C| = |y\cos\theta - x\sin\theta| = |6\cos30 - 4\sin30| = 3.2$ mm

$|P| = |CF| = |0.32 \times 2| = 0.64^{\triangle}$

结合下图,$\partial = 180° - (90° - 30°) = 120°$,则棱镜底朝上外 120°方向。

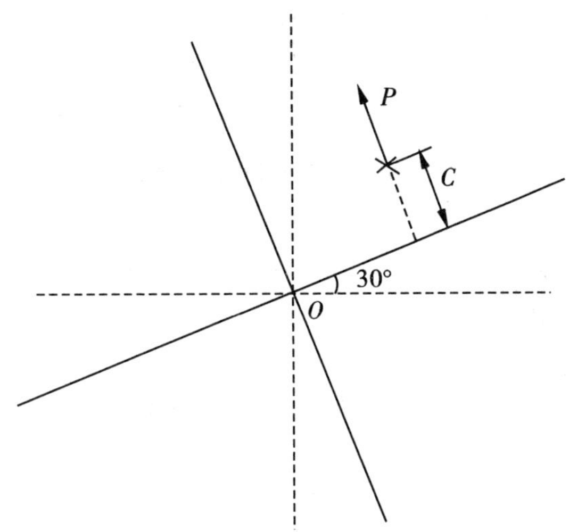

图 9-3-14　-2.00DC×30 透镜的棱镜效果

(三)柱面透镜移心的分析实例

【例 9-3-9】 右眼处方是:+2.00DC×90 联合 $4^{\triangle}$ 底朝外,试计算透镜的移心量所需的棱镜效果。

【解】

分析:根据题目可知,此柱镜的轴位在 90°方向,最大屈光力方向在 180°方向,当求底朝外的棱镜时,F 值为 +2.00DC,$P = 4^{\triangle}$,根据公式 $C = \dfrac{P}{F}$ 可求解移心量。由于是正柱镜,当需要求底朝外的棱镜时,需向外移光心(图 9-3-15)。具体求解过程如下:

$|C| = \left|\dfrac{P}{F}\right| = \left|\dfrac{4}{2}\right| = 2$ cm,移心方向朝外。

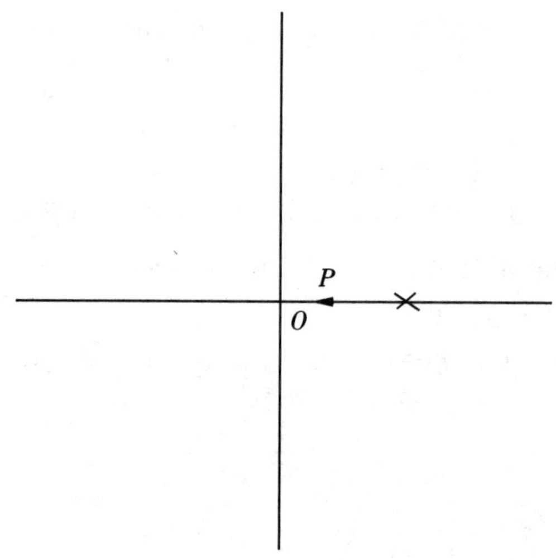

图 9-3-15 -2.00DC×90 透镜的移心

【例 9-3-10】 右眼处方是:-4.00DC×60 联合 $2^{\triangle}$ 底朝上外方 150°,试计算透镜的移心量以产生所需的棱镜效果?

【解】

分析:根据题意可知,此柱镜为斜轴柱镜,柱镜轴在 60°方向,最大屈光力方向在 150°方向。由于所需棱镜底向是上外方 150°方向,那么可以根据 $C=\frac{P}{F}$ 直接求解。具体求解过程如下。

根据题意可知,150°方向上的屈光力为:$F=-4.00$DC。

$|C|=\left|\frac{P}{F}\right|=\left|\frac{-4}{2}\right|=2$ cm,移心方向为朝向下内方 150°。

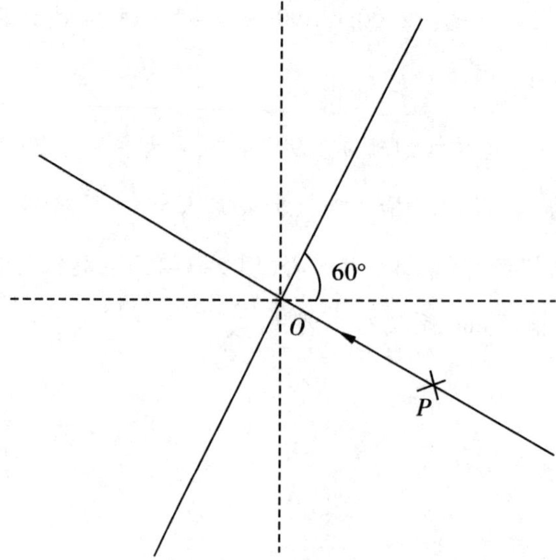

图 9-3-16 -4.00DC×60 透镜的移心

四、球柱面透镜的棱镜效果和移心

（一）球柱面透镜的棱镜效果和移心特点分析

任何一个球柱面透镜都可转换成两种形式，一种是将其看成是一球面透镜联合一平柱面透镜，另一种是将其看成是由两个不相等的平柱面正交相叠。那么我们在将球柱面透镜转换为上述任意一种形式后，就可以运用前述所学的球面透镜和柱面透镜的相关知识计算棱镜效果和移心。棱镜底方向和移心方向要结合透镜屈光力的正负进行判断。

（二）球柱面透镜的棱镜效果分析实例

【例 9-3-11】 右眼，球柱面透镜+1.00DS+2.00DC×90 在光心上方 4 cm，且偏内 1 cm 处的棱镜效果是什么？

【解】

1. 方法一：将球柱面透镜转化为球面加柱面形式

(1) 球面的棱镜效果

$F_1=+1.00\text{DS}$

$|P_{v_1}|=|C_{v_1}F_1|=|4\times1|=4^{\triangle}$，底朝下

$|P_{h_1}|=|C_{h_1}F_1|=|1\times1|=1^{\triangle}$，底朝外

(2) 柱面的棱镜效果

$F_2=+2.00\text{DC}$

$|P_{h_2}|=|C_{h_2}F_2|=|1\times2|=2^{\triangle}$，底朝外

(3) 合成棱镜度：

$|P_h|=|P_{h_1}+P_{h_2}|=|1+2|=3^{\triangle}$，$|P_v|=|P_{v_1}|=4^{\triangle}$

$|P|=\left|\sqrt{P_v{}^2+P_h{}^2}\right|=\left|\sqrt{4^2+3^2}\right|=5^{\triangle}$

$$\tan\theta=\frac{P_v}{P_h}=\frac{4}{3}=1.33$$

$$\theta=\tan^{-1}\frac{P_v}{P_h}=\tan^{-1}1.33=53.06°$$

棱镜底朝向下外方 53.06°。

2. 方法二：将球柱面透镜转化为两正交柱面叠加形式

(1) 柱面一的棱镜效果

$F_1=+1.00\text{DC}$

$|P_v|=|C_vF_1|=|4\times1|=4^{\triangle}$，底朝下

(2) 柱面二的棱镜效果：

$F_2=+3.00\text{DC}$

$|P_h|=|C_hF_2|=|1\times3|=3^{\triangle}$，底朝外

(3) 合成棱镜度：

$|P|=\left|\sqrt{P_v{}^2+P_h{}^2}\right|=\left|\sqrt{4^2+3^2}\right|=5^{\triangle}$

$\tan\theta = \frac{P_v}{P_h} = \frac{4}{3} = 1.33$

$\theta = \tan^{-1}\frac{P_v}{P_h} = \tan^{-1}1.33 = 53.06°$

棱镜底朝向下外方 53.06°。

【例 9-3-12】 右眼，球柱面透镜+2.00DS-1.00DC×90 向上内方 60°方向移心 2 cm 所产生的棱镜效果是什么?

【解】

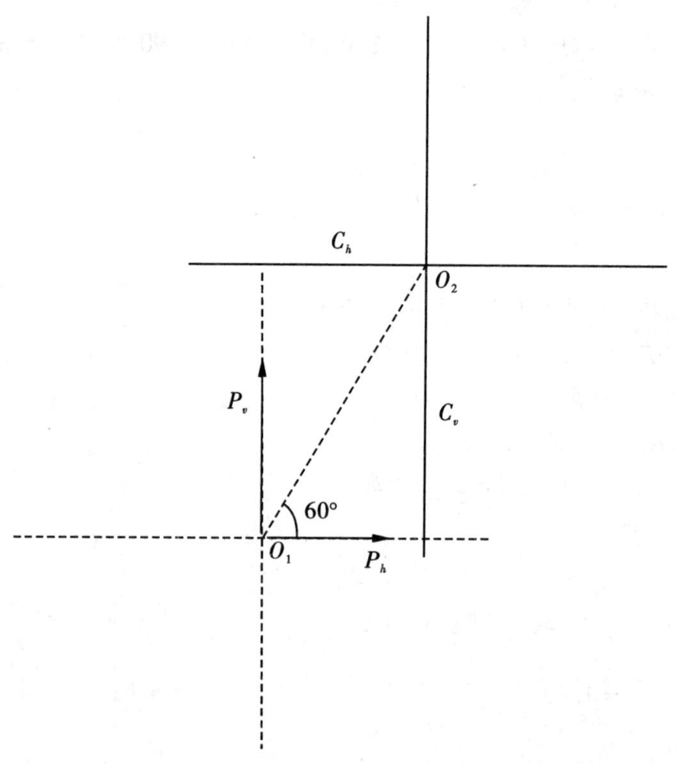

图 9-3-17　+2.00DS-1.00DC×90 透镜的移心

分析:可以画图辅助分析。在图 9-3-17 中,虚线十字代表了透镜未移心的位置,实线十字代表移心后透镜的位置。根据题意可知,所求的棱镜效果应是透镜光心移动到 O_2 位置后,O_1 点处的棱镜效果。因此,这道题就转化成了在下外方 60°方向距离光心 2 cm 处的棱镜效果。具体求解过程如下:

1. 将移心距离 1 cm 分解为水平和垂直移心距离

$|C_h| = |C\cos60°| = \left|2 \times \frac{1}{2}\right| = 1 \text{ cm}$

$|C_v| = |C\sin60°| = \left|2 \times \frac{\sqrt{3}}{2}\right| = 1.73 \text{ cm}$

2. 分别求出垂直和水平方向的棱镜度

根据题目可知，$F_v = +2.00\text{D}$，$F_h = +1.00\text{D}$

$|P_v| = |C_V F_v| = |1.73 \times 2| = 3.46^{\triangle}$，底朝上

$|P_h| = |C_h F_h| = |1 \times 1| = 1^{\triangle}$，底朝内

3. 计算合成棱镜度

$|P| = \left|\sqrt{{P_v}^2 + {P_h}^2}\right| = \left|\sqrt{3.46^2 + 1^2}\right| = 3.60^{\triangle}$

$$\tan\theta = \frac{P_v}{P_h} = \frac{3.46}{1} = 3.46$$

$$\theta = \tan^{-1}\frac{P_v}{P_h} = \tan^{-1}3.46 = 73.88°$$

棱镜底朝向上内方73.88°。

在上述实例中，是将球柱镜转化为两个柱面联合的形式，同样可以转化为球柱联合的形式，再进行垂直和水平方向棱镜度的计算，最后再合成棱镜度。

（三）球柱面透镜移心的分析实例

【例9-3-13】 左眼，+2.00DS-3.00DC×90 联合$1^{\triangle}$底朝内和$2^{\triangle}$底朝上，试计算移心量以产生所需的棱镜效果。

【解】

1. 计算垂直和水平方向移心量

根据题目可知，$F_v = +2.00\text{D}$，$F_h = -1.00\text{D}$

$|C_v| = \left|\frac{P_v}{F_v}\right| = \left|\frac{2}{2}\right| = 1\ \text{cm}$，向上移心

$|C_h| = \left|\frac{P_h}{F_h}\right| = \left|\frac{1}{-1}\right| = 1\ \text{cm}$，向外移心

2. 计算合成移心量

$|C| = \left|\sqrt{{C_v}^2 + {C_h}^2}\right| = \left|\sqrt{1^2 + 1^2}\right| = 1.41\ \text{cm}$

$$\tan\theta = \frac{C_v}{C_h} = \frac{1}{1} = 1$$

$$\theta = \tan^{-1}\frac{C_v}{C_h} = \tan^{-1}1 = 45°$$

合成移心方向朝向上外方45°。

【例9-3-14】 右眼，+2.00DS-1.00DC×180 联合$2^{\triangle}$底朝上内方30°，试计算移心量以产生所需的棱镜效果。

【解】

1. 计算垂直和水平方向棱镜度

$|P_h| = |P\cos30°| = \left|2 \times \frac{\sqrt{3}}{2}\right| = 1.73^{\triangle}$

$|P_v| = |P\sin30°| = \left|2 \times \frac{1}{2}\right| = 1^{\triangle}$

2. 计算垂直和水平方向移心量

根据题目可知，$F_v = +1.00\text{D}$，$F_h = +2.00\text{D}$

$$|C_v| = \left|\frac{P_v}{F_v}\right| = \left|\frac{1}{1}\right| = 1\ \text{cm}$$，向上移心

$$|C_h| = \left|\frac{P_h}{F_h}\right| = \left|\frac{1.73}{2}\right| = 0.87\ \text{cm}$$，向外移心

3. 计算合成移心量

$$|C| = \left|\sqrt{C_v^{\ 2} + C_h^{\ 2}}\right| = \left|\sqrt{1^2 + 0.87^2}\right| = 1.33\ \text{cm}$$

$$\theta = \tan^{-1}\frac{C_v}{C_h} = \tan^{-1}\frac{1}{0.87} = 48.97°$$

合成移心方向朝向上内方48.97°。

任务小结

1. 透镜上任一点对光线的偏向作用就是透镜上这点的“棱镜效果”。

2. 透镜可以看成是无数个小棱镜组成。

3. Prentice′s 法则：透镜上任一点的棱镜效果都可被看作是该点所具有的棱镜度，并且棱镜度可以根据公式 进行计算（C 的单位是 cm，P 的单位是$^{\triangle}$）。

4. 如果移动镜片使光心偏离“标准光心位置”，新的光心处就产生了一定的棱镜效果，这一过程称为移心。

5. 未切割片所需的最小直径应等于完成片的直径加移心量的两倍。

6. 透镜的棱镜效果和移心特点分析要根据透镜的类型（球面镜、柱面镜和球柱面镜）和透镜屈光力的正负进行分析，必要时可以画图辅助分析。其中，球面透镜上任一点的屈光力都相同；柱面透镜除了与轴平行的方向没有屈光力，其他方向均有相应的屈光力；球柱面透镜可以转换为球面与柱面联合或者柱面与柱面联合的形式。把握住以上类型透镜的特点，就可以进行相应的棱镜效果和移心分析。

任务考核

1. 右眼，−3.00DS 透镜在光心下方 3 mm 和光心内侧 2 mm 的棱镜效果分别是什么？

2. 左眼，+2.00DS 透镜在光心上方 1 cm 和光心内侧 3 cm 的棱镜效果分别是什么？

3. 右眼处方是：+2.00DS 联合 $2^{\triangle}$底朝上和 $1^{\triangle}$底朝外，试计算透镜移心量以产生所需的棱镜效果。

4. 左眼处方是：−2.00DS 联合 $2^{\triangle}$底朝上和 $4^{\triangle}$底朝内，试计算透镜移心量以产生所需的棱镜效果。

5. 左眼，−2.00DC×90 在光心上方 2 cm 且偏内 1 cm 处的棱镜效果是什么？

6. 左眼，−6.00DC×30 在光心上方 5 mm 且偏内 10 mm 处的棱镜效果是什么？

7. 右眼处方是:+3.00DC×180 联合 $3^{\triangle}$ 底朝上,试计算透镜移心量以产生所需的棱镜效果。

8. 左眼处方是:-1.00DC×60 联合 $1^{\triangle}$ 底朝上和 $2^{\triangle}$ 底朝内,试计算透镜移心量以产生所需的棱镜效果。

9. 右眼处方是:+4.00DS-1.00DC×180 联合 $4^{\triangle}$ 底朝外和 $3^{\triangle}$ 底朝下,试计算移心量以产生所需的棱镜效果。

10. 右眼处方是:+4.00DS-2.00DC×180 联合 $2^{\triangle}$ 底朝上内方 120°,试计算移心量以产生所需的棱镜效果。

任务四　棱镜与眼视光诊疗

日常生活中,近视戴镜者下楼梯时,可能会有一脚踩空的现象,这是为什么呢? 对于单纯老视患者的眼镜加工,我们可以选择将眼镜光心距做的比瞳距稍微小点,这又是为什么呢? 实际上,这都与透镜移心产生的棱镜效果相关。棱镜在眼视光工作中较为常见常用,不仅在部分眼视光检查中具有重要作用,而且在有双眼视问题的患者中发挥了重要的矫治作用。下面我们具体来看下棱镜在眼视光工作中的实际应用。

一、棱镜与眼视光仪器

(一)旋转棱镜

棱镜在眼视光工作中较为常见常用。在综合验光仪上,有一类外置辅镜叫旋转棱镜(risley rotary prism)。我们可以从 3 个方面来认识下旋转棱镜:一是从结构上来看,左右眼位置的旋转棱镜的内环均镶有三棱镜透镜,旋转棱镜的外环标记有棱镜的棱镜度刻度盘和棱镜底向游标。二是从操作上来看,当我们旋转旋转棱镜手轮时,旋转棱镜会随之旋转,从而改变棱镜度和棱镜底方向;当我们同时旋转左右眼的旋转棱镜手轮时,两个旋转棱镜的合成棱镜度会随之发生变化。实际上这里涉及了我们前述所学的棱镜度的合成相关知识。三是从功能上讲,由于棱镜的作用是将光线发生偏折而不改变其聚散度,那么在眼视光工作中我们可以利用棱镜这个光学特性进行双眼平衡、聚散力检查等。比如我们通过旋转左右眼前所加的棱镜,使左右眼前加上棱镜底向相反、棱镜度数值大小一样的棱镜,可以使左右眼看到的视标像呈现在两行,从而有利于比较上下两行视标像的清晰度,进行双眼平衡检查。

(二)有效棱镜屈光力

当眼去观察远处的目标物时,如果在眼前放置一个棱镜偏向角大小为 P 的棱镜,光线通过棱镜后会发生偏折,为了眼能看清光线偏折后所成的像,眼会转动一定的角度

θ ,此时 $\theta = P$,如图 9-4-1 所示。

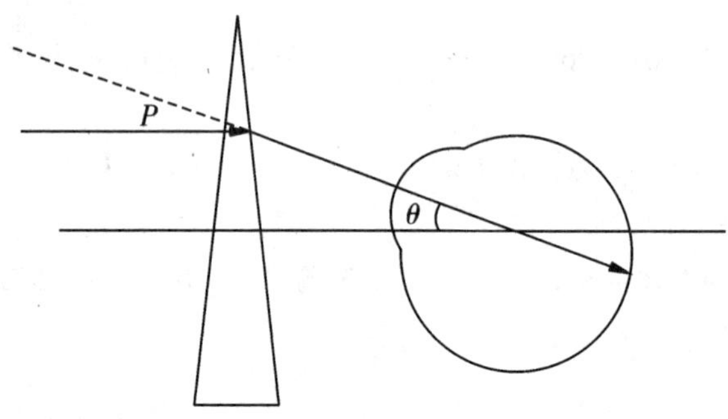

图 9-4-1 视远

如果眼观察近处目标物时,眼球转动的角度小于棱镜的偏向角,即 $\theta < P$。我们把视近棱镜的偏向角称为有效棱镜屈光力。令物距为 l,棱镜与眼球转动中心点 C 之间的距离为 l' 。根据图 9-4-2 中的几何关系和棱镜度定义可得:

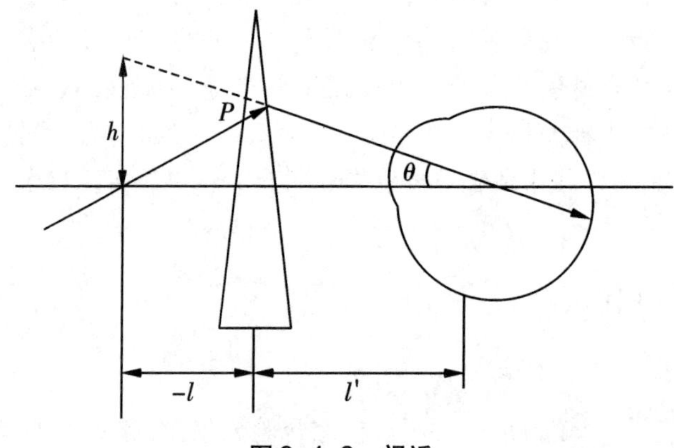

图 9-4-2 视近

$$P = \frac{h}{-l},\ \theta = \frac{h}{-l + l'}$$

那么,

$$\theta = \frac{Pl'}{l - l'} = \frac{P}{1 - \frac{l'}{l}} \qquad \text{(公式 9-4-1)}$$

根据上式可知,由于 l 为负值,所以有 $\theta < P$。但是当物体位于无穷远处时,即 $l = \infty$ 时,由上式可推断出 $\theta = P$。

同时,由此可以推出,当眼球需要转动 $5^{\triangle}$ 以观察一近物时,所需的棱镜度应大于该棱镜度。通常测试眼睛是将棱镜置于眼镜的位置。如果测试结果为视近时需要 $5^{\triangle}$,开出的处方仍然为 $5^{\triangle}$,但实际上眼球转动的角度小于该值。

二、棱镜与眼视光诊疗

（一）棱镜度在眼镜上的均分与斜视矫正

当远处的物点发出的光线透过棱镜后，像会偏向棱镜顶的方向，因此眼球也会随之向顶的方向转动，转动角度大小与棱镜的偏向角大小保持一致。比如说，眼前放置底朝上（下）的棱镜，眼球会相应地向下（上）方运动，底朝内（外）的棱镜使眼球向外（内）方运动，这是单眼的棱镜效果。如果在两只眼睛前各放置一个棱镜，将产生双眼的棱镜效果，又称为合成的棱镜效果。

1. 双眼棱镜底在水平方向时的双眼棱镜效果　当双眼棱镜的底在水平方向时，如果双眼棱镜底的方向相同，将产生叠加的棱镜效果；棱镜底的方向相反，将产生相抵的棱镜效果。比如，右眼前放置一底朝内的棱镜，左眼前放置一底朝外的但度数相同的棱镜，其结果是两眼都朝右运动，双眼的视线仍保持平行。两眼保持相同方向和大小的运动称为共轭运动。如果两眼前各放置一底朝外的棱镜，无论度数大小，其结果是两眼都朝内运动，产生两眼会聚。相反，两眼前各放置一底朝内的棱镜，两眼都朝外运动，则产生两眼分离。将两眼会聚或分离的运动称为非共轭运动。

【例 9-4-1】

如果两眼前各放置一棱镜，右眼 $3^{\triangle}$ 底朝外，左眼 $3^{\triangle}$ 底朝外，则双眼的棱镜效果为 $6^{\triangle}$ 底朝外。

如果两眼前各放置一棱镜，右眼 $3^{\triangle}$ 底朝内，左眼 $4^{\triangle}$ 底朝内，则双眼的棱镜效果为 $7^{\triangle}$ 底朝内。

如果两眼前各放置一棱镜，右眼 $3^{\triangle}$ 底朝外，左眼 $2^{\triangle}$ 底朝内，则双眼的棱镜效果为 $1^{\triangle}$ 底朝外。

2. 双眼棱镜底在垂直方向时的双眼棱镜效果　当双眼棱镜的底在垂直方向时，如果双眼棱镜底的方向相同，将产生相抵的双眼棱镜效果；若棱镜底的方向相反，将产生叠加的双眼棱镜效果，与棱镜底在水平方向时的情况正好相反。比如，两眼前各放置了底朝上且度数相同的棱镜，其结果是两眼发生幅度一致的向下运动即共轭运动；如果两眼前分别放置一底朝上和一底朝下的棱镜，则一眼向下运动，另一眼向上运动，产生垂直轴上的分离运动。

【例 9-4-2】

如果两眼前各放置一棱镜，右眼 $2^{\triangle}$ 底朝下，左眼 $2^{\triangle}$ 底朝下，则双眼的棱镜效果为 0。

如果两眼前各放置一棱镜，右眼 $3^{\triangle}$ 底朝上，左眼 $2^{\triangle}$ 底朝上，则双眼的棱镜效果为 $1^{\triangle}$ 底朝上。

如果两眼前各放置一棱镜，右眼 $2^{\triangle}$ 底朝上，左眼 $1^{\triangle}$ 底朝下，则双眼的棱镜效果为右眼 $3^{\triangle}$ 底朝上或左眼 $3^{\triangle}$ 底朝上。（注意此时应标注眼别）

3. 均分棱镜度　利用三棱镜的光学特性，可以矫治一些未达到手术指征或者弱视治疗中还不能做手术的斜视。如果所需的棱镜度较大时，单片棱镜矫正会使镜片过于笨重，导致双眼负荷不平衡。如果利用前面的合成的棱镜效果原理，将棱镜度均分于两眼，既可使左右眼镜片互相均衡，又同样可获得相同的视觉效果。这一方法称为“均分棱镜度”。

【例 9-4-3】

某人右眼需要$6^{\triangle}$底朝外的棱镜矫正内隐斜时，因棱镜底在水平方向上，利用叠加的双眼棱镜效果的原理，将两个底朝外$3^{\triangle}$的棱镜分别置于左右眼即可达到目的。

再如，某人左眼需要$4^{\triangle}$底朝内的棱镜矫正外隐斜时，因棱镜底在水平方向上，利用叠加的双眼棱镜效果的原理，将两个底朝外$2^{\triangle}$的棱镜分别置于左右眼即可达到目的。

（二）矫治眼肌障碍

许多眼肌患者同时存在着不同程度的屈光不正。此时，通过运用球面镜移心所产生的棱镜效果可以达到既矫正眼肌也矫正屈光不正的目的（图 9-4-3）。

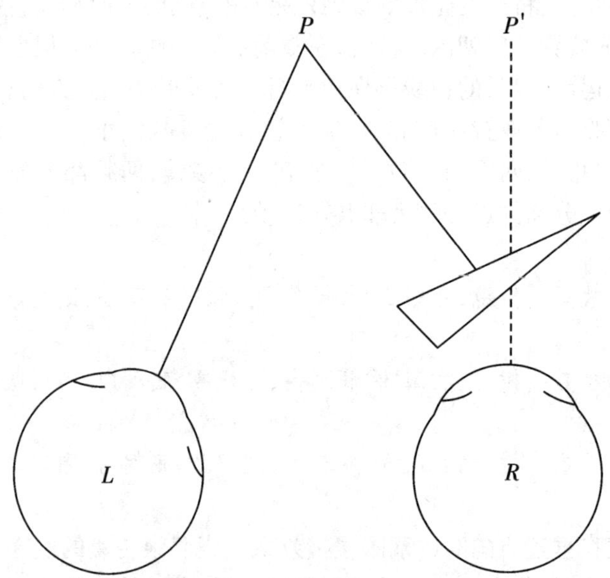

图 9-4-3 基底朝内的棱镜对眼睛有外展作用

（三）矫正集合功能不足

集合功能不足的患者戴上眼镜后，远视力很好，但视近物时间较长时，会出现头痛等症状。对于这类患者，我们可以在远视力容许的前提下，通过透镜的移心以产生基底向内的棱镜效果，达到矫正集合功能不足的目的。

有些老视患者戴上近用眼镜，视近物时间较长时也会出现不适。其原因为，眼睛的调节与集合功能是一对联动的功能，即同时动作。正常眼睛的调节与集合应维持一定的比例关系，这个关系称为调节集合比。如果破坏了这个关系，反映到临床上就是长期视物产生疲劳。人眼老视时，由于调节力的减退需要戴眼镜，其目的是使人视近物时少用调节，但是此时的集合并未改变。因此破坏了调节与集合的关系，产生了视疲劳。因此，我们可以通过透镜的移心产生基底向内的棱镜效果来使调节和集合达到平衡。常用的做法是：若近用眼镜是正透镜，制作时可使透镜的光心距比瞳距适当小一些。若近用眼镜是负透镜，制作时可使光心距大一些。

三、棱镜与眼视光相关现象

运用棱镜效果的相关知识，我们可以解释日常生活中的一些现象。生活中，我们会发现，有些近视戴镜者下楼梯时容易发生踩空，这是为什么呢？实际上，近视戴镜者平时戴镜时视轴会通过眼镜的光心，没有发生棱镜效果，像的位置相当于物没有发生偏移。但是当近视戴镜者下楼梯时，由于楼梯和人之间的空间位置关系，人眼可能会通过眼镜光心的下方视物，此时相当于在眼前加了基底朝下的棱镜，像会比实际物的位置向上移，人就容易踩空。

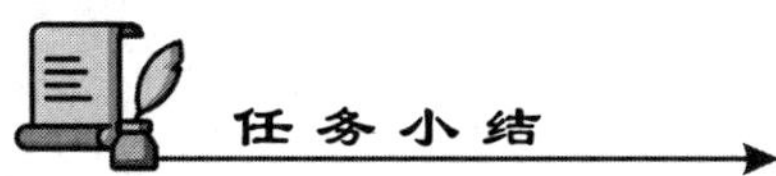

1. 旋转棱镜的旋钮可以调整棱镜度大小和棱镜底方向，旋转棱镜可以用于双眼平衡、聚散力检查等。

2. 视近棱镜的偏向角称为有效棱镜屈光力。当眼透过棱镜看无穷远处目标物时，眼球转动的角度 θ 与棱镜偏向角 P 相等；当眼透过棱镜看近处目标物时，眼球转动的角度小于棱镜偏向角。如以 l 代表物距，l' 代表棱镜与眼球转动中心点 C 之间的距离，则有如下关系式：

$$\theta=\frac{Pl'}{l-l'}=\frac{P}{1-\frac{l'}{l}}$$

3. 当双眼棱镜的底在水平方向时，如果双眼棱镜底的方向相同，将产生叠加的棱镜效果；棱镜底的方向相反，将产生相抵的棱镜效果。

4. 当双眼棱镜的底在垂直方向时，如果双眼棱镜底的方向相同，将产生相抵的双眼棱镜效果；若棱镜底的方向相反，将产生叠加的双眼棱镜效果，与棱镜底在水平方向时的情况正好相反。

5. 三棱镜可被应用于斜视矫治、眼肌障碍矫治、集合功能不足矫治等。

6. 可以通过双眼均分棱镜度，将棱镜度均匀分于两眼，既可使双眼负荷均衡，又同样可获得相同的视觉效果。

7. 当戴镜者戴镜时，如果眼镜的光学中心偏离人眼的瞳孔中心，在瞳孔正对眼镜片光心处会产生棱镜效果，通过运用棱镜效果的相关知识，可以用于分析生活中的一些光学现象，比如近视戴镜者下楼梯踩空的现象。

任务考核

1. 棱镜在眼视光工作中有哪些应用？
2. 什么是棱镜的有效屈光力？
3. “均分棱镜度”是什么意思呢？
4. 如果两眼前各放置一棱镜，右眼 3^{Δ} 底朝外，左眼 4^{Δ} 底朝外，则双眼的棱镜效果是多少？

5. 如果两眼前各放置一棱镜，右眼 $4^{\triangle}$ 底朝内，左眼 $2^{\triangle}$ 底朝外，则双眼的棱镜效果是多少？

6. 如果两眼前各放置一棱镜，右眼 $3^{\triangle}$ 底朝上，左眼 $1^{\triangle}$ 底朝下，则双眼的棱镜效果是多少？

7. 如果两眼前各放置一棱镜，右眼 $1^{\triangle}$ 底朝下，左眼 $1^{\triangle}$ 底朝下，则双眼的棱镜效果是多少？

8. 为什么有些近视戴镜者在下楼梯的时候容易踩空？

9. 一单纯的老视者，看近时两眼内聚的程度不够，看报纸时间久了感觉眼疲劳，如果给其下棱镜，棱镜底的方向应朝哪？为什么？

（谷中秀）

项目十

眼镜倍率

【项目简介】

屈光不正患者带上矫正眼镜,远处物体就能清晰地成像在视网膜,屈光不正眼就能清楚地看清远方物体。由于戴上了矫正眼镜,眼底像的大小产生了一定的变化,所见物体的大小与不戴眼镜时有差异,这就是眼镜放大倍率作用。这种放大倍率与镜片的屈光力和镜片的形式有关。

【项目分析】

本项目重点关注眼镜倍率对日常生活的影响,通过眼镜倍率、相对眼镜放大倍率、散光眼镜像放大与变形3个任务的学习了解眼镜倍率的基础知识、基本概念。同时结合所学知识。为眼镜验配打下良好光学基础。

【项目实施】

通过光学公式和视网膜成像图片帮助学习者理解眼镜倍率、相对眼镜放大倍率、散光眼镜像的放大与变形等内容。同时通过本内容的学习了解镜片影响因素及RSM临床意义,促进学习者掌握相关内容并融会贯通。

某视光中心接待一戴框架眼镜顾客,顾客屈光度数为 OD:-5.00DS-1.00DC×90 OS:-5.00DS-1.00DC×90,出现看不清楚远处物体的现象,并伴有重影。

请思考:①眼镜倍率对屈光矫正有何影响? ②影响眼镜放大倍率的原因有哪些?

任务一 眼镜放大倍率

在日常生活中,我们经常发现一些度数较高的患者主诉观察物体的时候,戴上眼镜和摘掉眼镜的时候有明显的区别,通过本任务学习,请解释上述问题。

一、眼镜放大倍率

由于眼镜的光学作用，屈光不正患者戴上了矫正眼镜后，所看到的物体与戴上眼镜前已有不同，主要是由于外界物体反射的光线首先要通过眼镜在通过眼睛屈光系统的屈折，结像于眼底，故此时视网膜像的大小（指横向线性大小）与未矫正时视网膜像的大小已发生了变化，这也就是矫正眼镜的放大或缩小作用。屈光不正眼经矫正后对远物所成视网膜像的大小与未被矫正时视网膜像大小的比值即称为眼镜放大倍率（spectacle magnification，SM）。该放大率与矫正眼镜的屈光力有关，也和其镜片的形式有关。

（一）屈光力放大率

由于矫正镜片屈光力发生了改变（变大或缩小）作用，称为屈光放大（或缩小）倍率（power magnification，SMP），其公式为：

$$SMp = \frac{1}{1 - LF} \qquad （公式 10-1-1）$$

式中，F 为矫正镜的屈光力（一般为后顶点屈光力），单位为 D；L 为眼镜与人眼屈光系统这两组透镜的间距，单位为 m。

关于 L 其起点位置，有 3 种意见：

1. 以眼的主点为起点，因一般涉及眼屈光系统的距离诸如物距、像距、远点距离、近点距离等均以主点为始，故有的学者以眼的第一主点作为起点（Gullstrand 精密模型眼第一主点位于角膜前顶点后方 1.35 mm 处）。

2. 以眼的节点为起点，因一般而言，物像的大小是由通过眼节点的光线确定，故主张以眼的第一节点作为起始基准点（该点位于角膜前顶点后方 7.33 mm 处）。

3. 以眼的入射光瞳中心为起点，Bennett 认为：模糊的视网膜像即朦像，像的大小由通过入射光瞳中心的光线所决定（图 10-1-1）。

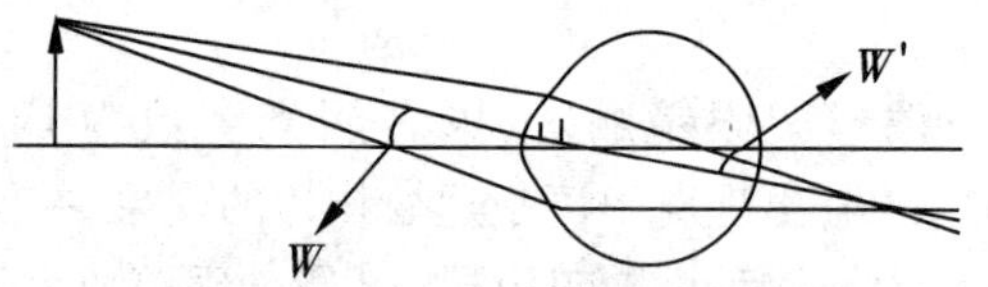

图 10-1-1　视网膜模糊像

该图中，W 和 W' 为像在入、出射光瞳中心所对应的角度，以 Gullstrand 精密模型眼为据，角 W 和 W' 具有恒定比例（$\tan W' = 0.82\tan W$）。故视网膜上清晰像与模糊像大小实际均为随着物体在眼入射光瞳中心处所对角度的大小而变化，所以主张以入射光瞳值作为 L 的起点，如是，L 值=镜眼距（mm）+3 mm（入射光瞳距角膜前顶点后方 3 mm）。

另外透镜对远处物体所成像的大小，还与物体在眼镜位置的张角 W 有关，目前基本上都采用入射光瞳为基准点，即 L 为矫正镜片到人眼入射光瞳的距离。

【例 10-1-1】 一副+3.00D 矫正镜戴于角膜前 12 mm 处，求该镜的屈光力放大率。

【解】 已知 $L=0.012\ \text{m}+0.003=0.015\ \text{m}$，$F=+3.00\text{D}$，代入公式得：

$$SMP = \frac{1}{1 - 0.015 \times 3} = 1.047$$，即放大了 4.7%。

【例 10-1-2】　若于眼前 12 mm 处戴-3.00D 矫正镜，求该镜的屈光放大率。

【解】　已知 $L = 0.012\ m + 0.003 = 0.015\ m$，$F = -3.00D$，代入公式得：

$$SMP = \frac{1}{1 - 0.015 \times (-3)} = 0.957$$，即缩小了 4.3%。

（二）形式放大率

影响眼镜放大倍率除上述镜片屈光力因素外，还有镜片的形式因素也称为形式因子、片形因素。即镜片的中央厚度、镜片材料折射率和镜片前表面屈光力，这些因素的改变，镜片的放大倍率同样发生变化，这种由于矫正镜片形式因素不同而发生的放大或缩小作用，称为形式放大倍率（shape magnification，SMs）。

$$SMs = \frac{1}{1 - F_1 \times \frac{t}{n}} \qquad \text{（公式 10-1-2）}$$

式中：t 为镜片中央厚度，单位为 m；n 为镜片材料的折射率；F 为镜片前表面屈光力。

【例 10-1-3】　眼前 12 mm 戴上+2.00D 矫正镜，若镜片折射率为 1.523，中央厚度为 3 mm，镜片前表面屈光力为+6.00D，求该镜片的形式放大率。

【解】　已知 $t = 0.003\ m$，$F = +6.00D$，$n = 1.523$，代入公式得：

$$SMs = \frac{1}{1 - 6 \times \frac{0.003}{1.523}} = 1.012$$，即放大了 1.2%。

形式放大率与镜片屈光力无关，只与镜片形式因素有关，所以在矫正镜片镜度不变而改变镜片的形式因素，例如增加镜片的弯度，即镜片的主点前移，实际上是增加了等效焦距，故放大率缩小，可见通过变更镜片的形式即能达到改变及控制矫正镜放大倍率的目的（不过目前眼镜片的工艺都是一定的模具进行生产，故要定做特殊镜片，需要向厂家提供参数，成本高）。

（三）总放大率

由上可知：为了使眼镜放大倍率公式更有使用价值，必须将镜片的“镜度因素”和“形式因素”同时纳入，这就是眼镜总放大率（spectacle magnification，SM），它是屈光放大率与形式放大率的乘积，即：

$$SM = SMp \times SMs = \frac{1}{1 - F_1 \times \frac{t}{n_L}} \times \frac{1}{1 - LF} \qquad \text{（公式 10-1-3）}$$

【例 10-1-4】　一矫正镜戴于眼前 12 mm，其镜度右眼+2.00DS，左眼+4.50DS。镜片的中央厚度为 3 mm，前表面的屈光力为+6.00D，折射率为 1.523 时，求眼镜放大率。

【解】　已知 $L = 0.012\ m + 0.003 = 0.015\ m$，$F_1 = +6.00D$，$n = 1.523$，

$F_{右} = +2.00D$，$F_{左} = +4.50D$，$t = 0.003\ m$，将其代入公式得：

右眼：$SM = SMp \times SMs = 1.102 \times 1.03 = 1.043$，即放大了 4.3%。

左眼：$SM = SMp \times SMs = 1.102 \times 1.07 = 1.085$ 即放大了8.5%，可见左眼的像放大率比右眼大了4.2%。

通过上述例题我们发现患者左右眼像的大小像差较大，上题中，若将右眼镜片增加厚度为 5 mm，增大前表面屈光力为+9.00D，而左眼镜片前表面的屈光力减少为+3.00D，并将厚度减少为2.5 mm，在通过计算来看一下：

右眼：$SM = SMp \times SMs = \dfrac{1}{1 - 9 \times \dfrac{0.005}{1.523}} \times \dfrac{1}{1 - 0.015 \times 2} = 1.06$

左眼：$SM = SMp \times SMs = \dfrac{1}{1 - 3 \times \dfrac{0.0025}{1.523}} \times \dfrac{1}{1 - 0.015 \times 4.5} = 1.075$

通过上述计算可见，左眼的像比右眼放大了1.5%，通过上述讨论，我们发现，屈光参差的患者，我们可以给患者设计眼镜，从而达到患者配戴框架眼镜的目的。

（四）眼镜放大倍率的临床意义

1. 物像不等矫正镜的设计　当两眼视网膜像大小差异引起视觉干扰时，就需要既能维持获得原来矫正视力所需的镜度、保持位置不变，又能改变左右眼视网膜像大小使其相等或接近，在这种情况下使用的眼镜称为物像不等矫正镜（iseikonic lens）。

由上述眼镜放大倍率的讨论，我们知道设计物像不等矫正镜时，在不改变原矫正屈光不正镜片的后顶点镜度情况下，可以通过改变镜片形式因素，即改变镜片厚度和前表面曲率，达到所需要的眼镜放大率，以改变成像大小，另外由公式我们知道也可以改变镜片的折射率以及戴镜的镜眼距，通常我们只是改变前面两个因素，来达到所需的眼镜倍率。

（1）当只改变眼镜片前表面屈光力这一参数时，即：

$SM = SMp \times SMs = \dfrac{1}{1 - F_1 \times \dfrac{t}{n_L}} \times \dfrac{1}{1 - LF}$，式中 F、n、t、l 均为定值，设新的倍率为 SM′时，前表面屈光力有 F_1 增加到 $F_1 + X$，则：

$$SM' = \frac{1}{1 - (F_1 + X) \times \dfrac{t}{n_L}} \times \frac{1}{1 - LF} \qquad \text{（公式 10-1-4）}$$

【例 10-1-5】 中心厚度、戴镜距离不变，求倍率增加2%时的镜片前表面屈光力。原来镜片的参数：+5.00D，t=4.5 mm，F_1=+6.13D，n=1.5。

【解】 $\dfrac{SM'}{SM} = 1.02$

$$1.02 = \frac{1 - \dfrac{0.0045}{1.5} \times 6.13}{1 - \dfrac{0.0045}{1.5}(6.13 + X)}$$

$X = 6.42$，即镜片前表面屈光力为 $6.13 + 6.42 = 12.55D$。

（2）当只改变镜片的中心厚度这一参数时，即：

$SM=\dfrac{1}{1-F_1\times\dfrac{t}{n_L}}\times\dfrac{1}{1-LF}$，式中 F、n、F_1、l 均为定值，设新的倍率为 SM' 时，镜片的中心厚度由 t 增加到 $t+Y$，则：

$$SM'=\frac{1}{1-F_1\times\dfrac{(t+Y)}{n_L}}\times\frac{1}{1-LF}$$

【例 10-1-6】 矫正镜戴镜距离不变，求倍率增加2%时的中心厚度，其他原镜片设计参数。

【解】 $F=+10.00D$，$F_1=+15.35D$，$t=4$ mm，$n=1.5$，$\dfrac{SM'}{SM}=1.02$，代入公式中得：

$$1.02=\frac{1-\dfrac{0.004}{1.5}\times 13.35}{1-\dfrac{0.004+Y}{1.5}\times 13.35}$$

$$Y=1.8\ \text{mm}$$

即增加了1.8 mm后实际厚度为5.8 mm时可使视网膜像放大率增加2%。

物像不等镜用以矫正如屈光参差等引起的物像不等，是减轻双眼视像大小不等症的一种简便方法。

2. 眼镜放大率的研究　验光者应该要清楚镜片放大倍率的差异可致物像不等，是引起物像不等的光学原因之一，镜片的放大倍率说明，一副眼镜尽管镜度相同，若其形式或厚度不同，戴用后其视网膜像大小也会不等，从而使戴镜者出现眼胀、头晕、视疲劳等症状。临床上，最常见就是患者戴旧眼镜十余年，突然换新的眼镜，镜度没有发生改变，患者会出现不舒服，我们应该要考虑镜片的影响因素，故临床上影像不等症也可能是由于镜度、折射率、镜片的制作形式或厚度等引起的，因此眼镜的放大倍率在临床上非常重要。

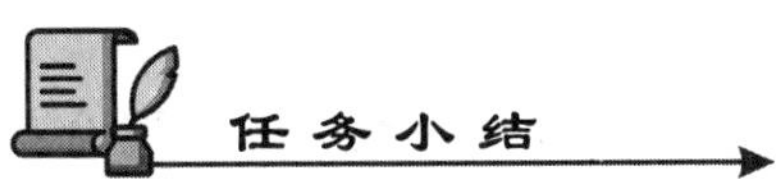

1. 屈光不正眼经矫正后对远物所成视网膜像的大小与未被矫正时视网膜像大小的比值即称为眼镜放大倍率。

2. 影响眼镜放大倍率除上述镜片屈光力因素外，还有镜片的形式因素也称为形式因子、片形因素。即镜片的中央厚度、镜片材料折射率和镜片前表面屈光力，这些因素的改变，镜片的放大倍率同样发生变化，这种由于矫正镜片形式因素不同而发生的放大或缩小作用，称为形式放大倍率。

3. 屈光参差的患者可以通过设计来配戴舒适的眼镜。

任务考核

(1)一副 +5.00D 矫正镜戴于角膜前 12 mm 处,求该镜的屈光力放大率。

(2)眼前 12 mm 戴上 +4.00D 矫正镜,若镜片折射率为 1.523,中央厚度为 3 mm,镜片前表面屈光力为 +8.00D,求该镜片的形式放大率。

(3)一矫正镜戴于眼前 12 mm,其镜度右眼 +3.50D,左眼 +4.50DS。镜片的中央厚度为 3 mm,前表面的屈光力为 +8.00D,折射率为 1.523 时,求眼镜放大率。为了使得左右眼的眼镜放大率一样,在只能改变厚度时,镜片的厚度变为多少才能满足要求?

任务二 相对眼镜放大倍率

--屈光力为-5.00D 的矫正眼镜,戴于眼角膜前 15 mm 处。眼镜片前表面屈光力 +3D,中央厚 4 mm,求相对放大倍率。请思考:①轴性屈光不正眼矫正时像大小的变化。②屈光性屈光不正眼矫正时像大小的变化。

在前面讨论眼镜倍率的时候,所涉及的像有时是清晰的像,有时是模糊的像,而且当患者为远视眼的时候,若调节充分的话,患者的像是清晰的,若调节不充分,患者的像是模糊的,因此我们得出一个新的概念、即为相对眼镜倍率(relative spectacle magnification,RSM),是矫正屈光不正后的眼视网膜像的大小与正视眼视网膜像大小的比值,这是以正视眼的视网膜像大小为基准尺度,和调节无关。

$$\text{RSM}=\frac{\text{矫正屈光不正后的眼视网膜像的大小}}{\text{正视视眼视网膜像大}}$$

屈光不正戴镜矫正后视网膜像的大小是与眼本身屈光不正性质密切相关。理论上屈光不正分为轴性和屈光性,前者眼轴比标准模型眼长(近视眼)或短(远视眼),但是眼的屈光能力与模型眼相同,后者恰恰相反,是轴长属于正常或基本正常,但是眼的屈光能力过强(近视眼)或过弱(远视眼)。当然实际上,以上两种原因常常一起存在,也可以以某一中为主,如高度近视眼患者,轴长过长为主要的原因。

一、轴性屈光不正眼矫正时像大小的变化

依 Kaapp 法则所示,依透镜的成像规则,凡通过焦点的投射光线经屈折后,屈折光线与主轴平行,故在轴性屈光不正矫正时,矫正镜如戴在眼、物侧焦点位置(角膜顶点前 15.7 mm)时,则不论此眼是远视还是近视性,也不论其屈光不正度是多少,远方物体在视网膜影像大小与正视眼相同,因而不存在戴矫正眼镜后视物后像大小的问题。这说明轴性屈光不正时矫正眼镜的相对放大倍率为 1。

但实际上,眼镜很难准确放在前焦点的位置,眼镜配戴位置改变时像大小的变化,可先借助于下面的图来理解。

图 10-2-1 清楚地显示了透镜焦距长(屈光力弱)时像较大;焦距短(屈光力强)时像则较小。由此可知,当矫正眼镜与眼的距离比眼的物侧焦点距离短时,以凸透镜矫正的远视眼其视网膜上的像要较正视眼的像缩小,而以凹透镜矫正的近视眼其视网膜上像则要较正视眼的像增大(图 10-2-2)。

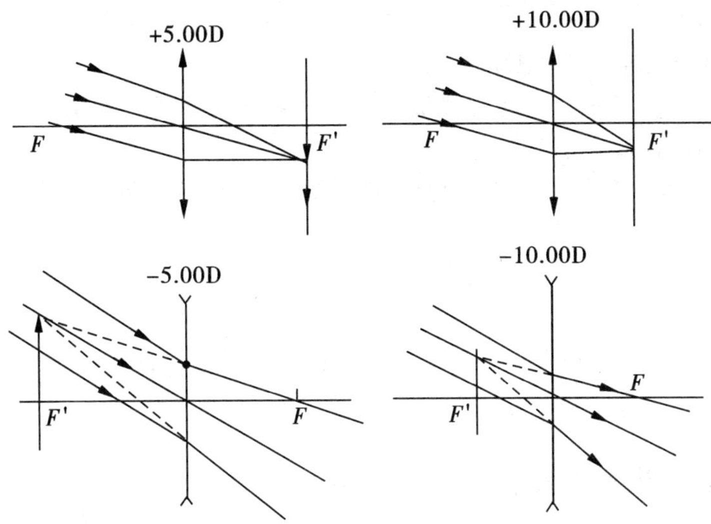

图 10-2-1　透镜焦距与像大小关系

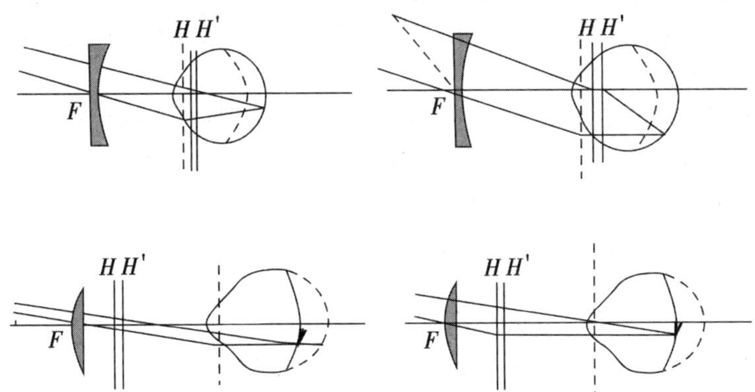

图 10-2-2　轴性屈光不正时,眼镜戴于前焦点位置和近移位置像大小变化比较

轴性屈光不正时的放大倍率公式为:

$$\mathrm{RSM}=\frac{1}{1-(L-f')F} \qquad \text{(公式 10-2-1)}$$

式中:L 为眼镜后顶点至眼第一主点距,单位为 m(眼第一主点位于角膜顶点后方 1.35 mm 处);f' 为眼的前焦点距离,17.05 mm;F 为矫正镜屈光力 D。

【例 10-2-1】 一轴性近视眼以 -5.00D 镜矫正，当眼镜戴与角膜顶点前方 12 mm，求矫正镜的相对放大率。

【解】 已知 $L=(0.012+0.00135)\text{m}=0.01335\text{ m}$，$f'=0.01705\text{ m}$，$F=-5.00\text{D}$，代入公式得：

$$\text{RSM}=\frac{1}{1-(L-f')F}$$

$$\text{RSM}=\frac{1}{1-(L-f')F}=\frac{1}{1-(0.01335-0.01705)\times(-5)}$$

RSM = 1.0188，即放大了 1.88% 。

【例 10-2-2】 一轴性远视眼以 +5.00D 镜矫正，当眼镜戴与角膜顶点前方 12 mm，求矫正镜的相对放大率。

【解】 已知 $L=(0.012+0.00135)\text{m}=0.01335\text{ m}$，$f'=0.01705\text{ m}$，$F=+5.00\text{D}$，代入公式得：

$$\text{RSM}=\frac{1}{1-(L-f')F}$$

$$\text{RSM}=\frac{1}{1-(L-f')F}=\frac{1}{1-(0.01335-0.01705)\times(+5)}$$

RSM = 0.982，即缩小了 1.8% 。

二、屈光性屈光不正眼矫正时像大小的变化

屈光性屈光不正患者，眼球轴长属正常或基本正常，在通常的眼镜位置，其戴用矫正镜后视网膜像大小变化与轴性屈光不正者正好相反，因屈光性屈光不正戴矫正镜后像不变化位置的点已不再是物侧焦点，而是第一主点，但矫正镜不可能置于眼第一主点处，(隐形眼镜可以大致接近该状态)，故以凹透镜矫正的近视眼其视网膜像会变小，而远视眼矫正后的像则会变大。

在考虑计算屈光性屈光不正矫正镜相对于放大倍率时，与轴性时的 RSM 公式不同，这是因为屈光性屈光不正眼的折光力不再与标准模型眼相同，此时矫正眼镜在眼处(第一主点)的有效镜度加上眼本身的总的屈光力，始终等于标准模型眼的屈光力，故经推导，屈光性屈光不正时矫正眼镜的相对倍率计算公式为：

$$\text{RSM}=\frac{1}{1-LF} \qquad \text{（公式 10-2-2）}$$

公式中：L 为从眼的主点位置开始测量的眼镜戴用的距离。

该公式与眼镜屈光力放大倍率公式相同，但是那时忽略像的清晰程度与否，仅是取光线角度变化，其 L 值以入射光瞳始，但在 RSM 时，是已经矫正成为视网膜清晰像与标准模型眼像的比率，L 值以眼第一主点始。

【例 10-2-3】 屈光性近视眼以 -5.00D 矫正，该眼镜戴于角膜顶点前方 12 mm 时，求其相对眼镜倍率。

【解】 已知 $L=(0.012+0.00135)\text{m}=0.01335\text{ m}$，$F=-5.00\text{D}$，代入公式得：

$$\text{RSM}=\frac{1}{1-LF}$$

$$\mathrm{RSM}=\frac{1}{1-0.01335\times(-5)}$$

RSM=0.937，即缩小了6.3%。

【例10-2-4】 屈光性近视眼以+5.00D矫正，该眼镜戴于角膜顶点前方12 mm时，求其相对眼镜倍率？

【解】 已知 $L=(0.012+0.00135)\,\mathrm{m}=0.01335\ \mathrm{m}$，$F=+5.00\mathrm{D}$，代入公式得：

$$\mathrm{RSM}=\frac{1}{1-LF}$$

$$\mathrm{RSM}=\frac{1}{1-0.01335\times(+5)}$$

RSM=1.072，即放大了7.2%。

三、相对眼镜倍率的临床意义

由上面的讨论可知，轴性屈光不正和屈光性屈光不正虽所戴的眼镜屈光度相等，镜眼距相同，其放大倍率却不同，从这个意义上来看，轴性屈光参差以眼镜矫正较为理想，而角膜接触镜矫正时反而会出现像差较大，屈光性屈光不正则反之。

但是由于轴性屈光不正与屈光性在普通检测中很困难，并且两者常常共存，所以即使测知眼轴长，按正视化理论、角膜、晶体等曲度也可能代偿性变小，从而眼屈光系统屈光度已经起了变化，另外视网膜成像大小还与视网膜到大脑的整个过程有关，因此RSM目前还在理论中。

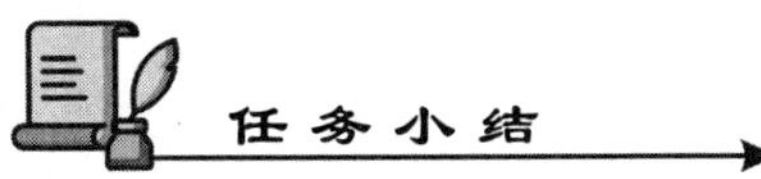

1. 相对眼镜倍率，是矫正屈光不正后的眼视网膜像的大小与正视眼视网膜像大小的比值。

2. 轴性屈光不正和屈光性屈光不正虽所戴的眼镜屈光度相等，镜眼距相同，其放大倍率却不同，从这个意义上来看，轴性屈光参差以眼镜矫正较为理想，而角膜接触镜矫正时反而会出现像差较大，屈光性屈光不正则反之。

3. 在公式使用中要注意 L 的取值。

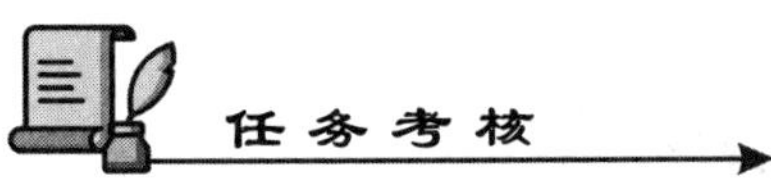

1. 一轴性近视眼以镜矫正，当眼镜戴与角膜顶点前方，求矫正镜的相对放大率。

2. 下列对眼镜倍率叙述错误的一项是(　　)

A. 对正透镜来说，像是放大的

B. 对负透镜来说，像是缩小的

C. 对远视眼来说相同的度数，隐形眼镜看到的像，比框架眼镜看到的像更接近真实像

D. 对近视眼来说相同的度数，框架眼镜看到的像，比隐形眼镜看到的像更接近真实像

3. 和眼镜放大倍率有关的是(　　)

A. 角放大倍率

B. 屈光率放大倍率

C. 横向放大倍率

D. 形式放大倍率

任务三　散光矫正眼镜像的放大与变形

某患者一眼验光结果为+5.00DS/+3.00DC×180。请思考:①其等效球镜屈光力是多少?②等效球镜使用后是否还需交叉柱镜进行矫正?

未矫正的散光眼由于眼的两个主子午线放大率有差异,产生了视网膜的变形,大约每1.00D角膜散光有0.3%的像变形。在散光眼被矫正后,视网膜像由朦像转为清晰的像,然而此时视网膜的像仍在变形,此乃是由于镜片两个主方向的屈光力不同导致放大倍率有差异,若散光镜片球柱面作于镜片的前表面,即所谓外散镜片时,影响放大率的形式因素中的 F_1 不同,更导致了形式放大率的变化,更加剧了两个主子午线方向的总放大率差,视物变形会更为严重。

下面先以两例薄散光镜的放大率计算作为说明。

【例10-3-1】　-5.00DC×90 矫正镜(戴镜距离12 mm)。

【解】　已知 $L=(0.012+0.003)\text{m}=0.015\ \text{m}$,水平方向的 $F=-5.00\text{D}$,代入公式得:

$\text{SMp}=\dfrac{1}{1-0.015\times(-5.00)}=0.93$,即水平方向的作用缩小7%。

故该矫正镜戴用后,视远处十字线视标时,该视标水平方向所反射的光线入射于眼视网膜所形成的横线要较短,而发自视标垂直方向的光线在视网膜所形成的纵线长短未变,如图10-3-1所示,若视正方形则会视为长方形。

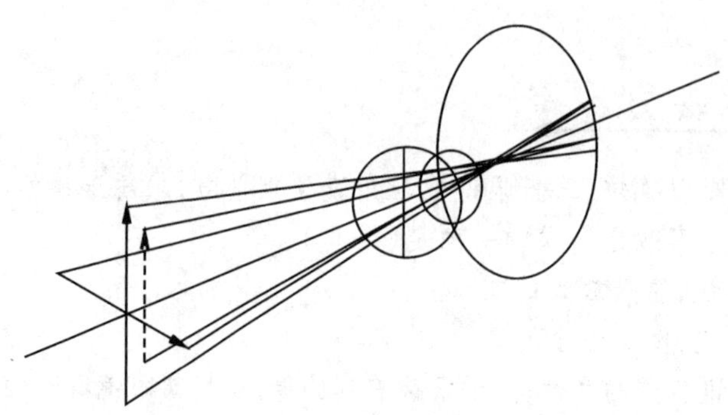

图10-3-1　-5.00DC×90 镜戴后像大小变化

【例 10-3-2】　-3.00DC×180 矫正镜(戴镜距离 12 mm)。

【解】　已知 $L=(0.012+0.003)\text{m}=0.015\text{ m}$,垂直方向的 $F=-3.00\text{D}$,代入公式得:

$SMp=\dfrac{1}{1-0.015\times(-3.00)}=0.957$,即垂直方向的作用缩小 4.3%。

故矫正镜戴用后视远处十字视标将是纵线缩短,如图 10-3-2 所示,若视正方形物体则会视为长方形。

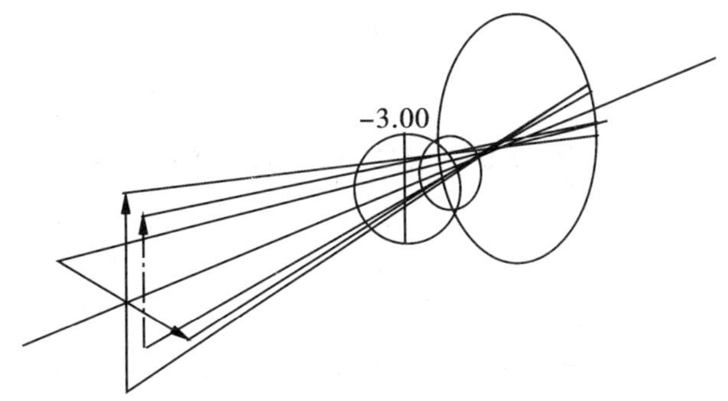

图 10-3-2　-3.00DC×180 镜戴后像大小变化

下面的例题考虑到镜片的厚度,其矫正镜放大率则为眼镜总放大倍率。

【例 10-3-3】　-3.00DS -2.00DC×90,戴用距离为 12 mm,设散光镜片柱面作于近眼面,前表面屈光力为+3.00D 球面,折射率为 1.523,中心厚度为 3 mm,求该矫正镜放大倍率?

【解】　已知 $L=(0.012+0.003)\text{m}=0.015\text{ m}$, $F_1=+3.00\text{D}$

$t=3\text{ mm}$, $n=1.523$,垂直方向的 $F=-3.00\text{D}$,水平方向屈光力为 $F=-5.00\text{D}$,分别代入公式中:

$$垂直方向\ SM=\frac{1}{1-\dfrac{(0.003\times3.00)}{1.523}}\times\frac{1}{1-0.015\times(-3.00)}$$

$$水平方向\ SM=\frac{1}{1-\dfrac{(0.003\times3.00)}{1.523}}\times\frac{1}{1-0.015\times(-5.00)}$$

即垂直方向缩小 3.7%,水平方向缩小了 6.4%。

故该矫正镜戴用后视远处十字视标纵横线均缩短,横线缩短则更甚。如图 10-3-3 所示:

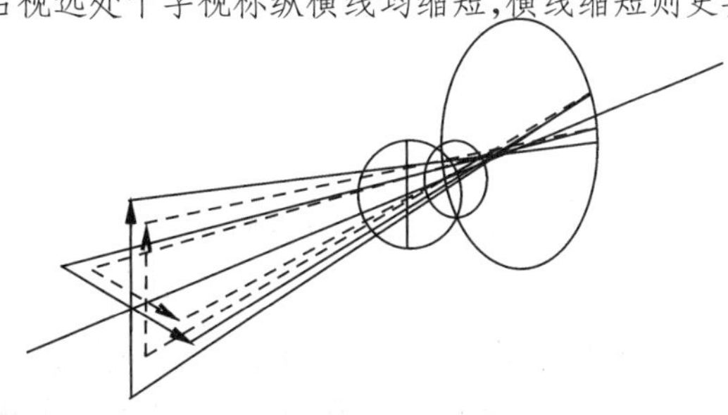

图 10-3-3　-3.00DS-2.00DC×90 镜戴后像大小变化

如戴该镜视正方形物体,将如图 10-3-4 所示。

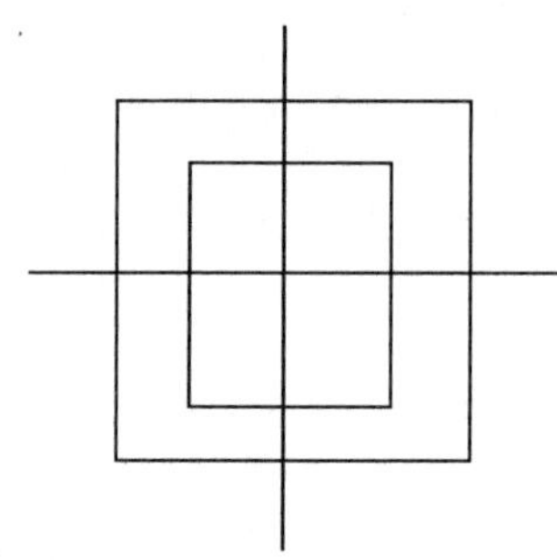

图 10-3-4 视正方形物体的变化

需要指出的是物体主要是垂直线和水平线组成,对于人眼而言,认识外界物体也是水平和垂直线在起着重要的作用,人生存在地球上,视地平线为水平线,而且因重力垂直作用,立于地面上的物体一定包含着垂直的构成要素。故若散光轴向和这样组成的方向平行,即 90°或 180°,则像面会仍保持物体的水平面和垂直面,虽然长短变形了,但是相对于这种变形不会发生感觉认知的障碍,而且也容易适应。但若散光轴向与垂直线或水平线成一定角度即呈倾斜,即使变形率小,也会有显著的变形感。例如:一个远视患者 +4.00DC×45 戴镜后,如图 10-3-5 所示,圆形物体成为倾斜的椭圆,图中 OP 线为该圆形物体的垂直方向线戴镜后变成倾斜的 OP' 线,$\angle\alpha$ 和 $\angle\alpha'$ 分别为 OP 线和 OP' 线与散光轴的夹角,$\angle\beta = \angle\alpha' - \angle\alpha$,即像倾斜角,形成了相对于物体垂直线的像线倾斜度,可依公式计算出:

$$\mathrm{Tan}\beta = \frac{(\tau - 1) \times \tan\alpha}{1 + \tan^2\alpha \times \tau}$$

τ 为变形率,即镜片两个主方向放大倍率比。

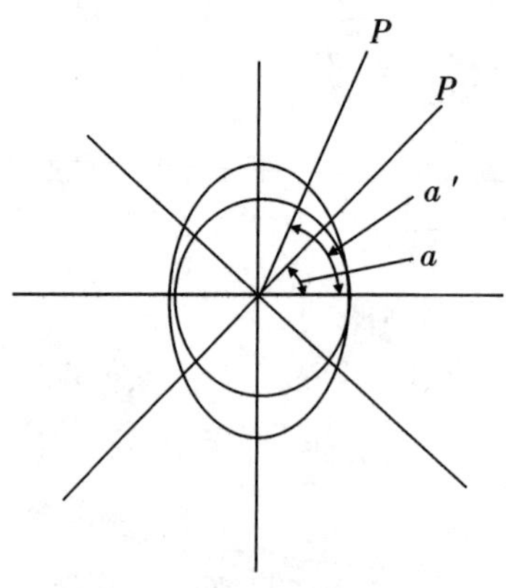

图 10-3-5 像倾斜

由此可计算出戴用上述远散光眼镜后,物体向 135° 方向的倾斜角 β 约为 2°5′。

还需要说明的是,散光镜片球柱面作于近眼面,即所谓的内散镜片,由于镜片前表面两主方向形式放大倍率相同,会大大减少像变形率,明显由于外散镜片。

图 10-3-6 及图 10-3-7 表示在矫正斜向散光时,散光轴向倾斜但大致平行和散光轴向呈对称倾斜时的像变形情况。此时,两眼物像经大脑皮质融合后呈现新的变形,以致戴镜后会出现主观定位的错觉。

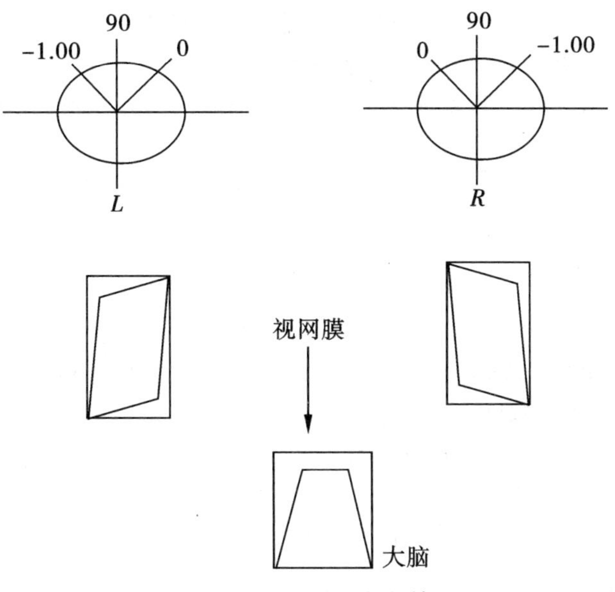

图 10-3-6　散光眼视物情况

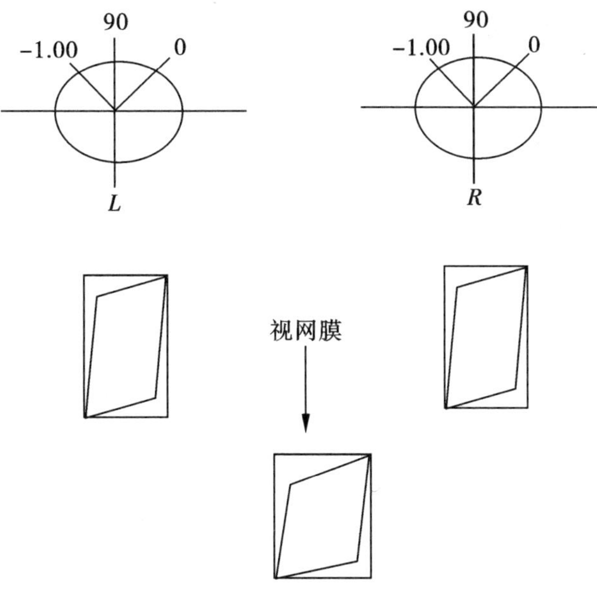

图 10-3-7　散光眼视物情况

上面有关散光矫正镜像放大及变形的讨论说明:散光眼戴镜后有视物变形等不适的

主诉不仅与散光程度有关,而且与散光轴向及镜片形式等均有密切关系。

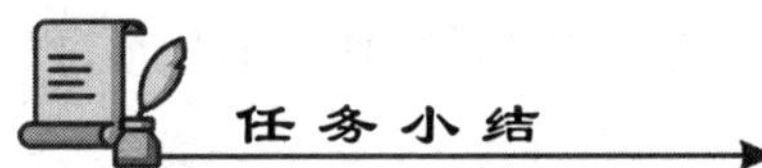

1. 视物变形与散光眼两条主子午线的屈光力不同有关。

2. 内散镜片矫正散光的特性优于外散镜片。

3. 散光眼戴镜后视物变形等不适的主诉不仅与散光程度有关,而且与散光轴向以及镜片形式等均有密切关系。

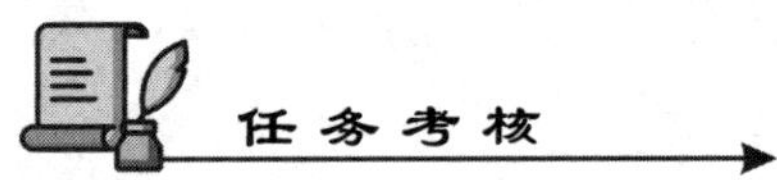

1. 散光患者戴上-3.00DC×180 矫正镜后,求患者的视物变化情况。

2. -3.00DS-4.00DC×180,戴用距离为 12 mm,设散光镜片柱面作于近眼面,前表面屈光力为+6.00D 球面,折射率为 1.523,中心厚度为 3 mm,求该矫正镜放大倍率。

3. 矫正眼镜的放大倍率,下列说法哪个错误(　　)

A. 与眼镜屈光力有关　　B. 与镜片面屈光率有关

C. 与镜片厚度有关　　D. 与镜片折射率有关

E. 与镜片直径有关

(王海营　周清华)

项目十一

双焦镜片

【项目简介】

随着人年龄的增长，调节幅度逐渐下降，下降到一定程度就会出现视近物困难，对于本身存在屈光不正的眼睛，就没办法用原来的眼镜同时看清远、近距离的目标物，这个时候，双焦镜片就成了一个选择。本项目通过讨论双焦镜片的分类、结构、光学要求、阅读区的光心和棱镜效果以及差异棱镜的控制，来认识双焦镜片的概况及优缺点，为双焦镜片的推介和定配打基础。

【项目分析】

双焦镜片是一种功能镜片，设计上与单光镜片的区别导致了它具有特有的名称术语，还有其特殊的优缺点。

【项目实施】

结合生活中祖辈父辈常见的老花现象，激发学生学习兴趣，利用动画或视频演示双焦镜片的优缺点，通过实例计算强化学生对阅读区棱镜效果和差异棱镜的控制的理解。

同学们的父辈差不多都已经到了或者接近老视发生的阶段，大家都知道市面上有卖老花镜的，那单纯用老花镜能不能解决父辈们的老视问题呢？如果他们本身还有近视、远视、散光的话，用什么样的镜片能更好地解决他们的视觉问题？

任务一　双焦镜的概述与结构

我们发现有些人戴的眼镜比较特殊，在镜片上有一块特殊的区域，看起来像是粘上去的，比较突出，那这种镜片到底是什么镜片呢？那么，这一块特殊的镜片到底是不是粘上去的呢？

本项目以前所讨论的眼镜片均为单焦点的，但是时常会遇到这样的问题，一个人年龄增长而眼的调节力减弱,就需要解决视近的问题,如果他看远处也有问题时,就都需要解决,那么顾客就需要两幅眼镜,很不方便,因此产生将两种屈光力不同的度数磨在同一镜片上,成为两个区域的镜片,这种镜片称为双焦镜。双焦镜相当于在一个镜片上贴上了一个较小的镜片,这个小镜片称为子片,原来的镜片称为主片。

双焦镜是在同一个镜片上做两个区域,担任远视力矫正部分的称为远光区,用 *DP* 表示,担任近视力矫正部分的区域称为近光区,用 *NP* 和 *RP* 表示。

一、双焦镜片的分类

(一)按照外观上来分类

从外观上来分类主要有圆顶双焦、一线双焦、弧顶双焦、半月双焦、平顶双焦等(图 11-1-1)。

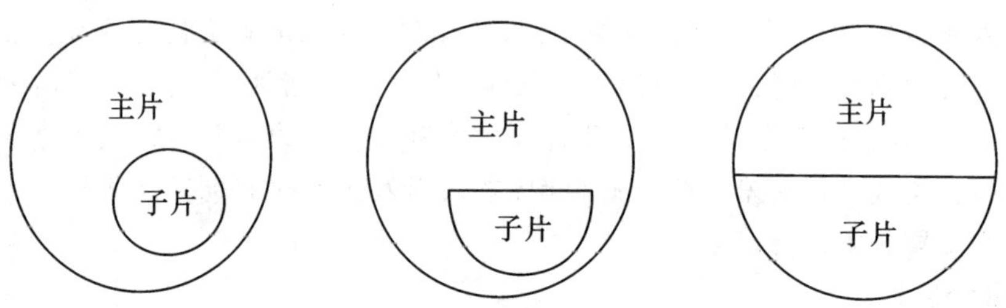

图 11-1-1 双焦眼镜按子片形状分类

(二)按照制作方法分类

1. 熔合双焦 是将折射率高的镜片在高温下熔合到主片上的凹陷区,主片的折射率较低,然后在子片表面磨合,使子片表面与主片表面曲率一致,感觉不到分界线存在,使用熔合方法,可以制造特殊形状子片,如平顶子片、弧形子片。

2. 胶合双焦 将子片用胶粘到主片上,原先用的是加拿大香杉胶,这种胶容易上胶,也可以在胶受机械、热力、化学作用退化后再上胶,现在使用的是一种性能更好的紫外线处理的环氧树脂。把主体镜片与小阅读镜分别加工好,然后用环氧树脂黏合在一起,其外观比熔合双焦差,但可以把小阅读镜按需要粘在透镜的任意部分,并可使子片设计形状和尺寸更多样,包括染色子片和棱镜控制。

3. 整体双焦 在一个镜片上磨出两个不同曲率,加工复杂;或者使用树脂注塑成型(图 11-1-2)。

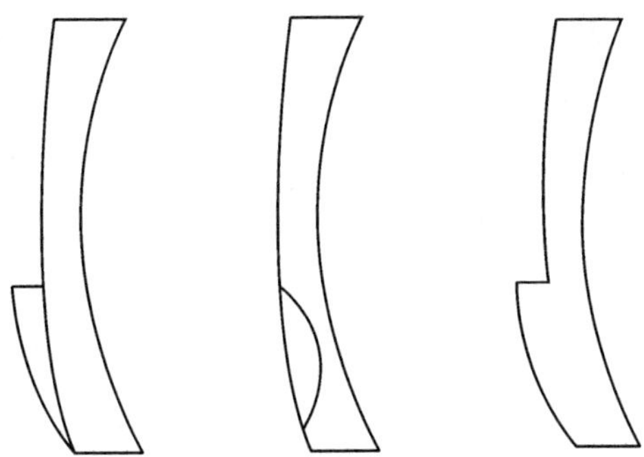

图 11-1-2　双焦眼镜按制作方法分类

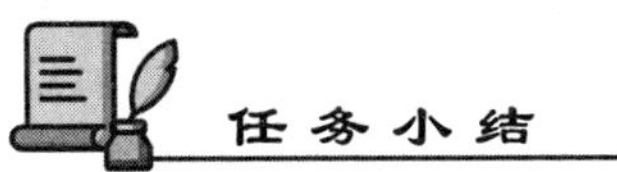

1. 双焦眼镜为多焦点镜片，具有两个焦点，既可以看近也可以看远。
2. 双焦眼镜分为半月双焦、一线双焦、平顶双焦、圆顶双焦、弧顶双焦。
3. 双焦眼镜按照制作方法分为熔合型、胶合型、整体双焦镜。

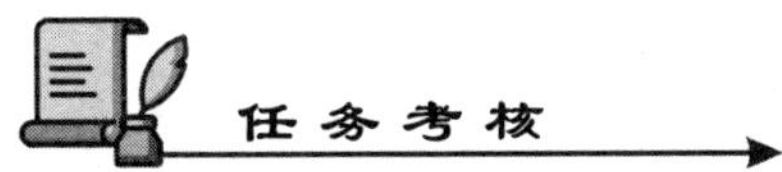

1. 双焦眼镜与单焦眼镜的区别是什么？
2. 胶合双焦眼镜的特点是什么？
3. 按子片形状，双焦眼镜的分类有哪些？

任务二　双焦镜片的术语

我们已经知道双焦镜包括主片和子片 2 个部分，那这两个部分是怎么分布的呢？一般用什么方式来表达双焦镜的基本信息呢？

目前大部分双焦眼镜的子片是用来看近的，子片位于主体下部分，双焦镜片主片用于矫正远视力，子片所在的区域用于矫正近视力（一般情况下是这样的）。

（一）镜片的参数

如图 11-2-1 为胶合双焦镜，主片为视远区，子片所在的区域为近光区，远光区的圆心用 *DVP* 表示，称为远光视心（视远物时，视轴的轴心），其远光心以字母 *OD* 表示，当透镜未移位时，视心 *DVP* 与光心 *OD* 重合，若透镜需要移心产生棱镜效果时，*DVP* 与 *OD* 不重合。

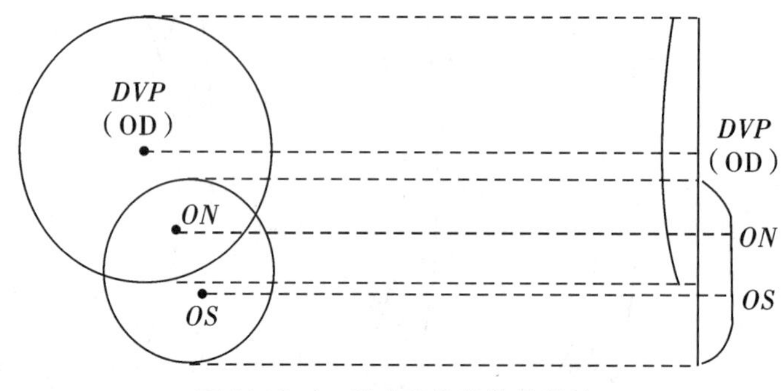

图 11-2-1 胶合双焦镜片的结构

阅读区的圆心以 *OS* 表示，它是子片的光心，而阅读区的光心（近光心）是主片和子片组合而成的一个光心，以字母 *ON* 表示，其位置与主片和子片的镜度以及相对位置有关，阅读区的视心（*NVP*）一般在 *DVP* 下方 8～10 mm，偏内 2～2.5 mm 处。

（二）参数

1. 基线　通过视心 *DVP* 的水平线。

2. 分界线　远光区与阅读区的分界线。

3. 子片顶　分界线的最高点。

4. 子片顶高 h　由子片顶到主片最低点的水平切线距离。

5. 子片顶位置 p　子片顶到基线的垂直距离。

6. 子片顶点落差 p'（*cut*）　子片顶到远光心 *OD* 的垂直距离，当 *DVP* 与 *OD* 重合时，$P = P'$。

7. 子片直径 d　子片分界线圆弧的直径。

8. 几何偏位 i　远光心 *OD* 与子片区 *OS* 的水平距离。

【例 11-2-1】　双焦镜子片位置表示为：$22d \times 17h \times 2.5i$ *cut*5 表示子片直径为 22 mm，子片顶点高为 17 mm，几何偏位 2.5 mm，子片顶点落差为 5 mm，若给出主片直径 40 mm，子片也可以表示为 $22d \times 3bd \times 2.5i$ *cut*5，$3bd$ 表示子片顶点位置在基线下 3 mm，上面表示方法常写成：$22 \times 17 \times 2.5$ *cut*5 或 $22 \times 3bd \times 2.5$ *cut*5。

（三）子片直径

子片常见的直径有 22 mm、25 mm、28 mm、38 mm，特殊的有 45 mm。

（四）双焦镜的处方

双焦镜的处方应包括主片镜度、附加镜度及子片的位置。

【例 11-2-2】　某顾客需要一副双焦镜，度数如下：

远用：*R* +1.00DS　　　　近用：*R* +3.00DS

L +1.50DS　　　　*L* +3.50DS

主片直径 40 mm，子片直径 22 mm，子片顶高 17 mm，几何落差 i 为 2.5 mm，顶点落差 5 mm，该顾客的处方书写为：

【解】　远用：*R* +1.00DS　　*ADD* +2.00DS

L +1.50DS　　*ADD* +2.00DS

22 × 17 × 2.5 *cut*5 或 22 × 3*bd* × 2.5 *cut*5。

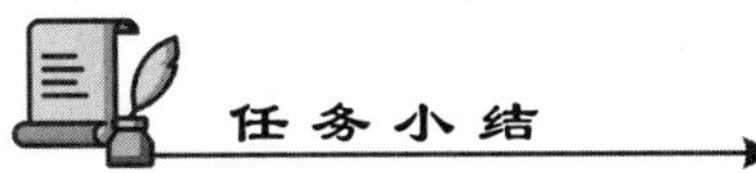

1. 双焦眼镜的主片是用来视远的，子片主要是视近的。

2. 双焦镜的处方应包括主片镜度、附加镜度及子片的位置。

3. 双焦镜的参数包括基线、分界线、子片顶、子片顶高 、子片顶位置 、子片顶点落差 、子片直径 、几何偏位 。

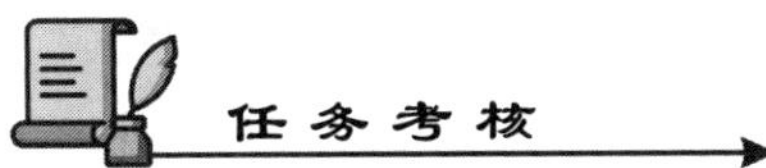

1. 双焦眼镜处方中 22*d* × 17*h* × 2.5*i* *cut*5 各个参数代表的意义是什么？

2. 双焦眼镜包括哪些参数？

3. 阅读区光心（ON）是什么？

任务三　双焦镜的结构要求和光学要求

对于双焦镜这种特殊设计的镜片，我们对它有哪些基本的要求？像跳是什么意思？能不能避免呢？

（一）结构要求

其功能是将视远与视近两部分组合在一起，要求不能太重，故厚度应尽量薄，且分界线不要太明显，胶合、熔合部分必须牢固。

（二）光学要求

1. 远光区与阅读区要有同样的清晰度。

2. 当不需要透镜有棱镜效果时，远光区 *OD* 应与 *DVP* 重合，阅读区 *ON* 与 *NVP* 重合，实际上，上述要求对于远光区较容易，对于阅读区则较难，因为 *ON* 的位置取决于主片和子片的镜度及相对位置。

3. 当 *ON* 与 *NVP* 未重合，阅读区将产生棱镜效果，这时除了控制棱镜效果的大小之外，还应控制两眼的差异棱镜效果。正常眼肌的人，一般在垂直方向可承受 0.5 ~ 0.75 棱镜度的差异，当差异大于 1 时，人眼将感到不适；水平方向的承受力比垂直方向要大一些。

（三）阅读区棱镜效果的计算

【例 11-3-1】 胶合双焦镜、直径 40 mm，处方为 $R+2.00DSL+1.50DS$，$ADD+2.00D$，$30\times15\times2.5$ *cut* 近视心 *NVP* 在 *OD*（与 *DVP* 重合）下 10 mm 内 2.5 mm 处，求 *NVP* 处棱镜效果。

【解】 *NVP* 在 OD 下 10 mm 内 2.5 mm 处

R 主片：$C_{V1}=1$ cm　$C_{H1}=0.25$ cm　$F_1=+2.00D$

$P_{H_1}=C_{H_1}F_1=0.25\times2=0.5^{\triangle}B180$

$P_{V_1}=C_{V_1}F_1=1\times2=2^{\triangle}B90$

子片：$C_{V_2}=1$ cm　$C_{H2}=0$ cm　$F_2=+2.00D$

$P_{H_2}=C_{H_2}F_2=0$

$P_{V_2}=C_{V_2}F_2=1\times2=2^{\triangle}B270$

组合棱镜效果：

$P_V=P_{V_1}+P_{V_2}=2^{\triangle}B90+2^{\triangle}B270=0$

$P_H=P_{H_1}+P_{H_2}=0.5^{\triangle}B180$

L 主片：$C_{V_1}=1$ cm　$C_{H_1}=0.25$ cm　$F_1=+1.50D$

$P_{H_1}=C_{H_1}F_1=0.25\times1.5=0.375^{\triangle}B0$

$P_{V_1}=C_{V_1}F_1=1\times1.5=1.5^{\triangle}B90$

子片：$C_{V_2}=1$ cm　$C_{H_2}=0$ cm　$F_2=+2.00D$

$P_{H_2}=C_{H_2}F_2=0$

$P_{V_2}=C_{V_2}F_2=1\times2=2^{\triangle}B270$

组合棱镜效果：

$P_V=P_{V_1}+P_{V_2}=1.5^{\triangle}B90+2^{\triangle}B270=0.5^{\triangle}B270$

$P_H=P_{H_1}+P_{H_2}=0.375^{\triangle}B0$

两眼差异棱镜效果：垂直方向 $0.5^{\triangle}$；水平方向 $0.875^{\triangle}$。

【例 11-3-2】

$R+3.00DS+2.00\times180L+5.00DS$，$ADD+2.00DS$，$22\times2bd\times2.5$，近视心 *NVP* 在 *DVP* 10 mm 内 2.5 mm 处，求 NVP 处棱镜效果。

【解】 *NVP* 在 *OD* 下 10 mm 内 2.5 mm 处，球柱镜水平方向与垂直方向镜度不同，

R 主片：$C_{V_1}=1$ cm　$C_{H_1}=0.25$ cm　$F_V=+5.00D$　$F_H=+3.00D$

$P_{H_1}=C_{H_1}F_1=0.25\times3=0.75^{\triangle}B180$

$P_{V_1}=C_{V_1}F_1=1\times5=5^{\triangle}B90$

子片：$C_{V_2}=0.3$ cm　$C_{H_2}=0$ cm　$F_2=+2.00D$

$P_{H_2}=C_{H_2}F_2=0$

$P_{V_2}=C_{V_2}F_2=0.3\times2=0.6^{\triangle}B270$

组合棱镜效果：

$P_V=P_{V_1}+P_{V_2}=5^{\triangle}B90+0.6^{\triangle}B270=4.4^{\triangle}B90$

$P_H = P_{H_1} + P_{H_2} = 0.75^{\triangle}B180$

L 主片：$C_{V_1} = 1\ \text{cm}$　　$C_{H_1} = 0.25\ \text{cm}$　　$F_1 = +5.00\text{D}$

$P_{H_1} = C_{H_1}F_1 = 0.25 \times 5 = 1.25^{\triangle}B0$

$P_{V_1} = C_{V_1}F_1 = 1 \times 5 = 5^{\triangle}B90$

子片：$C_{V_2} = 0.3\ \text{cm}$　　$C_{H_2} = 0\ \text{cm}$　　$F_2 = +2.00\text{D}$

$P_{H_2} = C_{H_2}F_2 = 0$

$P_{V_2} = C_{V_2}F_2 = 0.3 \times 2 = 0.6^{\triangle}B270$

组合棱镜效果：

$P_V = P_{V_1} + P_{V_2} = 5^{\triangle}B90 + 0.6^{\triangle}B270 = 4.4^{\triangle}B90$

$P_H = P_{H_1} + P_{H_2} = 1.25^{\triangle}B0$

两眼差异棱镜效果：垂直方向 $0^{\triangle}$；水平方向 $2^{\triangle}$。

（四）双焦镜应尽量减少像跳现象

当眼睛由远光区视心向阅读区移动的过程中，主片开始有渐变的棱镜效果，当视线转至分界线时，由于突然增加上子片的棱镜效果（总棱镜效果是子片+主片）由于棱镜效果的突然变化通过子片看到的物体似乎跳至一个新的位置，同时会造成一个环形的盲区，当位置发生变化的时候，盲区里的物体会“跳”出来，这种现象称为像跳现象（是双焦镜的一种缺陷，应该尽量减少）。像跳的大小和主片没有任何关系，只与子片有关。像跳量=主子片分界线到子片光心的距离×子片焦度。由此可知，一般情况下，在所有的子片类型中，圆顶双焦镜的像跳量是最大的。

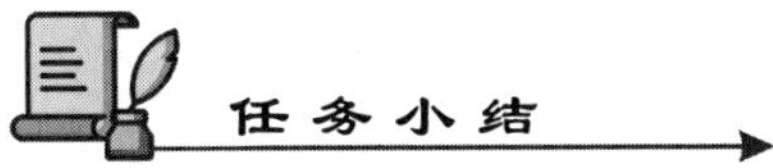

（1）双焦眼镜的结构要求与光学要求。

（2）双焦眼镜阅读区差异棱镜效果的计算。

（3）双焦眼镜最大的缺陷就是像跳现象，其中圆顶双焦镜的像跳最大。

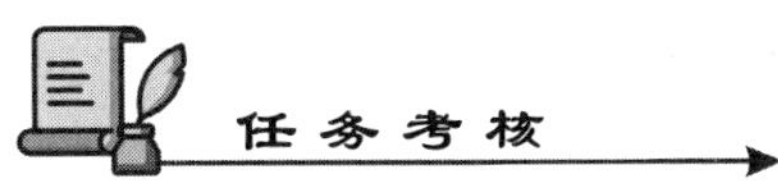

1. 双焦镜片的结构要求包括哪些？

2. 胶合双焦镜片直径 40 mm，处方为 $R+3.00\text{DSL}+1.50\text{DS}$，$ADD+1.50\text{D}$，$30\times15\times2.5\ cut$ 近视心 NVP 在 OD（与 DVP 重合）下 10 mm 内 2.5 mm 处，求 NVP 处棱镜效果。

3. $R+5.00\text{DS}$，$L+5.00\text{DS}+1.00\times180$，$ADD+2.00\text{DS}$，$22\times2bd\times2.5$，近视心 NVP 在 DVP 10 mm 内 2.5 mm 处，求 NVP 处棱镜效果。

任务四　阅读区的光心及棱镜效果

我们知道主片有光心，子片也有光心，那阅读区光心是什么意思？阅读区光心是否一定存在呢？

一、阅读区的光心

阅读区无棱镜效果的一点称为光学中心，如图 11-4-1 所示。

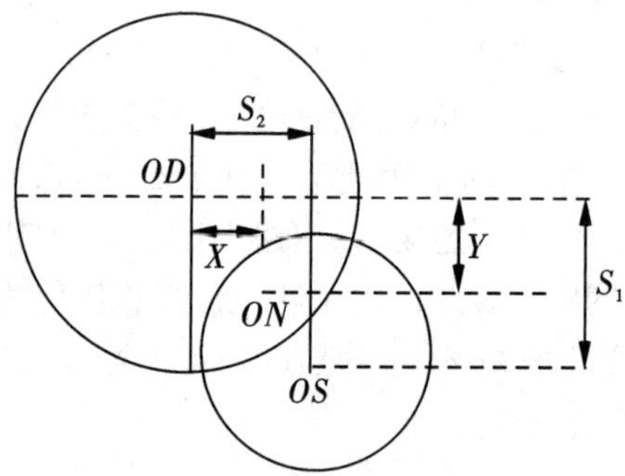

图 11-4-1　阅读区的光心

如果在阅读区内有这样的一点，对主片而言，有底朝上的棱镜效果，对于子片而言，有底朝下的棱镜效果，并且棱镜度数一样，这点将无棱镜效果，也就是阅读区的光心 ON。

设 OD 与 OS 垂直方向的距离为 S_1，OD 与 OS 水平方向的距离为 S_2，OD 与 ON 垂直方向的距离为 Y，OD 与 ON 水平方向的距离为 X。

如主片镜度为 F_1，子片镜度为 F_2，若在 ON 产生大小相等方向相反的棱镜效果，

有垂直方向：$YF_1 = (S_1 - Y)F_2$，$Y = \dfrac{S_1F_2}{(F_1 + F_2)}$　　（公式 11-4-1）

有水平方向：$XF_1 = (S_1 - X)F_2$，$X = \dfrac{S_2F_2}{(F_1 + F_2)}$　　（公式 11-4-2）

通过上式 S_1、S_2、X、Y 都是以 mm 为单位，S_1、S_2、F_2 恒为正值，Y 为正的说明 ON 在 OD 下方，Y 为负的说明 ON 在 OD 的上方。

【例 11-4-1】　求右眼镜片 $R+4.00\text{DS}$，$ADD+2.00\text{D}$，子片 $22\times 4bd\times 2.5$，求阅读区光心的位置。

【解】

由题意可知：$F_1 =+4.00\text{DS}$　　$F_2 =+2.00\text{DS}$

$S_1=4+\frac{22}{2}=15\ \text{mm}\quad S_2=2.5\ \text{mm}$

$Y=\frac{S_1F_2}{(F_1+F_2)}=\frac{15\times2}{6}=5\ \text{mm}$

$X=\frac{S_2F_2}{(F_1+F_2)}=\frac{2.5\times2}{6}=0.83\ \text{mm}$

说明 *ON* 在 *OD* 下方 5 mm 偏内 0.83 mm，在子片顶下变边 1 mm 外 1.67 mm 处。

【例 11-4-2】 求右眼镜片 $R=-5.00\text{DS}$，$ADD=+1.00\text{DS}$，$30\times3bd\times2.5$，求阅读区的位置。

【解】

由题意可知：$F_1=-5.00\text{DS}\qquad F_2=+1.00\text{DS}$

$S_1=3+\frac{30}{2}=18\ \text{mm}\quad S_2=2.5\ \text{mm}$

$Y=\frac{S_1F_2}{(F_1+F_2)}=\frac{18\times2}{-4}=-4.5\ \text{mm}$

$X=\frac{S_2F_2}{(F_1+F_2)}=\frac{2.5\times1}{-4}=-0.625\ \text{mm}$

说明 *ON* 在 *OD* 的上外方，阅读区内无光心。

如果主镜片为球柱镜则 *ON* 可由以下公式求得：

$$Y=\frac{S_1F_2(F_S+F_2+F_C\sin^2\theta)-S_2F_2F_C\sin\theta\cos\theta}{(F_S+F_2)(F_S+F_2+F_C)}\qquad\text{（公式 11-4-3）}$$

$$X=\frac{S_2F_2(F_S+F_2+F_C\cos^2\theta)-S_2F_2F_C\sin\theta\cos\theta}{(F_S+F_2)(F_S+F_2+F_C)}\qquad\text{（公式 11-4-4）}$$

公式中：F_S 为球镜，F_C 为柱镜，θ 为柱镜的轴向（以双鼻侧表示），F_2 为子镜片的镜度。

【例 11-4-3】 求左眼镜片 $L+2.00\text{DS}+2.00\text{DC}\times150$，$ADD+2.00\text{DS}$，子片位置 $22\times5bd\times2$，求阅读区的位置？

【解】

已知：$F_S=+2.00\text{DS}$，$F_C=+2.00\text{DS}$，$F_2=+2.00\text{DS}$，$S_1=16\ \text{mm}$，$S_2=2\ \text{mm}$（几何落差）$\theta=30$（双鼻侧表示）

$Y=\frac{16\times2(2+2_2+2\sin^2 30)-2\times2\times2\times\sin30\cos30}{(2+2)(2+2+2)}=+5.85\ \text{mm}$

$X=\frac{2\times2(2+2+2\cos^2 30)-16\times2\times2\sin30\cos30}{(2+2)(2+2+2)}=-0.24\ \text{mm}$

说明 *ON* 在 *OD* 下方 5.85 mm 外方 0.24 mm。

二、阅读区差异棱镜效果

前面讨论过差异棱镜效果是主片为球镜或水平、垂直方向的柱镜，如果主片的球柱镜轴为斜方向，则主片在 *NVP* 处棱镜效果用下式表示：

$P_V = YF_S + F_C(Y\cos^2\theta + X\sin\theta\cos\theta)$

$P_H = XF_S + F_C(X\sin^2\theta + Y\sin\theta\cos\theta)$

【例 11-4-4】 求差异棱镜效果 R +3.00DS +2.00DC×30, L +2.50DS +2.50DC×110, ADD +3.00DS, 22 × 2bd × 2, NVP 在 OD 下 8 mm 偏内 2 mm 处?

【解】

对于右眼: F_s =+3.00DS, F_C =+2.00DS, F_2=+2.00DS, X =0.2 cm, Y =0.8 cm, θ = 30(双鼻侧表示):

R:主片 $P_{V_1} = YF_S + F_C(Y\cos^2\theta + X\sin\theta\cos\theta)$

$P_{V_1} = 0.8 \times 3 + 2(0.8 \times \cos^2 30 + 0.2 \times \sin 30\cos 30)$

$P_{V_1} = 3.77^{\triangle}B90$

$P_{H_1} = XF_S + F_C(X\sin^2\theta + Y\sin\theta\cos\theta)$

$P_{H_1} = 0.2 \times 3 + 2(0.2 \times \sin^2 30 + 0.8 \times \sin 30\cos 30)$

$P_{H_1} = 1.38^{\triangle}B180$

子片 $P_{V_2} = F_2 \times C = 0.5 \times 3 = 1.5^{\triangle}B270$

$P_{H_2} = 0$

R 总棱镜 $2.27^{\triangle}B90$ 联合 $1.38^{\triangle}B180$;

对于左眼:F_S=+2.50DS,F_C=+2.50D,F_2=+3.00D,X=0.2 cm,Y=0.8 cm,θ=70(双鼻侧表示):

L:主片 $P_{V_1} = YF_S + F_C(Y\cos^2\theta + X\sin\theta\cos\theta)$

$P_{V_1} = 0.8 \times 2.5 + 2.5(0.8 \times \cos^2 70 + 0.2 \times \sin 70\cos 70)$

$P_{V_1} = 2.39^{\triangle}B90$

$P_{H_1} = XF_S + F_C(X\sin^2\theta + Y\sin\theta\cos\theta)$

$P_{H_1} = 0.2 \times 2.5 + 2.5(0.2 \times \sin^2 70 + 0.8 \times \sin 70\cos 70)$

$P_{H_1} = 1.58^{\triangle}B0$

子片 $P_{V_2} = F_2 \times C = 0.5 \times 3 = 1.5^{\triangle}B270$

$P_{H_2} = 0$

L 总棱镜 $0.89^{\triangle}B90$ 联合 $1.58^{\triangle}B0$;

由上可知两眼的差异 $P_V = 1.38^{\triangle}$,$P_H = 2.96^{\triangle}$,因双眼棱镜效果差异较大,顾客很难适应。

任务小结

1. 阅读区的光学中心的棱镜效果。

2. 阅读区左右眼的棱镜效果差异较大的话,顾客不能接受该双焦眼镜,差异棱镜效果的计算。

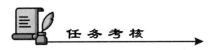

任务考核

1. 求左眼镜片 $L=-4.00\text{DS}$, $ADD=+1.50\text{DS}$, $30\times 3bd\times 2.5$,阅读区的位置。

2. 求右眼镜片 $R+2.00\text{DS}+1.00\text{DC}\times 60$, $ADD+2.00\text{DS}$,子片位置 $22\times 5bd\times 2$,求阅读区的位置。

3. 顾客的处方 $R+4.00\text{DS}+2.00\text{DC}\times 60$ $L+2.00\text{DS}+1.50\text{DC}\times 100$, $ADD+3.00\text{DS}$, $22\times 2bd\times 2$, NVP 在 OD 下 8 mm 偏内 2 mm 处,求差异棱镜效果。

任务五　差异棱镜的控制

由于阅读区的差异棱镜效果,很有可能导致双焦眼镜配适失败,那有没有办法来减小这个差异呢?

通过前面的讨论,我们可以看到有一些双焦镜的处方使得两眼在 NVP 处的差异棱镜效果较大,所以我们需要设法控制差异棱镜效果。

方法一:粘一个小棱镜以消除差异,这种方法方便,但加工费用高。

方法二:现在常用的方法是采用不同尺寸的子片来控制差异棱镜效果。如图 11-5-1。

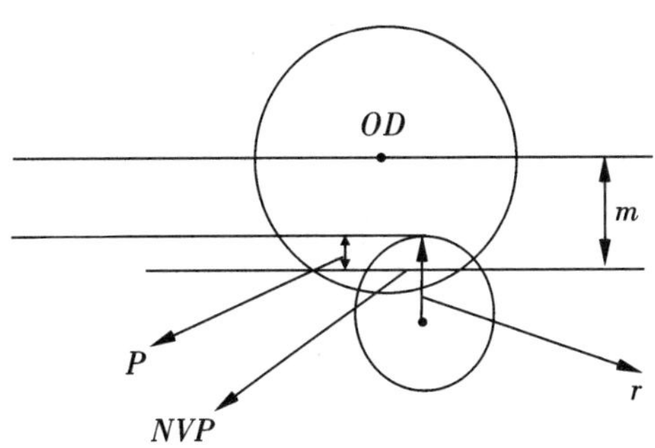

图 11-5-1　NVP 的棱镜效果

NVP 点:主片垂直方向的棱镜效果为 $P_1=mF_1$

子片在垂直方向的棱镜效果为 $P_2=(R_2-n)F_2$

在 NVP 处总棱镜效果为: $P=mF_1-(R_2-n)F_2$(因为底向相反), F_1 主片镜度、F_2 为子片镜度、R_2 为子片半径、n 为子片顶到 NVP 距离。

考虑双眼:

左眼: $P_L=mF_{1L}-(R_{2L}-n)F_2$,右眼: $P_R=mF_{1R}-(R_{2R}-n)F_2$,要使差异棱镜效果

为零 即 $P_L = P_R$。

$$mF_{1L} - (R_{2L} - n)F_2 = mF_{1R} - (R_{2R} - n)F_2,\ R_{2R} - R_{2L} = \frac{mF_{1R} - mF_{1L}}{F_2}$$。

等号右边为已知量，为了消除棱镜效果，如果知道一个子片半径就可以根据上式算出第 2 个子片半径。

【例 11-5-1】 双焦镜 R +4.00DS, L +2.00DS, ADD +2.00DS, R_L 要在 OD 下方 10 mm 处的 NVP 点消除棱镜，求 R_R。

【解】 已知 F_{1R} = +4.00DS, F_{1L} = +2.00DS, F_2 = +2.00DS, R_L = 11 mm, m = 10 mm,

依公式有：$R_R - 11 = \frac{10\times(4-2)}{2} = 10$ mm

$R_R = 21$

【例 11-5-2】 R −6.00 +1.00×180, L −5.00 +1.00×30, ADD+2.50DS，有子片直径 22 mm, NVP 在垂直方向 m = 10 mm, P = 5 mm，求在垂直方向消差异棱镜效果的左子镜片直径。

【解】 将右眼的处方进行转化为−5.00×180 −6.00×90；

主片：$P_{V_1} = 5 \times 1 = 5^{\triangle} B270$

子片：$P_{V_2} = 2.5 \times (1.1 - 0.5) = 1.5^{\triangle} B270$

组合的棱镜效果为 $P = P_{V_1} + P_{V_2} = 6.5^{\triangle} B270$

左眼：− 5.00 + 1.00 × 30

$P_{V_1} = YF_S + F_C(Y\cos^2\theta + X\sin\theta\cos\theta)$

$P_{V_1} = 4.25^{\triangle} B270$

因此左眼要产生 $2.25^{\triangle} B270$ 棱镜效果才能消除差异，即：

$P = (R_{2L} - n) F_2$

$2.25^{\triangle} = (R_{2L} - 0.5) \times 2.5$

R_{2L} = 14 mm，即当左眼子镜片直径为 28 mm 时可以消除差异。

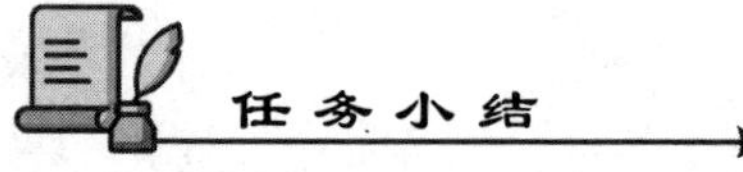

任务小结

1. 控制差异棱镜效果，粘一个小棱镜以消除差异，这种方法方便，但加工费用高。
2. 现在常用的方法是采用不同尺寸的子片来控制差异棱镜效果。
3. 差异棱镜效果消除的计算。

任务考核

1. 何谓差异棱镜？差异棱镜对于配戴者有何影响？
2. 双焦镜 R +3.00DS, L +2.00DS, ADD+1.00DS, R_L 要在 OD 下方 8 mm 处的 NVP 点

消除棱镜，求 R_R 。

3. R −5.00 +1.00×180，L +2.00DS+1.00×30ADD+1.50DS，有子片直径 24 mm，NVP 在垂直方向 m =10 mm，P =5 mm，求在垂直方向消差异棱镜效果的左子镜片直径。

（舒宝童）

项目十二

渐变焦镜片

【项目简介】

经过前述的项目和任务学习，我们已经掌握了双光镜的基本结构、光学要求等，知道了一副双光镜可以解决人远近两幅眼镜的问题。本项目围绕渐变焦镜片的发展、设计及应用，依次为学习者论述了渐变焦镜片的发生发展，渐变焦镜片的基本设计及渐变焦镜片的适配人群，最终落脚于渐变焦镜片应用——配适与推荐上，通过以上任务的展开，学习者可以学习到相对全面的渐变焦镜片的知识。

【项目分析】

本项目围绕渐变焦镜片，重点关注渐变焦镜片的基本结构和光学特性，具体设计了5个任务。任务一是渐变焦镜片的发展，通过本任务学习可以知道渐变焦镜片是什么，渐变焦镜片是怎么产生和发展的，以及渐变焦镜片与单光镜和双光镜比具有哪些特点，从而促进学习者更好地理解渐变焦镜片。任务二是渐变焦镜片的设计，通过本任务学习可以相对全面地学习渐变焦镜片的基本结构、镜片标记、特征性设计等，从而为开展渐变焦镜片的选择提供参考。任务三是渐变焦镜片的选择，在前述两个任务的基础上，本任务聚焦渐变焦镜片的适配人群，提出如何为配镜者选择一副合适的渐变镜。

【项目实施】

本项目主要通过结合渐变焦镜片的图例，帮助学习者理解渐变焦镜片的设计和镜片标记。同时，通过归纳总结出一些表格，促进学习者梳理零散的知识点，加快学习者掌握相关内容。

在前面的任务中，我们已经学习到双光镜可以解决看远和看近需要两幅眼镜的问题。但是不得不看到，双光镜不能提供由远到近的连续清晰视觉。为解决这个问题，可以选择配戴渐变镜。那么，渐变镜是什么呢？和双光镜的设计上有什么不一样的地方呢？有哪些优缺点呢？又适合哪些人配戴呢？应该怎么选择一副合适的渐变镜呢？通过本项目学习，可以系统地解决以上问题。

任务一　渐变焦镜片的发展

通过前述的任务学习,我们已经知道,双光镜可以解决看远和看近需要两幅眼镜的问题。但是也知道,双光镜不能提供由远到近的连续清晰视觉。这个问题可以被渐变镜解决。那么渐变镜是怎么产生的?经历了什么样的发展过程?现在又发展到哪一步了呢?

一、渐变焦镜片的发展

渐变焦镜片,也称为渐变多焦点镜、渐变镜或渐进镜。渐变焦镜片表面曲率连续变化,达到了从远到近屈光度的连续变化,可以为戴镜者提供从远到近连续的清晰视觉。了解渐变焦镜片的发生、发展,可以加深我们对渐变焦镜片的认识。

在渐变焦镜片问世之前,老视问题主要是通过 18 世纪本杰明·富兰克林发明的双光镜来矫正。在 1907 年,美国的欧文· 阿维兹(Owen Aves)首次提出了在镜片上镜度渐进变化的概念,这标志着一种新的视力矫正的概念,为后来的渐变焦镜片问世奠定了基础。此后,亨利· 奥尔博德· 高兰夫(Henry Orford Gowlland)提出了非球面技术解决镜片渐进的设想,但是没有形成真正意义的渐变焦镜片。

法国的贝尔纳·梅特纳兹(Bernard Maitenaz)在前人探索的基础上,对渐进镜的光学特性和加工工艺进行了大量的研究,并于 1959 年取得了突破性进展,研制出真正适合临床配戴的第一副现代概念多焦点眼镜,属于多焦点镜片的第一代产品,这也是首次推向市场的渐变焦镜片。第一代渐进镜片在设计时较为关注远用和近用的视觉效果,但是对人眼动态的生理状况关注不足。虽然戴镜者看远和看近的视觉感受不错,但是旁视效果不佳。

20 世纪 70 年代中期,伴随着视觉生理学的发展,早期软式设计的第二代渐变焦镜片应运而生。第二代镜片弥补了第一代镜片的不足,减少了镜片周边区的像散,使配戴者的视觉体验更好。

20 世纪 80 年代中期,人们对渐进镜提出了更高要求,在第二代镜片改进的基础上出现了款式和功能更加完善的第三代产品。第三代镜片更关注不同下加光戴镜者的个性化需求,对各下加光的渐进曲面有了更合理的设计。

20 世纪 90 年代强调舒适视觉的第四代渐变焦镜片进入市场。第四代镜片近用区域的宽度加大,戴镜者在看中距离和近距离时清晰视野的宽度增加。戴镜者能获得更好的运动视觉。

2000 年第五代渐变焦镜片进入市场。第五代镜片的镜度变化更多样化,镜片周边区像散明显减少,渐变区短而宽,为戴镜者提供更好的戴镜适应性和动态视觉。

第五代镜片后，还发展有第六代产品等。伴随着生产技术的快速发展，以及人们对更好的视觉效果的需要增加，相比于渐变焦镜片的“代”，人们更关注镜片是否能满足个性化需求，是否能带来更好的视觉体验。

二、渐变焦镜片的特点

渐变焦镜片的发展历程恰恰反映了人们对优质的视觉体验的需求日益增加。在工作中，单光镜、双光镜、渐变镜都可以作为近用眼镜。但是，渐变焦镜片已成为很多人验配近用眼镜的首选。那么，渐变焦镜与其他两种镜片相比，具有什么特点呢？

在前述项目和任务内容中所探讨的球镜、平柱镜、球柱面镜等不同类型镜片只有一个屈光度，属于单光镜。根据前述学习的透镜成像的相关知识可知，单光镜只能满足老视某一特定距离的视近需求。如果视近距离发生了变化，那么就需要重新验配近用镜。而且戴镜者交替看远近时可能需要交替配戴看远和看近眼镜。可以看到，看近使用单光镜时，无法同时获得远、中距离内的清晰视觉。因此，单光镜在实际使用上具有一定的局限性。

双光镜含有看远、看近两个不同的屈光度。一般，双光镜的上方用于看远，下方用于看近，也就是说镜片下方屈光力更偏“正”。但是在特殊情况下，双光镜也可以是上方用于看近，下方用于看近。双光镜可以解决一副眼镜同时看远和看近的问题。但是，双光镜在设计上没有考虑中距离的问题。因此当使用者从看远转向看近时，视线会经过镜片上远用和近用的交界，那么就会因屈光度的突然变化产生像跳。在双光镜的基础上加上中距离的屈光度，就成了三光镜。虽然三光镜可以同时看远、中、近，但是同样存在像跳问题。从这个角度讲，无论是双光镜，还是三光镜，均不是近用眼镜的最优选择。

渐变焦镜片从远用屈光度到近用屈光度是连续变化的，可以为使用者提供从远到近连续清晰的视觉感受，具有无像跳、视觉连续的特点，很多人在体验后，首选渐进镜作为近用眼镜。在后续的任务中有关于渐进镜的具体结构和设计的相关内容。

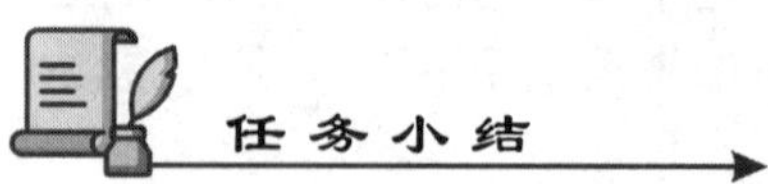

1. 美国的欧文 · 阿维兹(Owen Aves)首次提出了在镜片上镜度渐进变化的概念，这标志着一种新的视力矫正的概念。

2. 法国的贝尔纳 · 梅特纳兹(Bernard Maitenaz)于 1959 年取得了突破性进展，研制出真正适合临床配戴的第一副现代概念多焦点眼镜。

3. 单光镜、双光镜、渐变镜都可以作为近用眼镜，但是这三种眼镜带来的视觉体验是不一样的。

4. 渐变焦镜片从远用屈光度到近用屈光度是连续变化的，可以为使用者提供从远到近连续清晰的视觉感受，具有无像跳、视觉连续的特点。

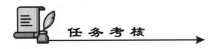

任务考核

1. 什么是渐变焦镜片?
2. 渐变焦镜片的发展历程是怎样的?
3. 渐变焦镜片与单光镜、双光镜相比有哪些特点?

任务二　渐变焦镜片的设计

渐变焦镜片可以为配戴者提供从远到近的连续视觉,受到越来越多人的青睐。渐变焦镜片的产生、发展过程反映了人们对更好视觉体验的需求。那么,渐变焦镜片是如何实现从远到近屈光度的连续变化呢?其中包含着怎样的设计原理呢?通过本任务学习,将很好地解答上述问题。

一、渐变焦镜片的基本结构

渐变焦镜片表面基于平滑变化的曲线设计实现了从远到近的屈光度渐进变化。渐变焦镜片表面包含四类五区:视远区、视近区、渐变区及周边区(包含鼻侧周边区和颞侧周边区)。渐变焦镜片为单片镜,上方的视远区和下方的视近区屈光力固定,基本无明显像差存在;渐变区域连接了上下两部分,为视觉的可用部分(图 12-2-1)。

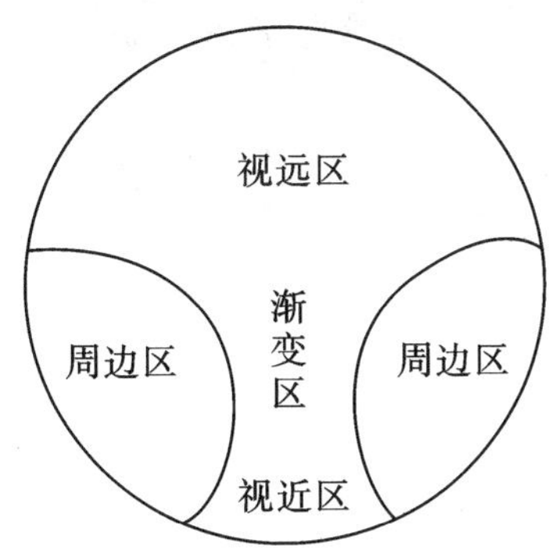

图 12-2-1　渐变焦镜片的基本结构

1. 视远区　视远区通常位于渐进镜的上半部分,用于满足看远的视觉需求。

2. 渐变区　渐变区是最能体现渐变焦镜片设计特征的部分。渐变区是指在镜片上方固定的视远区和镜片下方固定的视近区之间有一段屈光力连续变化的过渡区域。在这个连续变化的区域内,镜片的正度数逐渐增加,从而为配戴者提供自远点到近点全程、连续的清晰视觉。渐变区的度数变化速率就是渐变度。渐变区的长度和宽度是影响配镜者适应的关键因素。

3. 视近区　视近区位于渐变区下。从渐变区开始正度数开始增加，直至在视近区达到所需的近用附加度。由于渐变区和视近区之间在外观和结构上均无明显分界线，因此不存在双光镜所具有的像跳现象。视近区内移量和宽度受到近附加度的影响。

4. 周边区　周边区，也称为像差区，是由镜片表面的曲率变化所致。这个区域存在像散和棱镜效应。如果戴镜者通过周边区视物，会发生视物模糊和变形。如果戴镜者看远视线进入了周边区，转动头位时，类似于双光镜像跳的现象会反复发生，使戴镜者感觉周边的目标在晃动漂浮，这个现象被称为"泳动现象"。

渐变多焦点镜片的一些主要特征和参数是相互关联、相互影响的，包括视远区和视近区的面积大小、渐变区的长度和宽度。

二、渐变焦镜片标记

渐变焦镜片表面有永久性标记和可以擦拭的临时性标记。这些标记有助于渐变焦镜片的验配和质检(图 12-2-2)。

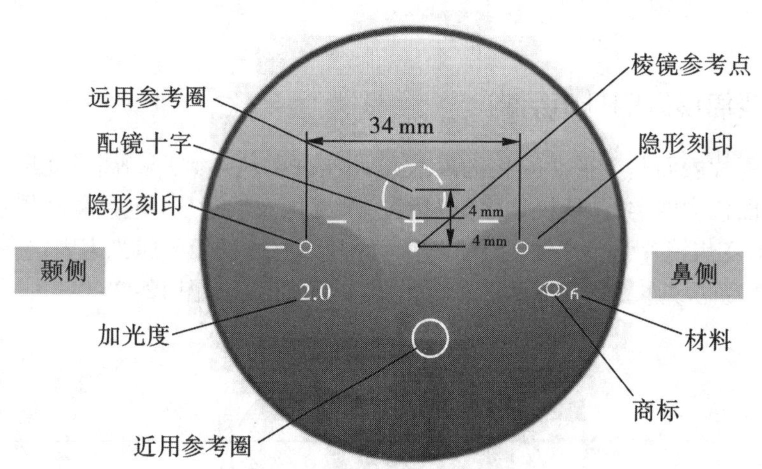

图 12-2-2　渐进多焦点镜片的标记

(一)临时性标记

1. 远用参考圈　用于测量渐变焦镜片的远用度(后顶焦度)。
2. 配镜十字　在配镜时应将配镜十字对准瞳孔中心，是定配基准点。
3. 水平标志线　可以在眼镜加工时确定水平位置。
4. 近用参考圈　用于测量渐变焦镜片的近光度(前顶点)。
5. 棱镜参考点　用于测量眼镜片的棱镜量。

(二)永久性标记

1. 隐形刻印　在鼻侧颞侧各有 1 个隐形刻印，两刻印间距为 34 mm。隐形刻印可以圆圈、方形、菱形等多种形式来表示。

2. 下加光度/近附加 被标记在颞侧隐形刻印下方,用两到 3 位数字来表示。比如,“20”代表渐变焦镜片的近附加为+2.00D。我们可以直接读取镜片上的近附加数值来获取该镜片的近附加值。

3. 商标和材料 位于鼻侧隐形刻印下方,代表了生产厂商和材料。

我们可以通过肉眼观察到永久性标记。利用永久性标记,可以还原临时性标记,帮助我们掌握这个渐变焦镜片的基本信息。配镜完毕之初应保留镜片表面标记,以便核验镜片。有时配戴者戴镜一段时间后,也会因一些问题来复核,这时也需要恢复镜片标记。

三、渐变焦镜片的设计

合理的镜片设计是渐变多焦点镜片应用的关键。渐变多焦点的基本设计基础是镜片表面为无数个曲率的结合,实际应用中存在多种不同类型的设计,具体如下。

(一)球性设计和非球性设计

1. 球性设计 早期的渐变焦镜片设计是将镜片视远区和视近区均设计为球性状态,被称为球面渐变焦镜片,这与经典的单光镜片类似。

2. 非球性设计 非球性设计是在球性设计之后来出现一种新的镜片设计方法。这种设计是将镜片视远区和视近区均设计为非球面(通常为抛物线面),使得镜片曲率由中央到周边越来越平坦。非球面的镜片设计不仅可以减少渐变焦镜片的周边像差,也使镜片的中心厚度减少。当前,非球面设计的渐变焦镜片应用日益广泛。

(二)硬性设计和软性设计

双光镜片的视近区域与其他部分有明显界限,镜片的视近区域的位置一目了然。但是渐变焦镜片的视远区和视近区之间有一过渡区,即渐变区。我们根据镜片渐进区镜度变化的速率,可以将渐变焦镜片设计分为硬性设计和软性设计。

1. 硬性设计 硬性设计是指设计较短的渐变区域,使渐变速度变化较快。例如,镜片度数有可能快速地从零增加至 0.50DS, 又快速变化至 1.00DS,然后更快速变化至 1.50DS,而此时变化的距离可能仅相隔几个毫米,此设计特征就属于硬性设计。硬性设计的渐变焦镜片的近附加光度增加快,通常有较大且更稳定的视远区域和视近区域,使得视近区位置较高且较宽,特别适合较高的近附加光度。硬性设计的镜片的渐变区渐变速度快,即度数增加很快,意味着当配戴者朝下看时,眼球将很快到达完全附加度数区域。这种设计的镜片缺点主要表现在渐进区较窄,像散变化较快,曲线效应明显,戴镜者适应时间较长。

2. 软性设计 软性设计是指设计较长的渐变区域,使渐变速度变化缓慢。采用软性设计的渐变焦镜片的从视近区至周边的变化比较缓慢,渐变区较为宽且较长,意味着配戴者需要将眼球下转至更下一些才能到达完全附加的区域。采用软性设计的渐变焦镜片像散变化较为缓慢,戴镜者看周边物体时变形比较少,头转动时,物体“游离”现象比较少,戴镜更容易适应。但是这种设计的镜片的视远区和视近区均较小,镜片上半部分视远区的视力清晰度稍差些,使用视近区时眼睛需要更往下些才能到达较小的视近区域。

表 12-2-1 为软性设计和硬性设计的比较。现代的渐变焦镜片实际上是软式设计和硬式设计的结合，使渐变镜兼具两种设计的优点。

表 12-2-1　渐变多焦点镜片的硬性设计和软性设计

硬性设计	软性设计
视远区和视近区的面积大、光学性能稳定	视远、视近和渐变区域的界限不明显
从视远至视近的距离短	从视远至视近的距离长
渐变区比较窄	渐变区比较宽
近用区位置较高	近用区位置较低
周边区像散大	周边区像散小
适应时间较长	适应时间较短

（三）单纯设计和多样设计

1. 单纯设计　单纯设计是指在整个附加区域，其基弧均相同的设计。渐变多焦点镜片初期所采用的设计方法均为单纯设计，即中间过渡区的屈光力变化形式基本固定。最初的渐变焦镜片设计以此为主，此类设计比较适合老视初始者。这种设计对于较高的近附加光度来讲，视近区比较狭小，近用时视野较小。

2. 多样设计　"多样"设计是指随每一附加度数变化而变化的设计。当一个人刚刚步入老视年龄期时，所需的近附加是很低的，这就是说还有一些自身调节力可使用。但是伴随着年龄的增加，自身可用的调节力也随之逐渐减少，中间过渡度数的变化也就需要调整变化，因此就产生了"多样设计"的概念，即对每一近附加设计不同的渐变度。多样设计可以让镜片视近区有较大的范围。多样设计镜片系列在随每一度数变化同时又保持其固有的设计特性。

（四）对称设计和非对称设计

1. 对称设计　起初，渐变焦镜片采用的是对称设计。对称设计的渐变焦镜片没有左右眼之分。在这种设计中，渐进区是以垂直方向设置的，但是这种设计与人眼的实际运动时不相符的。因为，人眼在近距离工作中眼球会向下、向内（鼻侧）转。

2. 非对称设计　当前，渐变焦镜片采用的是非对称设计。非对称设计的渐变焦镜片有左右眼之分。非对称指的是单眼镜片两侧屈光度分布不对称。这种设计是将镜片的渐进区由上到下逐渐向鼻侧倾斜，并对双眼镜片的对应点进行平衡性设计。配戴者戴镜时可以获得更好的视觉效果。

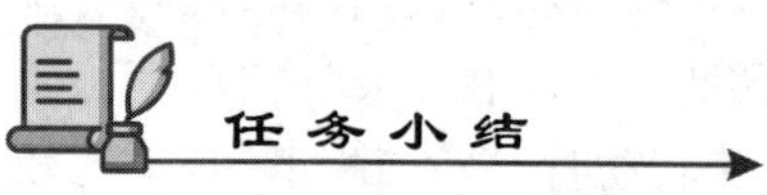

任务小结

1. 渐变焦镜片表面包含四类五区：视远区、视近区、渐变区以及周边区（包含鼻侧周边区和颞侧周边区），各个分区有各自的功能和特点。

2. 渐变焦镜片表面有永久性标记(隐形刻印、近附加、商标和材料)和可以擦拭的临时性标记(远用参考圈、配镜十字、水平标志线、近用参考圈、棱镜参考点)。利用永久性标记,可以还原临时性标记。

3. 渐变焦镜片的设计类型有球性设计和非球性设计、硬性设计和软性设计、单纯设计和多样设计、对称设计和非对称设计。每种类型的设计各有特点。

任务考核

1. 渐变焦镜片的基本结构有哪些?
2. 渐变焦镜片的渐变区有什么作用?
3. 渐变焦镜片上的临时性标记有哪些?
4. 渐变焦镜片的硬性设计有什么特点?
5. 什么是渐变焦镜片的非对称设计?

任务三　渐变焦镜片的选择

渐变焦镜片正越来越受到老视人群的青睐。渐变焦镜片的设计在不断地更新,不同类型的渐变焦镜片分别适用于什么样的老视者?如何为顾客推荐合适的渐变焦镜片呢?

一、渐变焦镜片的优点和缺点

(一)优点

1. 镜片外形较美观　从外观上看,双光镜、三光镜的主要问题是存在影响外观的分界线,并且在分界线会引起视物时的跳跃现象,存在一定范围的视觉盲区。但是渐变焦镜片的外观与普通光学镜片区别不大,不存在以上现象。

2. 提供从远到近的连续清晰视觉　渐变焦镜片上有从远到近连续的屈光度变化,可以提供从远到近的连续清晰视觉,弥补了双光镜、三光镜的不足。

(二)缺点

1. 像差带来视觉干扰　像差区存在像散和棱镜效应。如果戴镜者通过周边区视物,会发生视物模糊和变形。

2. 中、近距离视野缩小　渐变焦镜片渐进区比三光镜窄,视近区比双光镜小,所以视野较小,需要戴镜者利用头位和眼位运动来正确使用以上区域。

3. 眼位和头部运动相对增加　戴渐变镜需要更多的垂直眼位以及头位运动,原因在于从视远到视近区需要一段相对双光镜长得多的距离,在许多情况下,甚至看中距离也需要眼镜做更多的下移运动。

二、渐变焦镜片的适配人群

渐变焦镜片的适配人群主要是需要一定近距离工作，期望一副镜片就可以提供从远到近的连续清晰视觉的人，以及被双光镜的像跳，子片分界线困扰的老视者。在此需要注意的是，对于以下人群，并不推荐配戴渐进镜。

1. 因为渐进镜的设计是上部视远，下部视近，所以一些特殊的工作者不能佩戴。如需向上看近视力者：飞行员、仪表记录员、电工、图书管理员等；需要向下看远视力者，如建筑工人。

2. 运动障碍，平衡功能不良（内耳障碍）的人。这类人群本身就有“晕车，晕船”等眩晕症状，故很难适应渐进镜的周边视差。

3. 敏感人群。有人对镜度、镜架等变化非常敏感，所以对此类人配镜要注意。

4. 不能随意移动头位的人。如颈椎病，背、关节炎等。

5. 屈光参差较大者。对于双眼屈光参差等效球镜大于2.00D，尤其是垂直子午线屈光力差异超过2.00D的人，应谨慎验配。

6. 散光超过2.00D者。

三、渐变焦镜片的选择

渐变焦镜片还未被人们广泛认知，而且镜片品类较多。那么，如何帮助配镜者选择更为合适的老视矫正方式呢？如果是选择验配渐进镜，应如何选择合适的渐进镜呢？可以通过以下步骤来开展工作。

（一）分析是否是渐变焦镜片的适配人群

了解配镜者的需求是帮助其选择合适的矫正方式的第一步。应充分了解配镜者当前对目前的矫正方法是否满意，并告知有渐变焦镜片的存在。以下人群的分类及特点可以为初步分析配镜者的需求情况提供一个参考。

1. 新的老视者（本身正视）

正经历：近距离模糊，对第一次戴镜敏感，对“老”敏感。

双光镜片：不美观，像跳，远近过渡不自然。

单光眼镜：看远时需要摘镜，不方便。

2. 新的老视者（本身近视或远视）

正经历：近距离模糊，要摘镜阅读，不方便。

双光镜片：不美观，像跳，远近过渡不自然。

单光眼镜：需配一副近用单光眼镜，看不同距离目标时需要更换眼镜，不方便。

3. 戴近用单光的老视者

正经历：看远时需要摘镜，不方便。

双焦镜片：镜片外观不美观，像跳，远近过渡不自然。

4. 戴双光镜的老视者

正经历：中距离模糊，像跳，远近过渡不自然。

（二）帮助配镜者认知渐变焦镜片

结合年龄、屈光状态、视觉需求等个性化要求分析配镜者最适合的老视矫正方式。如果配镜者当下更适合验配渐进镜，并且属于此类镜片的适配人群，同时之前没有配戴过此类眼镜，那么就需要向其详解渐变焦镜片的特点、优势，同时也要详细告知劣势，让配镜者对此类镜片有一个初步的、相对客观的认知（表 12-3-1）。

表 12-3-1　渐变焦镜片的特点与优劣势

特点	优势	劣势
提供从远到近的连续清晰视觉	近中距离视物更方便	像差带来视觉干扰
镜片表面无明显分界线	外观与普通镜片无异，比相同镜度的单光镜薄	
只需一副眼镜	配戴方便	中、近距离视野缩小
无像跳	更接近自然视力，视物舒适	
设计不断更新	戴镜者能很快适应	眼位和头部运动相对增加

（三）分析配镜者需求与渐变焦镜片的匹配性

如果配镜者有验配渐变焦镜片的需求，那么可以根据以下思路为其推荐适合的渐变焦镜片。

1. 看远看近都有需求，并且需求程度不相上下，建议选用远中近型渐变焦镜片。一般，远中近型渐变焦镜片适用于老视的初发和中前期，年龄多在 60 岁以内。

2. 主要在室内使用，对远视力要求不是很高，可选择室内（中近）型渐变焦镜片。室内（中近）型渐变焦镜片一般适用于老视的中后期，年龄大多在 50 岁以后。

3. 大部分用眼需求都是看近，或者本来看远视力不差没有戴镜习惯的，建议选用办公（近近）型渐变焦镜片，在室内使用。办公（近近）型渐变焦镜片一般适用于 60 岁以上的老视度数比较稳定的人群。

以上介绍的是一般情况下的镜片选择策略，具体推荐时要根据具体情况灵活把握，切记不能生硬套用。

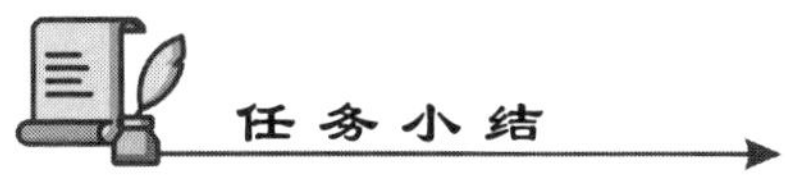

1. 渐变焦镜片具有外形美观，能为戴镜者提供从远到近的连续清晰视觉的优点，但是也有像散和棱镜效应带来视觉干扰，中、近距离视野缩小，眼位和头部运动相对增加的缺点。

2. 渐变焦眼镜的适配人群主要是需要一定近距离工作，期望一副镜片就可以提供从远到近的连续清晰视觉的人，以及被双光镜的像跳，子片分界线困扰的老视者。

3. 了解配镜者的需求是帮助其选择合适的老视矫正方式的第一步。我们在了解配镜需求的基础上,结合年龄、屈光状态、视觉需求等个性化要求分析配镜者最适合的老视矫正方式。如果配镜者当下更适合验配渐进镜,应根据配镜者的实际状况为其个性化推荐合适的渐变焦镜片。

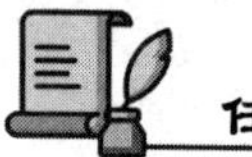

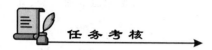

任务考核

1. 渐变焦眼镜适合哪些人验配?
2. 渐变焦镜片有哪些优点?
3. 如何为配镜者选择一副合适的渐变焦眼镜?

(谷中秀　舒宝童)

项目十三

功能性镜片

【项目简介】

本项目重点介绍一些特殊的光学镜片。随着眼视光行业的发展,加之目前国内青少年近视问题日益突出。针对青少年近视问题,科学家也在积极寻找一些科学有效的方法力争尽可能控制青少年近视度数过快地增长。近十年,国内外针对青少年近视的光学矫正方法主要是功能性镜片,比如周边离焦、多点离焦、棱镜透镜组合镜等。

【项目分析】

随着青少年近视日益严重,青少年近视矫正方法也层出不穷,目前市面上出现了很多功能性镜片,部分功能性镜片还有高水平的科研数据支撑其临床效果。因此,了解功能性镜片的发展历史、功能性镜片设计原理;尤其是如何进行功能性镜片推荐及配戴过程中常见问题处理显得至关重要。

【项目实施】

通过功能性镜片成像原理图来解释功能性镜片光学作用,激发学生学习兴趣,强化功能性镜片的推荐及常见问题处理。通过图示等方法让学生理解功能性镜片的设计原理,通过配戴案例来说明功能性镜片配戴常见问题如何处理,培养学生临床思维。

目前,市面上出现一些功能性镜片,对青少年近视过快增长有一定抑制作用,针对这些功能性镜片的光学原理,您了解多少?通过本项目学习将可解决。

任务一　各种类型功能性镜片的进展

随着我国青少年近视低龄化,临床一线工作人员对于近视的研究也越来越多,近视相关的产品也层出不穷,周边离焦镜片、多点离焦镜片、棱透镜镜片等进入人们视野。那么,什么是多点离焦?什么是棱透镜?

一、光学离焦镜片的进展

（一）周边离焦的缘由

进入21世纪，人们对近视眼的认识和控制手段有了新的突破。发现传统的光学镜片矫正后，中心物像聚焦在视网膜上，而周边物像却成像在视网膜后（图13-1-1），形成远视性离焦，诱发眼轴增长。Smith教授（2005）婴儿猴实验证实了周边形觉剥夺能引起近视眼及屈光状态的改变不依赖中心视觉，并且，与此同时国外近视患者通过配戴隐形眼镜、RGP、OK镜屈光度数改变具有显著性差异。因此，周边视觉不断在学者目前涌现，如何能够扩大成像范围，减少眼睛抖动的因素和传统镜片矫正方式的缺陷，提出了周边视力控制技术。

利用周边视力控制技术，依照人眼眼球构造，通过电脑精密设计镜片曲率，提供最高的成像品质，在给青少年提供清晰锐利的中心视力的同时兼顾周边视力。经证明，配戴这种镜片对父母中至少一方为近视的6～12岁儿童（相当于60%左右的青少年近视患者）具有显著效果，平均延缓近视发展30%。这种镜片采用了简明但却有效的技术，即"周边视力控制技术"，不但矫正敏锐的中心视力，而且也将周边视觉影像清晰地展现在周边视网膜前方，如图13-1-2所示。

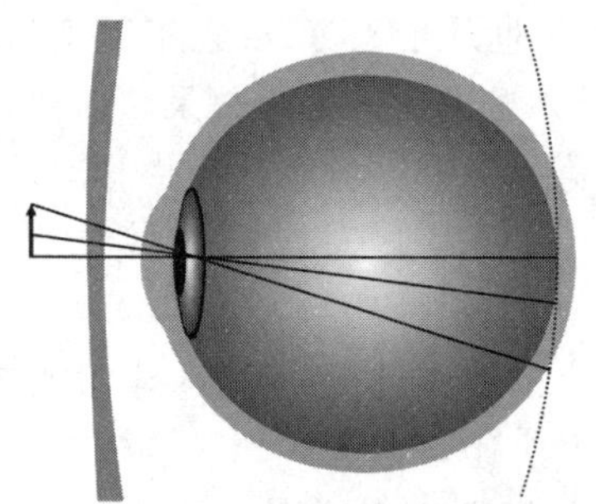

图13-1-1 用于普通镜片矫正近视，物像落在中心视网膜上，但是落在周边视网膜后（非周边控制技术）

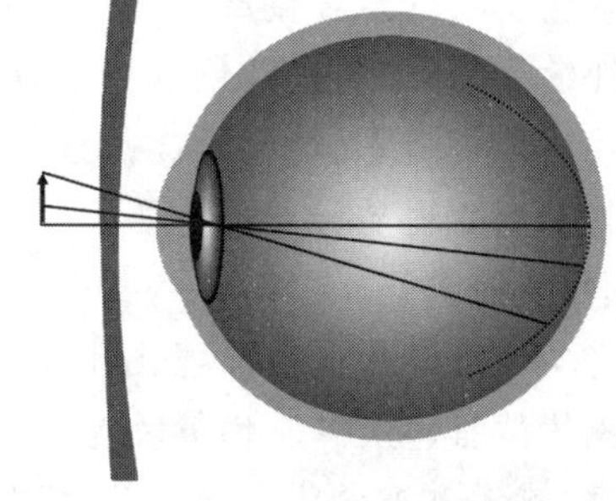

图13-1-2 物像落在中心视网膜上，还可落在周边视网膜前方（周边控制技术）

（二）光学离焦镜片的进展

当射入眼内的光线焦点没有落在视网膜上时，就形成了离焦，根据焦点与视网膜的位置关系，可以分为近视离焦与远视离焦。在配戴眼镜时，离焦是较常见的光学状态，那它对于眼球的生长发育会不会有影响呢？

在早期的动物试验中，研究人员通过干扰动物的正常视觉，观察动物眼球形成屈光不正的过程发现，在动物眼球内形成不同种类的离焦刺激，会对动物眼睛的生长起到截然相反的诱导作用。基于这一发现，自然而然地会想到，如果在眼内引入近视离焦，诱导眼轴变短，使眼球的屈光状态向远视发展，岂不是可以起到控制近视的效果？

为了探索在眼内引入近视离焦来控制近视的方法，研究人员先以小鸡为对象进行了动物试验,在试验中小鸡配戴了采用特殊设计的镜片,镜片上的光学区域按屈光度不同分为两部分,一部分区域为正光度,而其余部分为负光度。小鸡在配戴这种镜片后,镜片上不同屈光度的两部分区域会在眼内同时形成近视离焦与远视离焦。

试验结果发现:配戴只有正度数的镜片(近视离焦)以及正负度数组合的镜片(近、远视离焦同时存在),都能够诱导小鸡的眼屈光状态向远视方向发展,也就是具有控制近视度数增长的效果。

研究人员又进一步通过改变小鸡试验中所使用的这种+/-组合的镜片上负度数与正度数区域的面积占比,包括 50∶50、36∶65、25∶75、0∶100 的组合进行研究。

试验结果发现:近视离焦区域与远视离焦区域的面积占比变化对小鸡的眼轴生长可产生不同影响;近视离焦区域的面积占比越大,越不容易近视,也就是说,近视离焦区域的面积越大,控制近视的效果越好。

在小鸡试验中发现了这些重要的规律后,研究人员们又以哺乳动物为研究对象,进行了一系列的近视离焦的哺乳动物研究试验,发现在小鸡试验中的研究结论在哺乳动物身上同样有效,进一步证实了近视离焦对于减缓哺乳动物眼球伸长的有效性。

在动物试验应用近视离焦对于近视控制获得成功之后,伴随着全球范围内近视人群不断增多的严峻现状,研究人员们开始探索将近视离焦用于人类近视控制的研究。近视离焦的研究方向开始逐渐转向临床应用。

率先将近视离焦用于人类近视控制的研究,是基于一款软性角膜接触镜来进行的,它在隐形眼镜上突破性地采用了同心圆交叉分布的设计,它在为配戴者提供清晰视觉的同时,能够在眼内形成持续的近视离焦。

在 2007 年,研究人员开始让儿童配戴这款角膜接触镜,进行为期两年的临床试验,这一临床试验在两年内比较了佩戴这款角膜接触镜和普通单焦角膜接触镜儿童的屈光不正度和眼轴长度的变化。

试验结果证实了:佩戴这款基于近视离焦设计的角膜接触镜能够有效控制配戴儿童的屈光不正度和眼轴长度的增长;这一结果进一步证实了近视离焦对于控制人类近视发展的有效性。

不过,隐形眼镜作为直接接触角膜的产品,在日常配戴与护理等方面对于配戴儿童的依从性和卫生习惯都有更高的要求,在实际使用的过程中,相比框架眼镜镜片受到更多条件的限制,如果可以在眼镜镜片上实现同样的效果,将可以为众多的近视青少年儿童提供一个更安全、更方便的选择。

研究框架眼镜的大镜片会面临怎样的挑战呢？隐形眼镜产品配戴之后可以跟随眼球一起转动,因此它采用的同心圆设计能够满足为配戴者同时提供稳定的清晰视力和近视离焦的要求。

而眼镜镜片不能跟随眼球一同转动,所以和隐形眼镜一样采取同心圆设计并不能够为眼镜镜片带来理想的光学功能(图 13-1-3),因此要想在眼镜片上实现同样的近视控制效果,就需要在光学设计上另辟蹊径。至此,国内外多家眼镜生产公司科学家们相继设计出了多点离焦镜片,逐步找到了光学功能和离焦量之间的平衡。

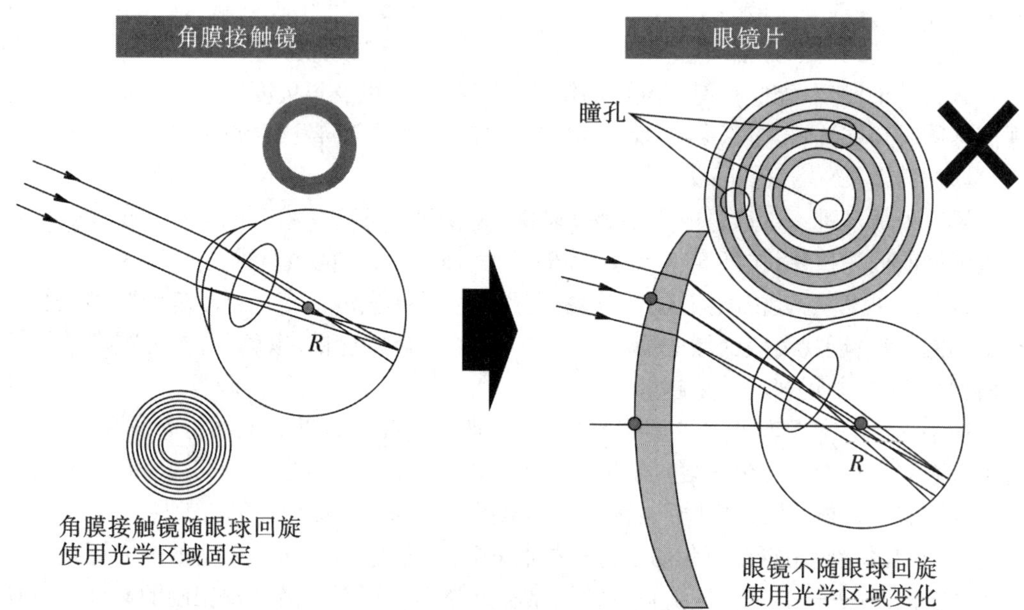

图 13-1-3　角膜接触镜与框架眼镜受眼球转动形成的光学差异

二、棱镜透镜镜片的进展

20 世纪 80 年代初，我国上海和徐州两个防治近视的科研单位，都让小学生戴上透镜看书，用以预防近视限的发生和发展。这种当时称为近雾视法。

近几年来，有些学者强调在用低度凸透镜防治近视时，要附加基底向内的三棱镜使眼睛的散开带动调节放松。徐广第教授在设计双眼合像仪防治近视时，也深深体会到两眼眼轴敞开带动调节放松的重要性，也就是说，负集合可能伴随着负调节，因而暂时降低近视的屈光度从而提高其远视力，起到治疗假性近视的作用。基于上述论点，目前市场上“低度凸透镜附加基底向内三棱镜用于防治近视”。

(1)1981 年 10 月，全国学生近视防治工作会议(徐州)，郭秉宽教授等众多眼科专家提出在低度凸透镜附加基底向内三棱镜防治近视。

(2)1985 年，国内众多眼科专家学者，在《青少年视力保护》杂志发表文章 30 多篇，陈巨德教授、贾锐锋教授等做出大量试验。陈巨德用低度凸透镜附加基底向内三棱镜在小学 3 年级学生中配戴+1.50D 观察 4 年后，试验组的近视度明显较低，近视发生率与对照组相比较亦有显著差异。贾锐锋用自行设计的双焦镜预防近视，经多年观察认为：“低度凸透镜附加基底向内三棱镜确实能治疗假性近视，控制真性近视。”

(3)1996 年，施密德做出“散焦”实验说明，戴凹透镜者可使近视度数增加。若配戴凸透镜就可以起到预防近视发生和发展的作用。

(4)1998 年 11 月 8 号，由教育部体卫司召开用低度凸透镜治疗近视的有关单位和学者共 30 多人参加，由徐广第起草了“用低度凸透镜防治近视(附加基底向内三棱镜)”讨论稿。本次会议是教育部门为防治近视召开的规格最大、讨论最深入的会议。

(5)1999 年 4 月,国家教育部体卫司与北京同仁医院、全国青少年近视防治专家在北京同仁医院讲授青少年近视理论和方法,用低度凸透镜(附加基底向内三棱镜)防治近视的方法和效果得到了肯定和推广。

(6)2004 年 5 月,教委部、体卫司召开全国学生近视防治工作专家组会议。由国内知名眼科专家李淑珍、徐广第等教授参加。对双眼合像法研制仪器防治假性近视和在阅读时配戴低度凸透镜(附加基底向内三棱镜)预防真性近视的发生和发展的效果予以肯定和推荐。

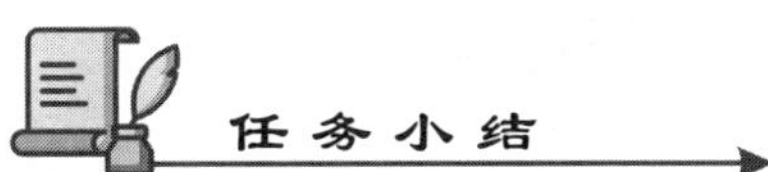

1. 配戴只有正度数的镜片(近视离焦)以及正负度数组合的镜片(近、远视离焦同时存在),都能够诱导眼屈光状态向远视方向发展,也就是具有控制近视度数增长的效果。

2. 近视离焦区域的面积越大,控制近视的效果越好。

3. 棱透镜的下加的 ADD 主要针对调节滞后,避免由调节滞后诱发眼轴增长;下加基底朝内的三棱镜可减少近距离融像需求,同时也减少内直肌对眼球压迫,并可降低近距离低头导致的眼压升高。

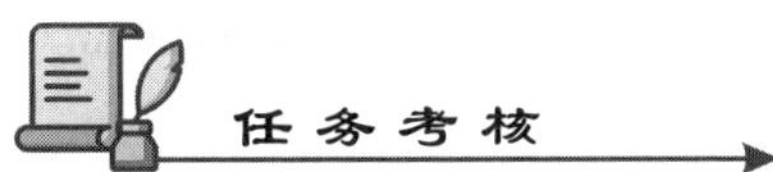

1. 何为远视性离焦? 何为近视性离焦?

2. 何为离焦面积? 离焦面积与视觉质量的关系是什么?

任务二 功能性镜片的设计原理

如前市面上出现很多功能性镜片,比如蔡司的成长乐、豪雅的新乐学、依视路的星趣控、国内视茂光学的棱透镜等,它们的设计原理是什么?

一、光学离焦镜片的设计原理

(一)周边离焦镜片设计原理

利用周边视力控制技术,依照人眼眼球构造,通过电脑精密设计镜片曲率,提供最高的成像品质,在给青少年提供清晰锐利的中心视力的同时兼顾周边视力。经证明,配戴这种镜片对父母中至少一方为近视的 6 ~ 12 岁儿童(相当于 60% 左右的青少年近视患者)具有显著效果,平均延缓近视发展30%。这种镜片采用了简明但却有效的技术,即“周边视力控制技术”,不但矫正敏锐的中心视力,而且也将周边视觉影像清晰地展现在周边视网膜前方。

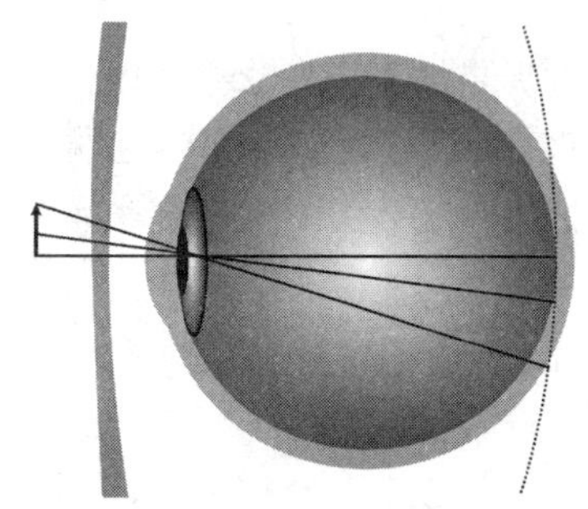

图13-2-1 用于普通镜片矫正近视,物像落在中心视网膜上,但是落在周边视网膜后（非周边控制技术）

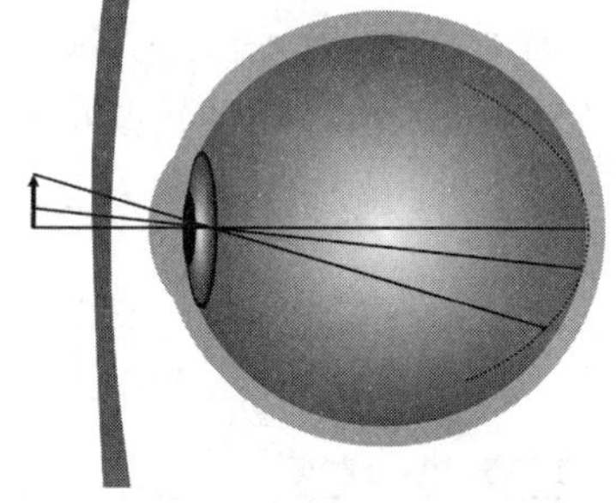

图13-2-2 物像落在中心视网膜上,还可落在周边视网膜前方（周边控制技术）

(二)多点离焦镜片设计原理

在动物正视化的研究中,已经发现了视网膜会向着光学离焦所在的方向生长,聚焦在视网膜后的远视离焦会诱导眼球向眼轴增长的方向生长,而聚焦在视网膜前的近视离焦像会诱导眼球向眼轴变短的方向生长。

要想在框架眼镜镜片上实现同样的功能,在镜片上任何位置、瞳孔大小的范围内,既要有正焦和近视离焦两个屈光度存在,同时两个屈光度的面积之比需要保持稳定。正焦的作用主要是物理清晰的成像在视网膜上,而近视离焦主要是成像在视网膜前,起到近视防控作用。

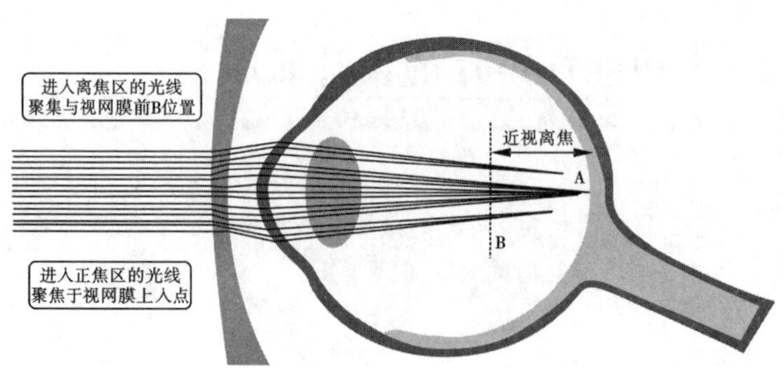

图13-2-3 正焦光线落在视网膜上,离焦光线落在视网膜前

二、棱镜透镜镜片的设计原理

看近时由近目标到眼的光是散开的。散开的光在视网膜后成像,为使眼球后的物像

移到视网膜上，因而引起眼球结构的变化，调节必然增加，集合增加，压迫眼球，导致近视。在早些年，我国著名的屈光学家徐广第教授认为青少年阅读时戴着适当的凸透镜，使进入眼内的光线散开的程度下降，应该会减少近视的发生及发展。目前这种学说的观点也被很多学者认可。

所谓棱透镜组合镜片就是指低度凸透镜附加基底向内的三棱镜镜片，它综合了近视成因最重要的“调节学说”和“近视代偿学说”，通过特殊的工艺设计，将凹透镜、凸透镜和三棱镜融合到一副镜片中，让中小学生在看远看近的同时预防近视的发生发展，在学习和生活中预防近视。

镜片视远区是凹透镜让学生看清黑板，视近区是采用低度凸透镜组合基地向内三棱镜，凸透镜看近处目标的时候放松调节，阻止调节滞后的继续发展。

基底向内三棱镜解决调节与集合的矛盾，补足集合能力，减小眼外肌对眼球的加持和压迫，抑制眼轴的过快增长。

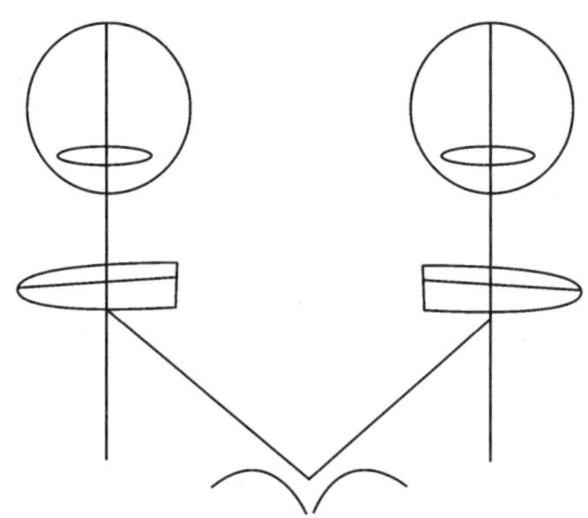

图 13-2-4　棱镜透镜镜片的光学原理

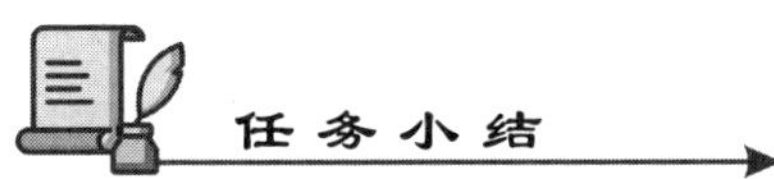

任务小结

1. 周边离焦和多点离焦在控制近视有着本质的区别。

2. 功能性镜片在配戴过程中可能出现一些不适，常见的有视远不清、侧方看出现头晕、看近不清、眼球酸胀、字体感觉变大、出现色散效应等，短期内，大部分配戴者均可适应，如通过调整、视觉训练等还未改变，建议更换普通单光镜片。

任务考核

1. 简述周边离焦镜片控制近视。

2. 简述多点离焦镜片控制近视。

3. 简述棱透镜控制近视。

任务三　功能性镜片的推荐

随着社会的发展，家长对孩子视觉健康意识的增强，越来越多的家长会选择带孩子到医院眼科或视光中心进行全面视光检查。由于孩子采用不正确的阅读姿势和过度地使用电子产品，这些不良的用眼行为容易导致眼睛过度疲劳，时间久了，往往就会发展为真性近视。对青少年来说，选择配戴一款功能性眼镜，可有效地改善视力状况，控制近视加深的速度。

一、光学离焦镜片的推荐

（一）周边离焦镜片的推荐

1. 周边离焦镜片的特点

（1）周边离焦镜片是一款特殊设计的单光镜片，有着安全、易验配、好适应的特性；运用周边视力控制技术，有效减缓青少年近视度数增长；在验配眼位、调节、集合方面没有过多要求。

（2）周边离焦镜片的设计采用了“周边视力控制”技术的单光镜片设计，提供清晰的中心视力，同时通过独特而新颖的镜片设计控制周边成像。

（3）周边离焦镜片可矫正中心的视力，同时将周边的影像转移到视网膜上或视网膜前方，以减缓眼轴变长发展的效果。

2. 周边离焦镜片的使用效果

（1）针对青少年儿童戴这种镜片是否轻松适应。有些青少年儿童佩戴新眼镜需要适应一段时间，周边视力比中心视力高，适应性不好；周边视力比中心视力低，不如中心清楚，习惯中心区域来看东西。

（2）针对佩戴者在使用离焦镜片以后近视是否得到有效减缓临床测试。佩戴者选择6～16岁，球镜度≤-3.50D，散光≤-1.50D的青少年儿童。定期复查。跟单光镜片进行对比，比普通单光近视镜片减缓30%近视加深幅度，低年龄儿童的效果更为明显。

3. 周边离焦镜片的镜架选择　周边离焦镜片应选择标准光学镜框，尽量不要选择有弧度的，或者是前倾角过大的镜框。镜圈水平宽度≥45 mm，垂直高度≥25 mm。

（二）多点离焦镜片的推荐

1. 多点离焦镜片的特点　镜片中央为远用光学区域（直径约9 mm），周边为环形的多焦点区域，该区域具有多个正屈光力（+3.50D）的微透镜，一部分光线经过微透镜在视网膜前形成焦点，而另一部分光线经过微透镜之间的缝隙，在视网膜上聚焦。这种设计让配戴者看远时可通过中央区形成清晰的视觉，看近时通过多焦点区域在视网膜上形成清晰视觉的同时,也能在视网膜前形成焦点,从而延缓近视发展。

2. 多点离焦镜片的使用效果

(1)通过临床随机对照试验结果表明,与传统的单焦点眼镜相比,多点离焦镜片控制近视度数增长效果达 59%,控制眼轴增长效果达 60%。但是,目前国内外使用多点近视离焦镜片预防儿童近视进展的时间相对较短,加上观察跟踪的时间不长,以及近视进展其他混杂因素的干扰,还需更多的临床试验来探讨其在延缓近视发展中的有效性。

(2)与传统单焦点眼镜相比较,中央视力无显著差异,然而在视网膜中周部离焦区域,视力有所下降,出现了周边视力模糊,因此成年人的接受性比较差。但儿童对多点离焦镜片的耐受性良好,可以接受中周部区域视物模糊的干扰。特别是在知晓多点离焦镜片可延缓近视进展的情况下,90% 儿童及家长愿意选择多点离焦眼镜。

3. 多点离焦镜片的验配要求

(1)在验配时,为了让配戴者看清晰远处,就要求配戴者的视线通过中央远用区域,因此需测量配戴者瞳高。

(2)在选择镜架时,通常也建议选择配戴稳定性较好的款式,如有需要也可以选择耳勾辅助配戴。对于配戴一段时间后有变形的镜架,则需要及时进行调整,以保证配戴位置符合配适要求。

二、棱镜透镜镜片的推荐

1. 棱镜透镜镜片的特点　棱镜透镜镜片,即在低度下加光基础上附加一个基底向内三棱镜,目的在于放松调节的同时放松视近时增加的集合,使眼球视近时保持望远的状态,以期控制或减缓近视的增长。经过临床观察得出,配戴棱镜透镜镜片对患者的远近眼位均无明显的影响,但是,适应性较低。

2. 棱镜透镜镜片的适配人群筛选

(1)以 6~18 岁的青少年学生为主,成年人若近距用眼多,也可以验配,用来减缓视疲劳。

(2)高屈光参差和高散光者禁验配。

(3)远视、弱视、显斜视禁验配。

(4)遗传性和病理性近视者需谨慎验配。

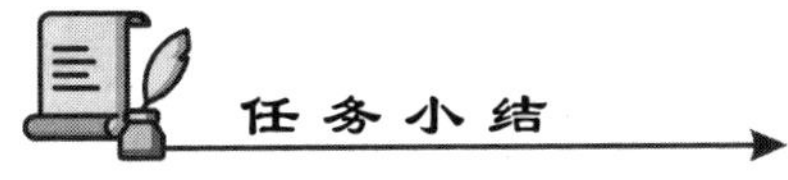

1. 周边离焦和多点离焦的特点。

2. 多点离焦镜片的验配要求。

3. 功能性镜片的使用效果。

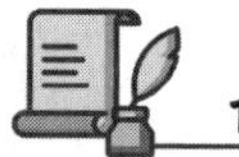

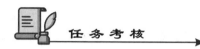

任务考核

1. 简述周边离焦镜片的特点。
2. 简述多点离焦镜片的验配要求。
3. 简述棱透镜的适配人群筛选。

任务四 配镜出现的问题和原因

患者,男,8岁,经过系统屈光检查后确定真性近视,双眼近视-2.00DS,其他未见异常,在视光师推荐下选择了功能性镜片(新乐学),取镜主诉看近不清,需要眨眼后才清晰,是什么原因造成的?该如何处理?

一、光学离焦镜片的配戴出现的问题和原因

(一)周边离焦镜片配戴出现的问题和原因

1. 视远不清　周边离焦技术是在保证远用视力的基础上,减低周边度数,周边形成近视性离焦,不同镜片的可视区域存在较大的区别,因此,配戴周边离焦镜片必须要点瞳高,尤其还需要确保单眼瞳距的准确性,否则会造成视远不清晰。

2. 部分患者侧看头晕　如果两眼瞳距差距较大尤其是双眼集合能力与散开能力明显差距,会导致肌性疲劳,再者由于周边出现散光的原因,会导致患者出现头晕等症状。

(二)多点离焦镜片配戴出现的问题和原因

1. 戴上眼镜之后看近,感觉不清楚,眨眼后清楚　正常配戴足矫镜片后,看远时眼睛是不动用调节的,看近时候会使用调节。当视线通过微型凸透镜的离焦区后,在视网膜前聚焦,起到干预近视作用。而另一部分光线通过微型透镜与微型透镜之间的缝隙,在视网膜上聚焦,使患者可以看清楚近目标。

2. 戴上眼镜之后看近,感觉不清楚,眨眼后清楚　配戴多点离焦镜片的患者,当眼球旋转后视线通过有微型凸透镜的离焦区视物时,就会引起对比度下降。而视线通过有微透镜的离焦区后离焦状态带来的对比度下降,是导致"感觉模糊"的主要原因。在实际配戴使用多点离焦镜片的过程中,最常使用到离焦区的情况就是看近:因为人眼在看近时会习惯性地向下旋转,所以在看近时视线会自然地通过分布有微型凸透镜的离焦区。

二、棱镜透镜镜片配戴出现的问题和原因

1. 看近处出现模糊　在屈光足矫的基础上,看近时,眼根据距离进行相应的调节和

集合，而棱透镜在近距离时下加了 ADD，减少了调节的使用；同时加入了基底朝内的三棱镜，减轻了集合。由于调节和集合均减少了，眼动平衡系统需重新建立，对于明显视功能紊乱的患者，尤其是调节障碍的患者会出现不精准调节，导致近距离物体不能清晰成像在视网膜上，出现看近不清晰，近距离融合受到破坏出现物像不清晰。

2. 有部分初戴者会出现字体稍稍放大　棱透镜在近距离时下加了 ADD，理论上是减少了调节的使用；但是部分配戴者仍然使用调节，从而所增加镜片仅起到放大作用，由于下加的度数不大，因此字体的变化是比较小的，并不明显，较短时间会适应。

3. 眼球酸胀　眼球酸胀可能与双眼不等量的集合和不等量的调节有关，尤其与不等量的集合有关，导致双眼位移变化的量不一致，导致双眼肌力不平衡。如果长时间出现也可能与加工误差较大有关或者棱透镜镜片在垂直方向出现较大的棱镜干扰融像系统出现眼球酸胀。

4. 色散效应　由于下加三棱镜原因，太阳光经过三棱镜后会产生一定的色散现象。光线散开后，由于所使用的棱镜量比较小，并且与角度有关；再者我们人眼最敏感的光主要还是集中在红、绿、黄等波段范围及大脑有较好的融像能力等，因此，在实际配戴过程中，这种现象会较快地消失。如果感觉比较明显可对眼镜进行针对性校配或加强融合能力训练，一般均可消失。

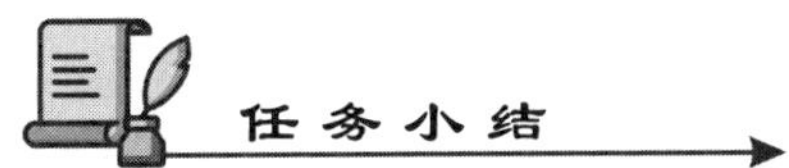

1. 周边离焦和多点离焦在控制近视有着本质的区别。

2. 功能性镜片在配戴过程中可能出现一些不适，常见的有视远不清、侧方看出现头晕、看近不清、眼球酸胀、字体感觉变大、出现色散效应等，短期内，大部分配戴者均可适应，如通过调整、视觉训练等还未改变，建议更换普通单光镜片。

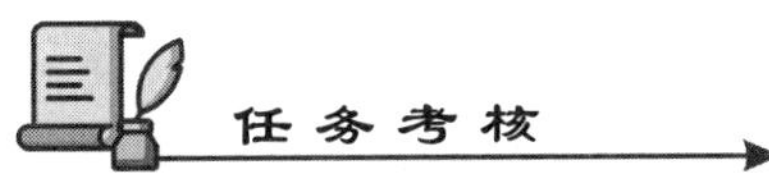

1. 简述周边离焦镜片控制近视原理。
2. 简述多点离焦镜片控制近视原理。
3. 简述棱透镜控制近视原理。
4. 配戴棱镜透镜出现眼球酸胀常见的原因是什么？该如何解决？

（刘　意　王海营）

模块四　生理光学

项目十四

人眼的光学

【项目简介】

生理光学是研究眼睛与视觉的科学，是生理和光学的结合，涉及眼的解剖与生理、光学、心理学等学科。本项目根据之前学习的几何光学和物理光学成像规律，通过讨论眼睛这一重要光学系统的成像，具体探索分析眼屈光系统的几何光学、视觉形成过程、光与视网膜感受器的光电转化过程、正常屈光成像、屈光不正如近视眼、远视眼、散光眼的成像及矫正。

【项目分析】

人眼可以比作一台照相机，二者有很多相似之处，但是人眼比照相机精密复杂得多。与身体其他器官不同，人眼具有生物特性和光学特性。从光学特性看，眼的成像过程与普通相机的成像有本质差别，如人眼屈光系统的精密程度、晶体调节特性、视网膜感受器的分布及成像。从生物性考虑，由于这个“照相机”由生物细胞构成，细胞的生长分化特性、眼球生长发育规律、加工分析特点等都与普通相机不同。因此，我们必须把它看作一个特殊的“照相机”，遵循几何光学和物理光学的一般性原则，考虑眼的解剖生理特点对眼的视觉问题进行分析处理。

【项目实施】

列举生活中常见的视觉异常现象如近视眼的视觉效果，将人眼比作照相机进行光学分析，激发学生兴趣，鼓励学生合作探索，并选择合适的实验内容，强化学生对眼的成像、眼的调节、屈光矫正原理等内容的理解。

光，照亮大千世界；眼睛，感受世界的绚丽多彩。我们对外界信息的获取至少有80%是通过眼睛的视觉获得的，视觉是人最重要的感觉。那么人眼的视觉是怎么形成的？当我们无法清晰看世界的时候，我们都可以通过什么方式改善？

任务一 人的眼睛

人眼具有生物和光学双重属性，对外界70%的感知是通过人眼获得的，如果把人眼比作光学仪器，光经过人眼后会发生怎样的传导过程？人眼又如何感知多彩视界？通过本任务学习，请解释该问题。

一、人眼的结构

人眼相当于一个能够精密成像的光学仪器，它是人们观察客观世界的器官。

如图 14-1-1 所示，人眼近似为一球形，其直径约为 24 mm，最外层为一白色坚韧的膜称为巩膜。巩膜在眼球前部凸出的透明部分称为角膜，其曲率半径约为 8 mm，外来光束首先通过角膜进入眼内。巩膜内面为一层不透光的黑色膜称为脉络膜，其作用是使眼内成为一暗房。脉络膜的前方是一带颜色的彩帘，称为虹膜，眼球前的颜色就是由它显示出来的。虹膜中心有一圆孔，称为瞳孔，瞳孔的作用是调节进入眼内的光通量，其作用与有效光阑相类似，外来光束过弱时，瞳孔直径可扩大到 8 mm。虹膜后面是晶状体，它由折射率约为 1.42 的胶状透明物质所组成，城一双凸透镜，前后两面的曲率半径分别约为 10 mm 和 6 mm，其边缘固结于睫状肌 M 上，由于睫状肌的松弛和紧缩，晶状体的表面的曲率可以改变。晶状体将眼内分为互不相通的两个空间，其一在晶状体和角膜之间的空间 A，称为前房，另一空间在晶状体后面 V，称为后房。前房内充满一种透明淡盐溶液，后房内充满一种含有大量水分的胶性透明液体，称为玻璃体。这两种液体的折射率均为 1.33，与水的折射率相同。视神经（N）从眼球后面 B 处进入眼内，并在眼内脉络膜上分布一极薄的膜 R 称为视网膜，当外面物体发出的光束进入眼内在视网膜上成像时，即由视神经传到大脑而形成视觉。视神经进入眼球的地方（图中 B 处）不引起视觉，称为盲点。在眼球光轴上方附近处有一直径为 2 mm 的黄色区域 F，称为黄斑。黄斑中心有一直径约为 0.25 mm 的区域 F 视觉最灵敏，称为中央窝。当眼睛观察物体时，眼球通常转到一适当位置，使所成的像恰好在黄斑点内中央窝处，因而所引起的视觉最为清晰。

外界物体发出的光通过它们进入眼球，并在瞳孔、睫状体等配合和巩膜的支撑、保护下、使被曲折的光在视网膜的感光层聚焦起来结成倒立缩小的物像，视网膜感受到清晰的物像后产生神经冲动，经过视神经、视交叉、视束、视放射等传至大脑枕叶视中枢从而完成整个视觉过程。

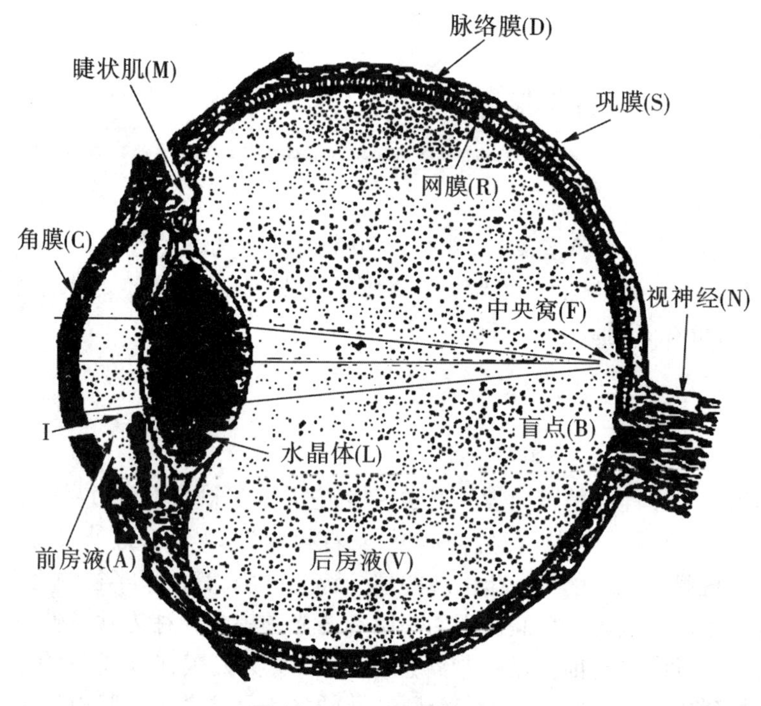

图 14-1-1　眼睛的结构

在视网膜上所形成的像是倒像,物体既然在视网膜上成为倒像,为什么我们看到的万物都是正的呢？这要提到 Stratton 试验,这是他于 1897 年在他自己身上所做的实验。他是用 Kapler 所设计的成为倒像的望远镜戴在自己的眼前。刚戴时看到外界任何物体都是倒的,头昏脑涨,寸步难行,只好凭着自己的意志扶着物体才可挪动。要坚持一段较长的时间,慢慢地把外界的物体看成是正的,症状才能消失,并慢慢恢复自由行动。但把眼前那套透镜拿掉之后,和从前裸眼看外界物体时一样,又感到物体是倒立的,上述干扰症状又出现。但这次症状维持很短时间即行消失。通过上述试验证实,外界物体在视网膜上的像是倒的,并可用毅炼的办法把它颠倒过来。也就是说,眼的倒像是事实,人们看到外界物体是正立的也是事实。这两个相反的实际现象如何统一起来,要用视觉心理学,即锻炼或经验来解释。所以对外界物体的观察,要用视觉判断被观察物体的空间属性,如远近和上下等,除了视觉的末梢感觉之外,触觉和肌肉的本体感受系统的协同作用是不可缺少的。

二、眼屈光系统的构成

角膜、房水、晶状体、玻璃体称为眼的屈光介质,加上辅助的瞳孔、睫状体、巩膜等构成了眼的光学成像系统,也称为眼屈光系统。

眼屈光组织是随胚眼的发育形成,胚眼是由神经外胚叶、表皮外胚叶和中胚叶发育形成。视网膜、视神经、虹膜色素上皮、瞳孔括约肌和开大肌、睫状体上皮、玻璃体由神经外胚叶发育形成。状体、角膜上皮由表皮外胚叶发育形成。巩膜、角膜实质及内皮、虹膜实质、睫状肌、脉络膜、原始玻璃体由中胚叶发育形成。

1. 角膜

(1)角膜的组织结构:角膜完全透明,约占纤维膜的前1/6,从后面看角膜为正圆形,从前面看为横椭圆形。成年男性角膜横径平均值为11.04 mm,女性为10.05 mm,竖径平均值男性为10.13 mm,女性为10.08 mm,3岁以上儿童的角膜直径已接近成人。中央瞳孔区约4 mm直径的圆形区内近似球形,其各点的曲率半径基本相等,而中央区以外的中间区和边缘部角膜较为扁平,各点曲率半径也不相等。角膜厚度各部分不同,中央部最薄,平均为0.5 mm,周边部约为1 mm。

(2)光学参数分析

曲率半径:从角膜前面测量,水平方向曲率半径为7.8 mm,垂直方向为7.7 mm,后部表面的曲率半径为6.22~6.8 mm。

折射率:角膜的折射率为1.376。

角膜屈光力的分析:角膜的屈光力即角膜对光线的屈折能力,用屈光度D来表示,即m的倒数。下面以Gullstrund1号精密模型眼为例进行计算分析。

【例14-1-1】 已知角膜的前表面曲率半径为7.7 mm,角膜后表面的曲率半径为6.8 mm,角膜前表面的折射率近似取为1,角膜的折射率为1.376,角膜后面房水的折射率为1.336,求角膜的屈光力F。

【解】 前表面屈光力:$F_1=\dfrac{1.376-1}{0.0077}=+48.83\text{D}$

后表面屈光力:$F_2=\dfrac{1.336-1.376}{0.0068}=-5.88\text{D}$

角膜的等效屈光力:$F=F_1+F_2-\dfrac{t}{n}F_1F_2=+43.05\text{D}$

由以上计算可知,角膜的屈光力为+43.05D,因此角膜是眼的屈光介质中屈光力最大的部分,约占整个眼屈光力的2/3左右。角膜的总屈光力是正的,对光束的作用是会聚。透镜的光学作用是会聚还是发散,不仅取决于透镜的形状,也取决于其前后介质折射率。

(3)角膜的反射像:外界光线投射到角膜上,当光线经过角膜的前后两个表面时,会分别形成反射像,我们将这两个反射像称为第一Pukinje像和第二Pukinje像。Pukinje像的大小与角膜的曲率半径呈线性正比的关系。

18世纪,Pukinje和Sanson发现,在暗室中将烛火置于被检眼45°处,从另一侧观察,可以看到眼内的第一Pukinje像最明亮,为一个正立的、缩小的虚像,在眼角膜后表面大约3.85 mm处,眼内的第二Pukinje像暗许多,比第一Pukinje像略微小一些,为一个正立的、缩小的虚像,在眼角膜后表面大约3.77 mm处。

2. 房水

(1)房水简介:房水乃充满前后眼房中的无色透明澄清液体,为眼球屈光系第二介质。系由睫状体之睫状突起所分泌,泌出后先注入后房,然后经瞳孔、前房、舒莱姆导管,继经静脉排出眼球外,如此川流不息。前房的中部深度为2 mm,每只眼睛房水的总量为0.16 mL,前房中水的含量为0.1 mL,后房中水的含量约为0.06 mL,每50~60 min更新一次,房水供给晶状体、玻璃体、角膜等营养代谢所必需物质及代谢物的运输排泄。

维持眼内压及眼球正常形态(正常眼内压平均为 10～21 mmHg)。

(2)房水折射率:房水折射率为 1.336,角膜构成了房水透镜的前曲面,角膜的前曲率半径和房水的折射率等是构成角膜屈光力的重要因素。

(3)前房深度:前房深度定义为光轴上角膜后顶点至晶状体的前面顶点之间的距离。不包括角膜厚度的前房深度大约 3.1 mm,前房深度是很重要的光学参数,它会影响眼屈光系统的总屈光力。假设其他因素不变,前房深度减小 1 mm(例如晶状体前移),会使眼的屈光力增加约 1.40D。前房深度增大将会使屈光力减小,在人工晶体植入的光学计算中,前房深度影响尤为重要。

3. 晶状体

(1)晶状体简介:晶状体是一个具有弹性的无色透明体,位于虹膜和玻璃体之间。从组织学上可以观察到它具有很多层次,晶状体的介质愈向中央,其密度越大,因而大大增强了它的聚光力量。从组织学上还可看到晶状体各层并非精确地按照均等的曲度呈向心性弯曲,而是外层皮质的弯曲度较小,中央核的弯曲与周围皮质比较起来更接近于球形。因而使晶状体形成了一个由周边向中央逐渐增加其屈光力的凸透镜。

(2)晶状体的光学参数

1)曲率半径:晶状体内有核,故晶状体有 4 个曲面,即是晶状体的前表面、核的前表面、核的后表面及晶状体的后表面,后面的弯曲度比前面要大一些,前表面的弯曲半径约为+10.00 mm,后表面则约为-6.00 mm;核的前表面曲率半径为+7.911 mm,核的后表面曲率半径为-5.76 mm;晶状体的中心厚度为 3.6 mm。

由于晶状体是黏弹性体,其形状是可以调节变化的。当晶状体处于最大调节力状态时,其形状近似于球状,此时晶状体的曲率半径为+5.33 mm,后表面则约为-5.33 mm;核的前表面曲率半径为+2.655 mm,核的后表面曲率半径为-2.655 mm;晶状体的中心厚度为+5.06 mm。

2)折射率:晶状体是由多层不同折射率的物质组成,其折射率自核中心向周边逐渐减小,呈梯度变化,即中心部位的折射率最大。核的折射率为 1.406,周边部为 1.385。

3)晶状体屈光力分析:在屈光静止状态,晶状体的屈光力计算和角膜屈光力计算类同,屈光力值为+19.11D。当眼睛进行调节时,晶状体屈光力随着晶状体前后表面曲率的增加而增加,最大调节时晶状体的屈光力值可达到+33.11D。

4)晶状体的反射像分析:光线投射到晶状体上,当经过晶状体的前后两个表面时,会分别形成反射像,我们将这两个反射像称为第三 Pukinje 像和 Pukinje 像。Pukinje 像的大小与晶状体的曲率半径成线性正比的关系。

Pukinje 和 Sanson 在暗室中发现,可以看到眼内的第三 Pukinje 像更暗,为一个正立的、缩小的虚像,在眼角膜后面大约 10.59 mm 处;眼内的第四 Pukinje 最小,为一个倒立的、缩小的实像,在眼角膜后大约 3.96 mm 处(表 14-1-1)。

表 14-1-1 4 个 Pukinje 像的对比

名称	亮度	像的虚实	像的方向	位置	大小	亮度
Pu Ⅰ	大	虚像	正立	在晶状体里 3.85 mm	1.00 mm	1.00
Pu Ⅱ	小	虚像	正立	在晶状体里 3.77 mm	0.88 mm	0.010
Pu Ⅲ	小	虚像	正立	在玻璃体里 10.95 mm	1.96 mm	0.008
Pu Ⅳ	小	实像	倒立	在玻璃体里-3.96 mm	-0.75 mm	0.008

4. 玻璃体

(1) 玻璃体简介：玻璃体系无色透明凝胶状组织，填充于眼球的后 4/5 内腔，为眼屈光系终末的屈光介质；光线透经至此，为最后之屈光成分，一经屈折后，立可透射于视网膜上成像而引起光化作用。玻璃体除有确定性的屈光生理功能外，尚具保持眼球正常形态与眼内压平衡之职能。玻璃体内并无血管及神经组织，有关其营养素供应、新陈代谢物质交换等，主由脉络膜负责。

(2) 玻璃体的折射率：其具有与房水相等的屈光率(1.336)。

三、眼屈光系统的特性

1. 眼的光线感知　视网膜是视锥细胞和视杆细胞组成的辐射接收器。两种细胞具有完全不同的性质和完全不同的功能。杆细胞对光刺激极为敏感，但是没有色觉功能；锥细胞的感光能力比杆细胞弱得多，但是它们能够对各种色光引起不同的感受。因此，锥细胞的存在，决定了分辨颜色的能力——色视觉。在亮照明时，视觉主要是锥细胞起作用，在暗视觉时，主要是杆细胞起作用。

眼睛对周围空间光亮情况的自动适应程度叫适应。适应分为明适应和暗适应，前者发生在由暗处到亮处时，后者发生在由亮处到暗处时。适应是通过瞳孔的自动增大或缩小完成的，当由暗处进入亮处时，瞳孔自动缩小；反之，瞳孔自动增大。适应要有个过程，最长可达 30 min。

2. 眼的分辨率和对准度

(1) 通过视网膜的结构，眼睛能够把两个相邻的点分开。视神经能够分辨的两像点间最小距离应至少等于两个视锥细胞直径，若两像点在相邻的两个细胞上，视神经是无法分辨出两个点，故视网膜上最小鉴别距离等于两个锥细胞直径，即不小于 0.006 mm。眼睛能够分辨最近相邻点的能力称为眼的分辨能力。

物体对人眼的张角称为视角，对应视觉周围很小范围，在良好照明时，人眼能分辨的物点之间最小视角。眼睛在没有调节时，最小视角大约为 60°。若把眼睛看作理想光学系统，则£ =140°/D(D 以 mm 为单位)，当 D=2 mm 时，£ =70°，当瞳孔直径增大时，眼睛光学系统的像差增大，分辨能力随之减少。由于眼睛具有较大的色差，故视角鉴别率随光谱而异，连续光谱中间部分的视角鉴别率高于红光和紫光部分的鉴别率。

(2) 眼的对准精度：对准和分别率是两个不同的概念，分辨是指眼睛能区分开两个点或线距离或角距离的能力，而对准是指在垂直于视轴方向上的重合或置中过程。对准后，偏离置中或重合的线距离或角距离称为对准误差。

3. 双眼立体视觉　双眼的立体视觉可精确判断外物的深径或距离，但是立体视觉并不是唯一可获得深径觉的方法，单眼也可以凭借经验的深径提示来判断外物的距离，临床上常常将这种现象称为准立体视，这种现象在屈光参差患者及单眼患者更为明显。

总之，眼的光学系统是一个典型的透镜组合，组合透镜主要有角膜和晶状体，而且该透镜屈光力还可改变。经过屈光系统后成像于视网膜上，视网膜上的感光细胞接收后通过视神经将信息传递到大脑，人眼因此形成视觉感知外界。

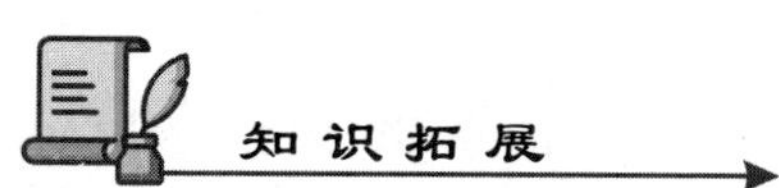

知识拓展

下面根据晶状体的光学参数来计算其屈光力，利用表面屈光力公式进行计算。表面屈光力与该表面的弯度成正比(也就是与曲率半径成反比)、与表面两侧介质的折射率之差成正比。晶状体各个表面的曲率半径已知，房水、晶状体皮质、晶状体核、玻璃体的折射率已知，直接带入公式计算，相加得晶状体屈光力为+19.11D，具体如表 14-1-2 所示。

表 14-1-2　晶状体的眼部参数

部位	后侧折射率	前侧折射率	曲率半径(r)/mm	屈光力/D
晶状体前表面	1.386	1.336	10.0	5.000
晶状体核前表面	1.406	1.386	7.911	2.528
晶状体核后表面	1.386	1.406	-5.76	3.472
晶状体后表面	1.336	1.386	-6.0	8.333

任务小结

1. 视觉形成包括感光、屈光、传导 3 部分。
2. 眼屈光系包括角膜、房水、晶体和玻璃体。
3. 人眼与照相机的对比。

任务考核

1. 简述视觉形成过程。
2. 人眼的屈光介质都包括哪些？
3. 人眼屈光介质都有何生理功能？
4. 根据屈光介质光学参数和光学知识，计算人眼的屈光力。

任务二　简化眼与模型眼

眼睛虽然可比作一台精密照相机，但比照相机精密复杂很多，我们只能直观看到眼睛的巩膜等部分结构，那么如何更直观感受人眼结构、了解眼部组成、将人眼结构与光学结合呢，那就是模型眼的构建。通过本任务学习，将能解释该问题。

一、模型眼

对于每个人来讲，眼球的光学参数并不相同。为了便于研究，人们规定一种形态为模型眼，它不能代表每个人的眼，它是无数正视眼中的一个，其屈光作用于眼球的生理情况相似。

模型眼是指人们根据大量的统计学资料，通过测量和计算确定的眼的比较标准的数值，并将其拼凑起来的眼的光学模具。历史上曾有过多种模型眼，最多采用的是 Helmholtz 和 Gullstrand 的结果，其中以 Gullstrund（古耳斯特兰德）创制的六折射面精密模型眼最为标准和具有代表性。目前，物理学、光学、眼科学均以此作为正常的平均眼看待，对于研究像的位置、大小和屈光力具有重要意义。

1. Gullstrand1 号精密模型眼　Gullstrand1 号精密模型眼有 6 个折射面，其中 2 个折射面代表角膜折射系统，4 个折射面代表晶状体折射系统。Gullstrand1 号精密模型眼分为两种状态，即调节静止状态和极度调节状态。

（1）调节静止状态眼：调节静止状态眼又称为静态眼，其中 6 个面的曲率半径、各介质的折射率等基本情况，具体数值见表 14-2-2。

（2）极度调节状态眼：极度调节状态眼又称为动态眼，其中 6 个面的曲率半径、各介质的折射率等基本情况如图所示，具体数值见表 14-2-1。

表 14-2-1　Gullstrand1 眼极度调节参数

项目	调节放松时	极度调节时
折射率		
角膜	1.376	1.376
房水	1.336	1.336
晶状体皮质	1.386	1.386

续表 14-2-1

项目	调节放松时	极度调节时
晶状体核	1.406	1.406
玻璃体	1.336	1.336
曲率半径		
角膜前表面	+7.7	+7.7
角膜后表面	+ 6.8	+6.8
晶状体皮质前面	+10.00	+5.33
晶状体核前面	+7.911	+2.655
晶状体核后面	−5.76	−2.655
晶状体皮质后面	−6.0	−5.33
折射面位置(至角膜前顶点)		
角膜前表面	0	0
角膜后表面	0.5	0.5
晶状体皮质前面	3.6	3.2
晶状体核前面	4.146	3.8725
晶状体核后面	6.565	6.527
晶状体皮质后面	7.2	7.2
屈光力		
角膜前表面	+48.83	+48.83
角膜后表面	−5.88	−5.88
晶状体皮质前面	+5.0	+9.375
晶状体核	+5.985	+14.96
晶状体皮质后面	+8.33	+9.375
角膜系统		
屈光力	+43.05	+43.05
第 1 主点位置	−0.0496	−0.0496
第 2 主点位置	−0.0506	−0.0506
第 1 焦距	−23.227	−23.227
第 2 焦距	+31.031	+31.031
晶状体系统		
屈光力	+19.11	+19.11
第 1 主点位置	5.678	5.145

续表 14-2-1

项目	调节放松时	极度调节时
第 2 主点位置	5.808	5.255
焦距	69.908	40.416
整个眼球光学系统		
屈光力	+58.64	+70.57
第 1 主点位置	1.348	1.772
第 2 主点位置	1.602	2.086
第 1 焦点位置	-15.707	-12.397
第 2 焦点位置	+24.386	+21.016
第 1 焦距	-17.054	-14.169
第 2 焦距	+22.785	+18.930

2. Gullstrand2 号模型眼　Gullstrand1 号精密模型眼虽然接近于人眼，但是数据计算比较复杂，计算也不方便。为了便于计算和分析问题，人们在该眼的基础上简化了一些数据，从而设计了 Gullstrand2 号模型眼。

Gullstrand2 号模型眼有 3 个折射面，其中 1 个折射面代表角膜系统，2 个折射面代表晶状体系统。Gullstrand2 号模型眼也分为两种状态，即调节静止状态和极度调节状态。

(1)调节静止状态眼：调节静止状态眼又称为静态眼，其中 3 个面的曲率半径、3 对基点等基本情况如图所示，具体数值见表 14-2-2。

(2)极度调节状态眼：极度调节状态眼又称为动态眼，其中 6 个面的曲率半径、各介质的折射率及 3 对基点等基本情况如图所示，具体数值见表 14-2-2。

表 14-2-2　Gullstrand2 眼极度调节参数

项目	调节放松时	极度调节时
折射率		
房水	1.336	1.336
晶状体	1.413	1.413
玻璃体	1.336	1.336
曲率半径		
角膜	+7.80	+7.80
晶状体前面	+10.00	+5.00
晶状体皮质后面	-6.00	-5.00

续表 14-2-2

项目	调节放松时	极度调节时
折射面位置(至角膜前顶点)		
角膜前表面	0	0
晶状体皮质前面	3.6	3.2
晶状体皮质后面	7.2	7.2
屈光力		
角膜	+43.08	+43.08
晶状体	+20.28	+28.90
眼屈光系统	+59.60	+68.22
眼轴长度	+24.17	+24.17

二、简化眼

从几何光学的观点来看,人眼是一个由不同介质构成的共轴光具组,这一光具组能在视网膜上形成清晰的像。由于这一共轴光具组结构很复杂,为便于理解和使用,依光学原理将模型眼进一步简化,将人眼简化为只有一个折射球面的简化眼,简化后求得的模型眼叫简化眼(reduced eye)。如两个主点和两个结点的位置都很接近,将两点合并起来取其平均值,将它看成只有一个主点、一个结点和两个主焦点,不会影响计算的准确性。图 14-2-1 即是简化眼的模式图,表 14-2-3 为简化眼结构的光学常量表。

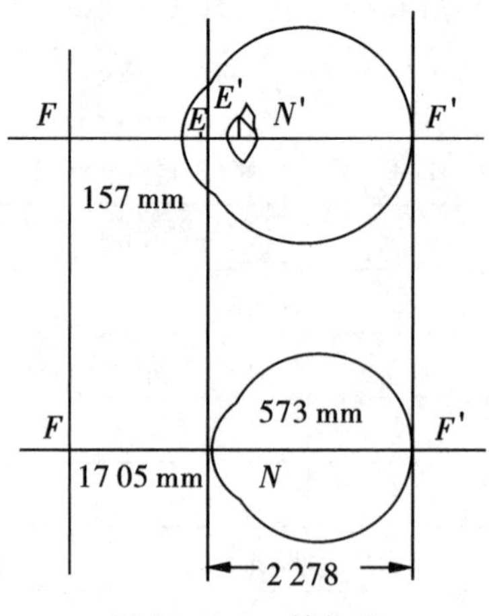

图 14-2-1 简化眼

表 14-2-3　简化眼结构的光学常量

光学常量	参数	光学常量	参数
折射率(n)	$\frac{4}{3}$	光焦度	58.48D
折射面的曲率半径 (R)	5.73 mm	网膜的曲率半径 (R')	9.8 mm
物方焦距 (f)	−17.054	像方焦距 (f')	22.785 mm

该简化眼将眼球的各种屈光单位用一个理想的球面来替代。这个球面的弯曲半径为5.73 mm。该球面的一侧为空气，另一侧为房水和晶状体，折射率为1.336；球面的表面恰好位于角膜后方1.35 mm，即位于前房之内；它的结点或光学中心位于角膜前表面的后7.08 mm，也就是晶状体的后极部；其前焦距是17.05 mm，即在角膜前15.7 mm；后焦距为22.78 mm，即在角膜前表面后方24.13 mm处；按正常眼的平均值计算，其后主焦点恰好落在视网膜的中心凹。按照上表的前焦距为17.054 mm，则眼的总屈光度为1000/17.054＝58.64D，亦可用后焦距22.785计算(1000/22.785)×1.336＝58.64D。

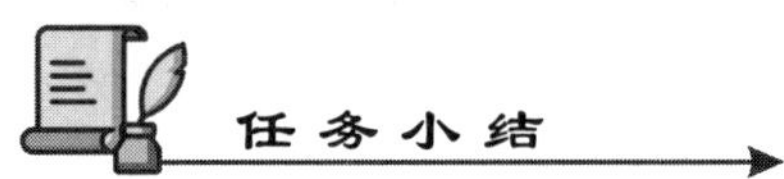

1. 模型眼1号、模型眼2号、简化眼的折射面分别为6面、3面、1面，在模拟验光中所用的模型眼为简化眼。

2. 根据模型眼和简化眼的光学参数，结合光学知识进行屈光力计算。

3. 人眼具有调节功能，在调节可以代偿的范围内，可以使得远近物体清晰成像在视网膜上。

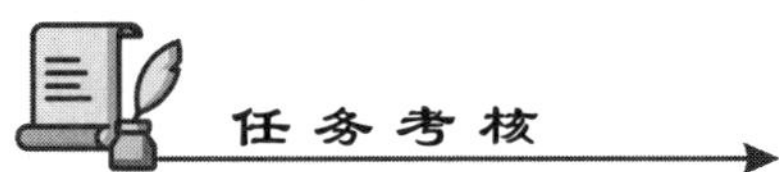

1. 列表对比模型眼1号、模型眼2号、简化眼。

2. 在简化眼中，物方焦距与像方焦距分别是多少？如果不相等是什么原因？

3. 根据光学参数，计算模型眼和简化眼的屈光力。

任务三　调节与屈光

在平时工作中，常有不同患者表述其可见范围不同，有些人可以看见较远的地方，有的人需要靠很近才看得清。也会看到不同患者戴的眼镜片不一样，有些人戴的镜片边缘厚，有些人戴的镜片边缘薄。通过本任务学习，请解释该现象。

一、调节相关知识

（一）调节的概念

调节是指眼睛睫状肌的收缩与松弛可以使晶状体的屈光力发生改变，以便远近不同的物体都能清晰地成像在视网膜上，眼睛的这种功能称为调节。人眼是通过增加晶状体屈光力的办法，来完成看清近物的任务。为了看清近距离的目标，通过眼内肌肉——睫状肌的收缩，使眼内晶状体弯曲度增加，从而增强了眼的屈光力，使近距离物体在视网膜上形成清晰的图像，这种为看清近物而改变眼的屈光力的功能称为眼的调节功能。

（二）远点与近点

1. 远点　在不使用调节时，眼能看清最远的点。此时眼的屈光力最小。

另外一种说法：在不使用调节时，能在视网膜上成清晰像的外界一点（强调共轭关系）。

2. 近点　在使用最大调节时，眼能看清的最近一点。看近时的屈光为动态屈光，距离越近，眼睛的屈光力越大。像远点距离一样，近点距离也常选用角膜至近点的距离，人眼的近点有眼的屈光状态和眼的调节能力所决定。

（三）调节范围与调节幅度

1. 调节域　远点与近点的空间，又称为清晰区域、明视区域。

2. 调节幅度　眼看远点与近点时所用屈光力之差为调节幅度，又称调节广度。

$$A=\frac{1}{F}-\frac{1}{N} \qquad \text{（公式 14-3-1）}$$

即远点距离的倒数减去近点距离的倒数。

注：这里需要特别指出很多书上都是近点距离减去远点距离，此种说法是片面的，不符合几何光学的法则。

【例 14-3-1】　一个人远点为眼前 1 m，近点为眼前 20 cm，则调节幅度为多少？

【解】　$A=\frac{1}{-1}-\frac{1}{-0.2}=+4.00\text{DS}$　（注意符号法则）

对一般人来说，眼的近点、远点以及调节范围并不是保持不变的。随着年龄的增长，近点逐渐变远。例如幼年时期，近点在眼前 7～8 cm 处，远点在无限远处；成年后，近点约在眼前 25 cm 处；到了老年，近点已移到眼前 1～2 m 处，远点也移至眼前几米处，此时眼的调节范围就相当小了。

二、正视眼与屈光不正

完全不使用调节时，眼睛的屈光状态称为静态屈光；调节时，眼的屈光状态成为动态屈光。无调节时眼球的屈光成分之间的关系决定了人眼的屈光状态，影响屈光的因素包括角膜的屈光力、前房深度、晶状体的屈光力、眼轴长度。角膜和晶状体的屈光力主要由各自曲率半径和折射率决定。对于健康眼来说，不同眼的折射率变化不大，但不同眼的角膜和晶状体的曲率半径、前房深度、眼轴长度变化却较大。根据充分放松调节时眼的屈光状态(静态屈光)分为正视眼和非正视眼,非正视眼(屈光不正)包括近视眼、远视眼、散光眼和屈光参差。

屈光不正的矫正指通过加透镜,改变总屈光力,使眼不使用调节时,无限远处的物点与视网膜形成共轭关系,从而达到正视状态。改变总屈光力的方法有普通眼镜、接触镜等眼外透镜,也有植入人工晶体眼内透镜。这里主要讨论眼外透镜的矫正,其所戴眼镜度为屈光不正度,一般情况下可以认为眼睛屈光不正度与眼睛的远点距离倒数大致相等,即:

$$远点屈光度 = 人远点距离的倒数 = \frac{1}{远点距离}(距离的单位是\ m)$$

(一)正视眼

1. 定义

(1)眼屈光系统的像方焦点在视网膜上。

(2)平行光入射在视网膜上聚焦。

(3)网膜的共轭点在无穷远。

2. 正视眼的调节　根据远点的定义,由于无调节时,无限远的物点与视网膜是共轭点。理论上,眼的物方主点至远点的距离称为远点距离。由于物方主点离角膜很近,所以临床上,远点距离常用角膜前顶点至远点的距离。因此,正视眼的远点在眼前无限远处,正视眼的远点在无限远,其静态屈光力为零,故不需要调节能看清远物。正视眼的近点在眼前有限距离,与患者的调节力有关,当其注视近点物体时,需用全部调节力。故其调节幅度等于其近点的屈光度,而其调节范围包括由近点至无限远全部范围。

(二)近视眼

1. 定义

(1)眼屈光系统的像方焦点在网膜前。

(2)平行光进入眼睛后,在视网膜前聚焦。

(3)网膜的共轭点在眼前有限距离。

2. 近视眼的调节　对于近视眼来说,既然无限远的物点的共轭像点在视网膜前,那么什么位置物点的共轭像点能够在视网膜上呢?根据几何光学的物像关系,只要将物点移向眼,像点也会向视网膜移(这里的物距总是大于眼的焦距的,模型眼物方焦距为-17.05 mm)。这样一来,总可以找到一个物点位置的共轭像点恰好在视网膜上,根据远点定义,近视眼的远点在眼前有限距离,具体位置与患者屈光有关。

近视眼的近点在眼前有限距离,比远点更靠近眼,与调节及屈光状态有关。

近视眼患者如没有其他眼病,该患者的调节力一般与同年龄正视者相同,但是其调节范围却不大,例如-5.00D的近视患者,远点在眼前20 cm,近点在眼前5 cm,则患者的调节范围为眼前5～20 cm,调节力则为20.00D-5.00D=15.00D。所以该患者要配戴矫正眼镜,调节范围将会变成7 cm至无限远。例如近视-3.00D的患者看近处33 cm,患者就不需要调节,因此,如果近视眼的远点恰好等于看近的距离,患者即使已经老花了,也会感觉不出来。

3. 近视眼的矫正　近视眼的矫正方法是用合适屈光力的凹球面透镜，让光线经凹透镜适当发散，再经眼睛折射后恰好会聚在视网膜上形成清晰的像。即让来自远处的平行光线经凹透镜后，成虚像于近视眼的远点处，近视眼不需要调节也能看清远点处物体，屈光不正得以矫正(图 14-3-1)。

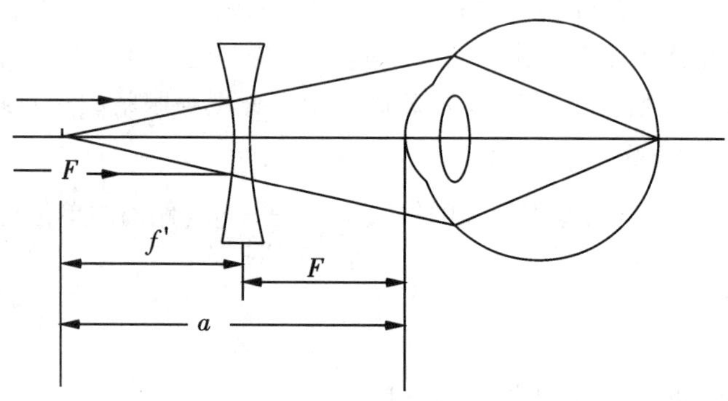

图 14-3-1　近视眼矫正原理

(1)近视眼的矫正就是使平行光线最终成像在视网膜上成像。

(2)近视眼的远点在眼前有限距离，从这里发出的光线理应在视网膜上成像。

(3)在眼前放置一个透镜，使其镜度满足于平行光入射成像在眼睛的远点处，这样平行入射光线经透镜后成像于远点处，从远点发出的光线再经眼睛后，一定成像在视网膜上(远点与网膜的共轭关系)。

近视度：
$$F=\frac{1}{f'}=\frac{1}{a-L}\begin{cases}f'<0\\a<0\\L<0 \quad L\text{ 为 } 10\sim15\text{ mm}\end{cases}$$
(公式 14-3-2)

(三)远视眼

1. 定义

(1)眼屈光系统的像方焦点在视网膜后。

(2)平行入射光在视网膜后聚集。

(3)视网膜的共轭点在眼后有限距离。

注：远视眼成像在后面，如果不用调节，是看不清楚的。

2. 远视眼的调节　对于远视眼来说，既然无限远的物点的共轭像点在视网膜后，能在视网膜成像的外界共轭点肯定在眼前无法找到的，只有会聚光射入远视眼，再经眼的折射后像点就能落在视网膜上。会聚光的发光点实际上是没有的，将会聚光，延长其会聚点就是虚的物点。因此，远视眼的远点总是在眼后，为虚焦点。远视眼的远点在眼后，与患者远视度数有关。

远视眼的近点一般都在眼前有限距离，如果患者的远视度数超过了患者的调节能力近点也会在眼后比远点更远处，与调节及屈光状态有关。

远视眼患者比近视眼及正视眼患者所用的调节力多。例如远视为+2.00D，要看清眼前 10 cm 的物体，即患者所用调节为+10.00D+(+2.00D)=+12.00D，即患者要用

+12.00D的调节才可以看清楚该点,换句话说,就是调节先要中和远视度数,再被使用去看近处该点。所以如果患者的远视度数超过患者的调节力,患者不戴眼镜,任何距离的物体都会看不清楚。

3. 远视眼的矫正　远视眼的矫正方法是用适当屈光力的凸球面透镜,以增补眼睛屈光力的不足,使来自远处的平行光经凸透镜后会聚,再经眼睛折射后会聚于视网膜上,如图 14-3-2 所示,加上凸透镜后眼睛不调节,就可以看清远处的物体。

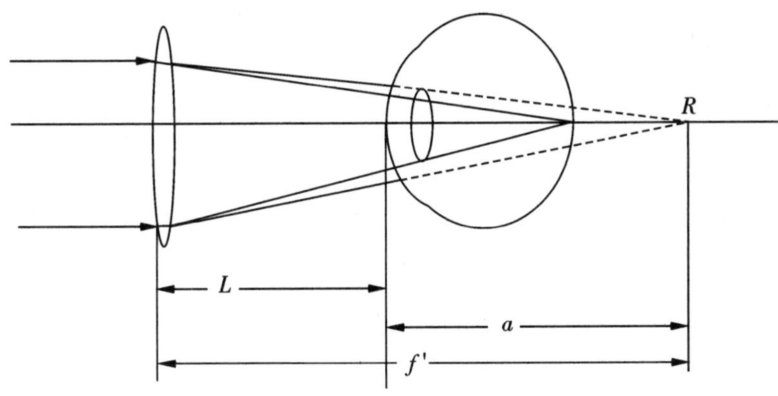

图 14-3-2　远视眼矫正原理

远视度:
$$F=\frac{1}{f'}=\frac{1}{a-L}\begin{cases}f'>0\\a>0\\L<0\quad L\text{ 为 }10\sim15\text{ mm}\end{cases}$$
(公式 14-3-3)

【例 14-3-2】　如图 14-3-3,一个透镜 L_1(屈光力为 10D)与屏 S' 组成的光学系统 S_0' 是 S' 与 OO' 交点,在 L_1 前可以放置 L_2, S' 可以移动。

(1)当 L_1 与 S' 的距离为 16 cm

①光轴上何处发出的光线经 L_1 可在 S_0' 成像?

②为了做到平行光在 S' 成像, L_2 为多少度?

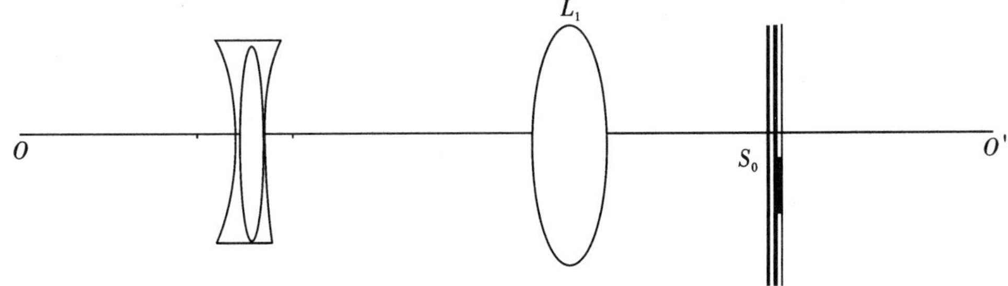

图 14-3-3

【解】 $V' = \frac{1}{0.16\ m} = +6.25D$

$F = +10.00D$

由 $V' = V + D$ 可以得到 $V' = V + 10.00D$

$V = -3.75D$

$L = \frac{1}{V} = \frac{1}{-3.75} = -26.6\ cm$

$L = \frac{1}{a - L} = -4.00D$

(2)若 L_1 与 S' 之间的距离为 8 cm,则

$V' = \frac{1}{0.08\ m} = +12.50D$

$F = 10.00D$

由 $V' = V + D$ 可以得到 $V' = V + 10.00D$

$V = +2.50D$

$L = \frac{1}{V} = \frac{1}{+2.50D} = 40\ cm$

$F = \frac{1}{a - L} = +2.40D$

(四)散光

1. 定义　一个物点发出的光经眼后不能成一点像,此眼睛状态称为散光(强调静屈光状态下)。散光眼点物不能成点像。

2. 散光眼光学成像情况分析

(1)眼睛的经线表示:如地球经线的表示一样,以角膜的顶点为前极,网膜黄斑为后极,设定360°经线来表示焦线的方向。国际标准(1929 年在荷兰阿姆斯召开的眼科国际会议)通过决定,以德国的眼镜光学仪器工业委员会的工业规则的国际标准。

(2)散光眼的模型——施特姆光锥:散光眼的各条经线中屈光力最强的称为强主经线,包含强主经线的平面称为强主平面,由于强主经线提前会聚,弱主经线还没有会聚为零时,因此在前焦点形成的一条焦线为前焦线。散光眼的各条经线中屈光力最弱的称为弱主经线,包含弱主经线的平面称为弱主平面,当弱主经线在后焦会聚时,形成另一条焦线,称为后焦线。前后焦线的间隔为施特姆光锥间隔,它的大小反映了散光的大小。前后焦线之间有一个圆,称为最小弥散圆。一般情况下,在前后焦线的中央(实际上在中央偏前面一点)(图 14-3-4)。

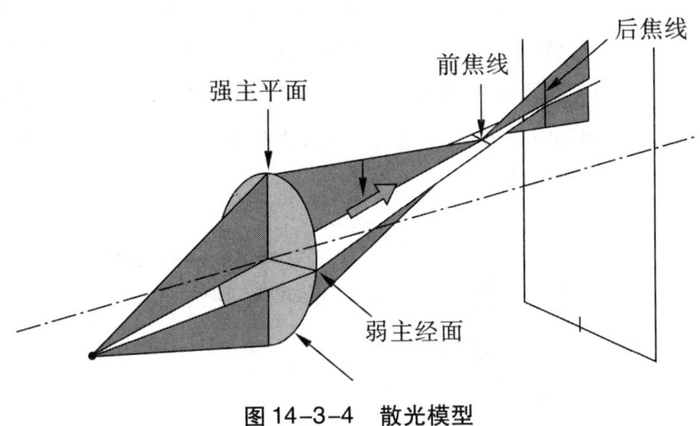

图 14-3-4　散光模型

(3)散光的分类:按照主子午线的位置状态可以分为不规则散光和规则散光。规则性散光最强屈光力与最弱屈光力的子午线方向是正交的,前者多居于垂直位置。规则散光眼还可具体分类,根据强弱子午线屈光力分布分为:顺规散光、逆规散光、斜轴散光。根据焦线与视网膜的位置分为:单纯近视散光(近视单散)、单纯远视散光(远视单散)、复性近视散光、复性远视散光、混合散光。

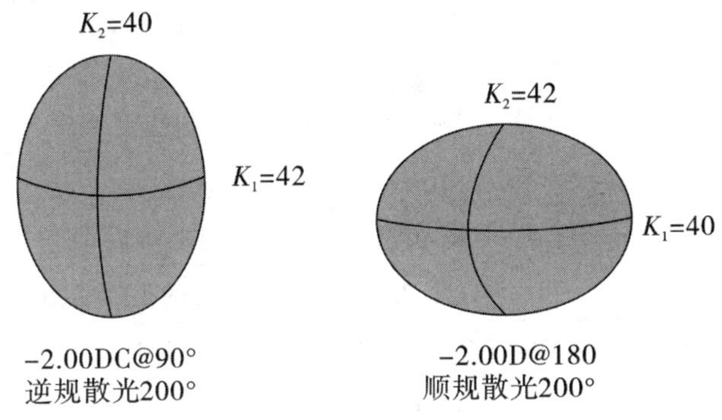

图 14-3-5　散光按子午线屈光力分类

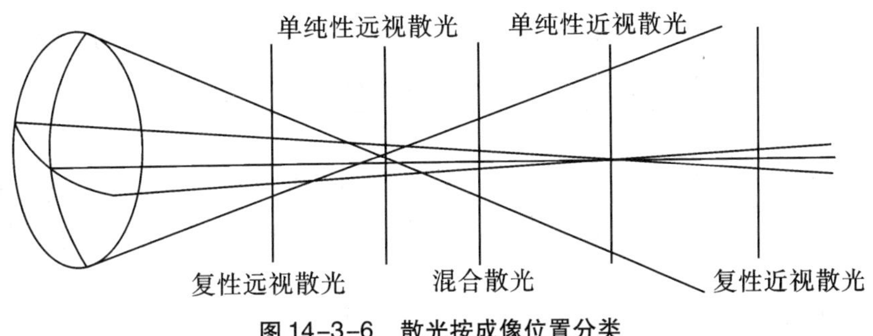

图 14-3-6　散光按成像位置分类

根据视网膜像的位置和整个眼的屈光状态的匹配关系,会形成不同的屈光状态。以

图 14-3-7 的逆规散光为例，平行光束到经过散光面在后方会聚，如果 A、B、C、D、E、F、G 代表7 个不同的视网膜的位置，即形成 7 个不同的视网膜的位置即形成了 7 种不同屈光状态，每一种状态下，平行光束在视网膜上形成不同的影像，分别为垂直轴长的椭圆(A)、垂直焦线(B)，垂直轴长的椭圆(C)、弥散圆(D)，水平轴长的椭圆(E)、水平焦线(F)，水平轴长的椭圆(G)(图 14-3-7)。

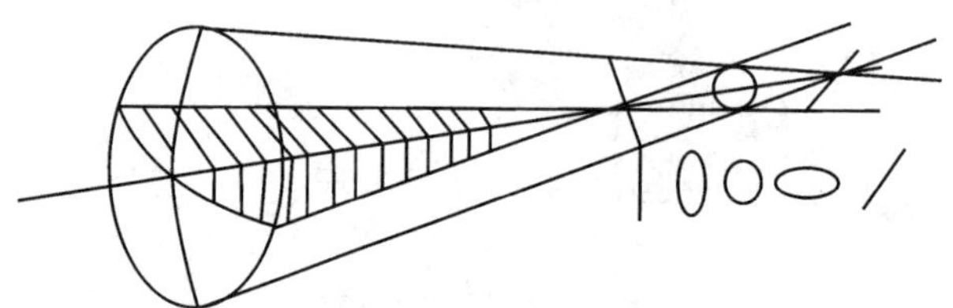

图 14-3-7 规则散光眼成像原理

将以上两种散光成像汇总如表 14-3-1 所示。

表 14-3-1 不同类型散光子午线及成像

散光类型 1	散光类型 2	垂直子午线		水平子午线		视网膜上接收影像情况
		屈光状态	成像位置	屈光状态	成像位置	
顺规散光	单纯远视散光	正视	视网膜上	远视	视网膜后	水平焦线
	单纯近视散光	近视	视网膜前	正视	视网膜上	垂直焦线
	混合性散光	近视	视网膜前	远视	视网膜后	弥散圆或椭圆
	复性远视散光	远视	视网膜后	远视	视网膜后	水平轴长椭圆(横椭圆)
	复性近视散光	近视	视网膜前	近视	视网膜前	垂直轴长椭圆(竖椭圆)
逆规散光	单纯远视散光	远视	视网膜后	正视	视网膜上	垂直焦线
	单纯近视散光	正视	视网膜上	近视	视网膜前	水平焦线
	混合性散光	远视	视网膜后	近视	视网膜前	弥散圆或椭圆
	复性远视散光	远视	视网膜后	远视	视网膜后	垂直轴长椭圆(竖椭圆)
	复性近视散光	近视	视网膜前	近视	视网膜前	水平轴长椭圆(横椭圆)

3. 散光眼的矫正　散光眼用柱面透镜矫正，其目的是用适当轴向和屈光力的柱面透镜戴在眼前，镜-眼联合后让远处物体成像于视网膜上。根据散光眼成像位置不同，选择不同的矫正方式。

单纯近视散光的前焦线在视网膜前、后焦线落在视网膜上，用负柱面透镜矫正，该透镜的轴与前焦线平行，适度屈光力使前焦线后移至视网膜上(图 14-3-8)。

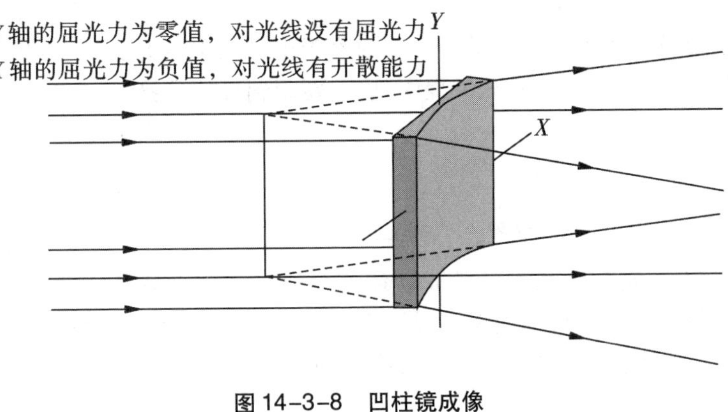
Y轴的屈光力为零值，对光线没有屈光力
X轴的屈光力为负值，对光线有开散能力
Y
X

图 14-3-8　凹柱镜成像

单纯远视散光的前焦线在视网膜上、后焦线落在视网膜后，用正柱面透镜矫正，该透镜的轴与后焦线平行，适度屈光力使后焦线前移至视网膜上（图 14-3-9）。

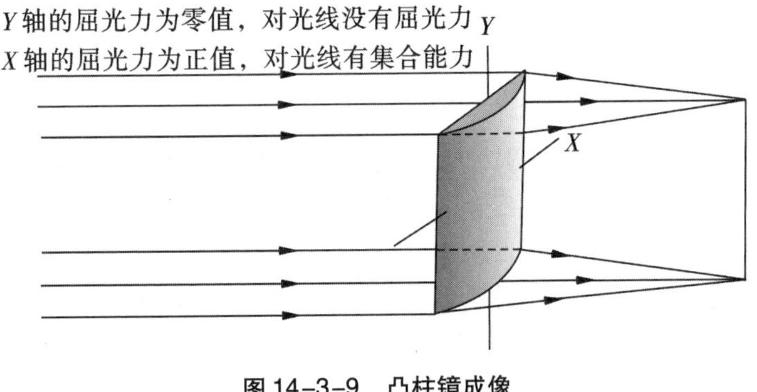
Y轴的屈光力为零值，对光线没有屈光力
X轴的屈光力为正值，对光线有集合能力
Y
X

图 14-3-9　凸柱镜成像

复性近视散光的前后焦线都没有落在视网膜上，且在视网膜前，矫正时用轴分别与前后焦线一致，且具有恰当屈光力的正交柱镜，即用负球柱镜矫正。

复性远视散光的前后焦线都没有落在视网膜上，且在视网膜后，矫正时用轴分别与前后焦线一致，且具有恰当屈光力的正交柱镜，即用正球柱镜矫正。

混合性散光的前焦线在视网膜前，后焦线在视网膜后，矫正时用适当屈光力的正柱面透镜（轴与后焦线一致）使后焦线前移，用适当屈光力的负柱面透镜（轴与前焦线一致）使前焦线后移，即用球柱镜矫正。

4. 散光眼的等效球镜屈光力　散光眼的成像可简化为两条垂直的焦线和最小弥散圆。若在散光眼前加一适度的球面透镜，镜-眼联合后使得施特姆光锥的最小弥散圆落于视网膜上，前焦线位于视网膜前，后焦线位于视网膜后。这一能使散光眼施特姆光锥中最小弥散圆移至视网膜上的球镜屈光力，称为等效屈光力，散光眼的等效屈光力 $F=(F_1+F_2)/2$。

【例 14-3-3】　一眼验光处方为：+5.00DS/+2.00DCX180，其等效屈光力是多少？

【解】　改写处方为正交柱面形式：+5.00DCX90/+7.00DCX180，其等效屈光力 $F=(F_1+F_2)/2=+6.00$DS，即当患者戴上+6.00DS 的球镜片后，可以矫正+6.00D 的远视，在一定程度上改善了视物不清。

由于等效球镜可使散光眼的最小弥散圆落于视网膜上,因而一定程度上可以作为矫正眼镜的替代品,另外在散光验光过程中,也需要用到等效球镜。

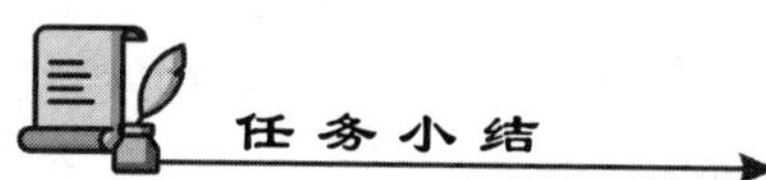

任务小结

1. 调节的概念:是指眼睛睫状肌的收缩与松弛可以使晶状体的屈光力发生改变,以便远近不同的物体都能清晰地成像在视网膜上,眼睛的这种功能称为调节。

2. 调节相关概念:远点、近点、调节范围、调节幅度。

3. 正视、近视、远视的调节。

4. 矫正屈光不正的原理使矫正眼镜的像方焦点与被矫正眼远点一致。

5. 散光眼的概念,散光眼的分类以及各自的矫正方法。

6. 等效球镜的计算与作用。

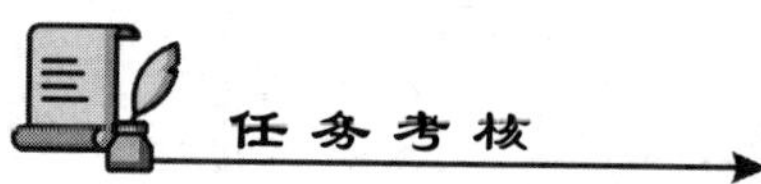

任务考核

1. 一近视眼-1.00D,远点为眼前1 m,近点为眼前20 cm,则调节范围和调节幅度为多少?

2. 列表对比正视、近视、远视三者的近点、远点、调节范围。

3. 简述近视、远视、散光的矫正原理。

4. 简述规则散光眼按照与视网膜焦线的相对位置分类以及各自的概念。

5. 一近视眼,远点在眼前40 cm处,欲看清眼前无限远,其屈光力是多少?

6. 一儿童患者,屈光度为+2.00/-4.50×180,试分析该眼屈光状态,并计算等效球镜。

任务四 老视的光学

老视是人的正常生理机制,一般在40岁左右都会出现此现象,在日常生活中有些患者随便从路边小贩处买一副老花镜,基本能看,但是大多数患者却买不到合适的?通过本任务学习,请解释上述问题。

一、老视的概述

老视(又称老花眼)是一种生理现象不是病理状态也不属于屈光不正,所谓“老视”是指上了年纪的人,逐渐产生近距离阅读或工作困难的情况。这是人体功能老化的一种现象。老视多见于40岁以上,晶状体硬化,弹性减弱,睫状肌收缩能力降低而致调节减退，近点远移，故发生近距离视物困难，这种现象称为老视。

老视主要相关因素是年龄，其次是屈光不正，此外，用眼方法、身体条件、地理位置、药物等都与老视的发生发展有关。从定义可知，老视的发生与调节息息相关，正视与不同屈光不正患者出现老视现象有所有差异，因此我们先讨论正视与不同屈光不正的调节问题。

二、调节力和明视域

调节力：在静屈光状态下，为了要看清楚眼前的物点，所附加屈光力的大小。

计算公式为：$A=\frac{1}{R}-\frac{1}{N}$（$A$ 代表调节力；R 代表远点距离；N 代表近点距离）。

绝对调节力的分类以及概念：

(1)显性调节力：当为了要看清楚近处的物体，所用部分调节力时，这部分调节力称为显性调节力。

(2)隐性调节力：在使用调节力时，所剩余的那部分调节力，称为隐性调节力。

(3)绝对调节力=显性调节力+隐性调节力。

【例 14-4-1】 正视眼屈光不正因素为 0，聚散度为 0 的光线进入眼后，如何才能成像在视网膜上(图 14-4-2)?

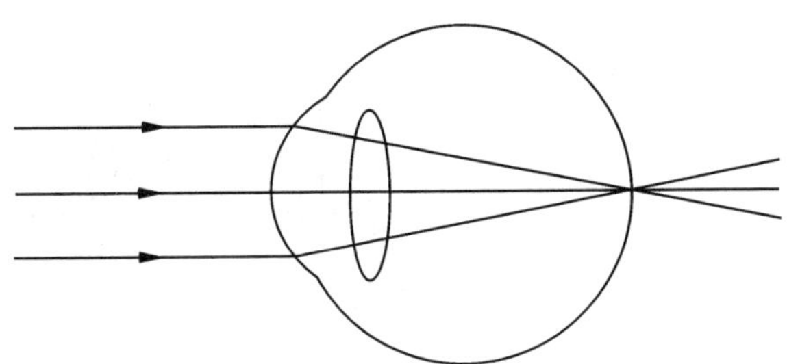

图 14-4-1 正视眼视远成像

【解】 正视眼若想看清眼前 33 cm 处(P 点)时，必须使用+3.00D 调节力，A =+3.00D 附加屈光力。

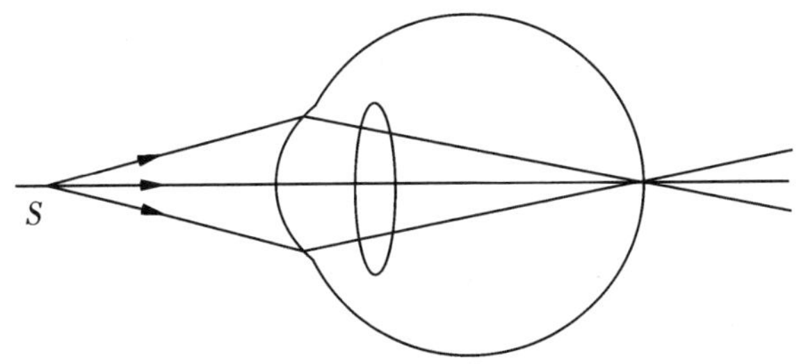

图 14-4-2 正视眼看近处某点成像

要想看清 P 点物体，必须使附加的屈光力与聚散度之和为 0。

【例 14-4-2】 -2.00DS 近视，如何看清明视眼前 33.3 cm 的 P 点（L = -3.00D）？

【解】 分析：患者近视-2.00DS，说明患者的屈光不正因素为+2.00DS，由前面公式可知，调节力 A = +1.00D（原则是为了看清近处物体，让聚散度、屈光不正因素和调节力三者之和为0）。

【例 14-4-3】 +2.00DS 远视，如何看清明视眼前 33.3 cm 的 P 点？

【解】 患者的聚散度 L = -3.00D，屈光不正因素为-2.00DS，调节力为+5.00D（原则是为了看清近处物体，让聚散度、屈光不正因素和调节力三者之和为0）。

三、明视域的图视法

1. 图示规定 屈光力数轴表示法见图 14-4-3。

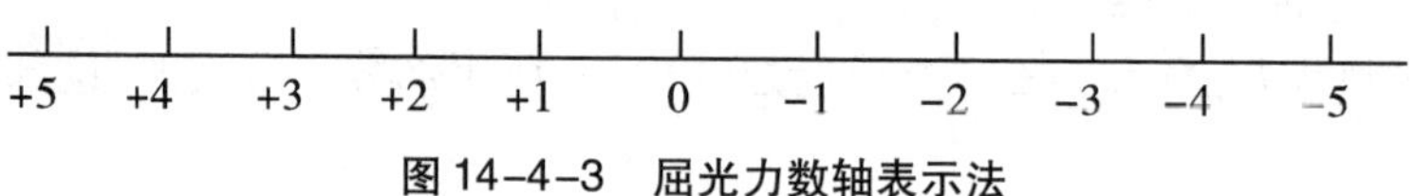

图 14-4-3 屈光力数轴表示法

其中数字代表屈光力。

【例 14-4-4】 作出明视域的图示。

【解】 远点在眼前 1 m，近点眼前 20 cm，明视域的图示如下（图 14-4-4）：

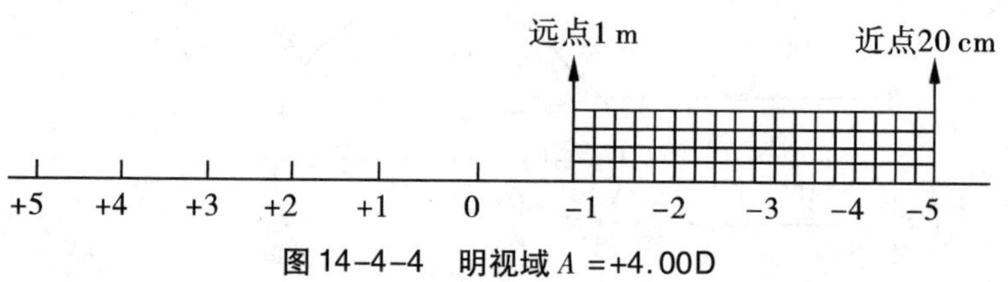

图 14-4-4 明视域 A = +4.00D

【例 14-4-5】 远点在眼后 1 m，近点在眼前 20 cm，明视域的图示如下（图 14-4-5）：

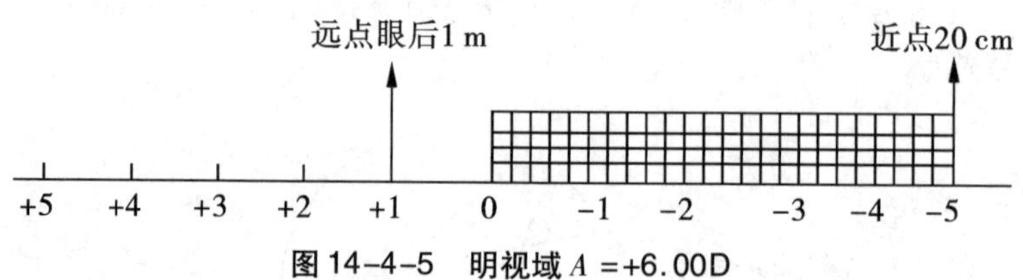

图 14-4-5 明视域 A = +6.00D

2. 戴镜后明视域的变化 裸眼与戴镜后明视域的区别：

【例 14-4-6】 -1.00D 近视的人，调节力为+2.00D，其戴上-0.50D 眼镜后，其明视域发生了什么变化？

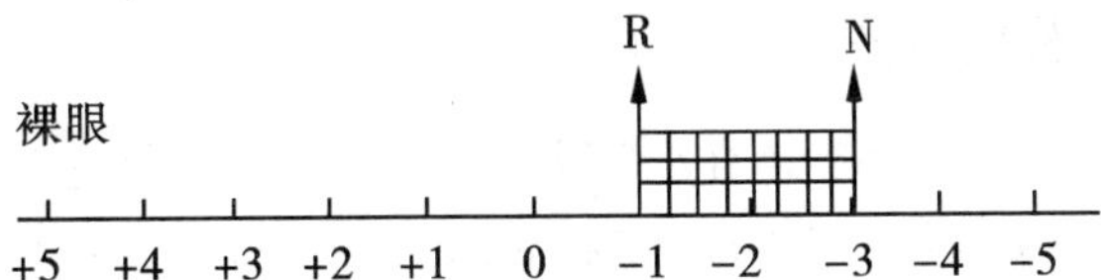

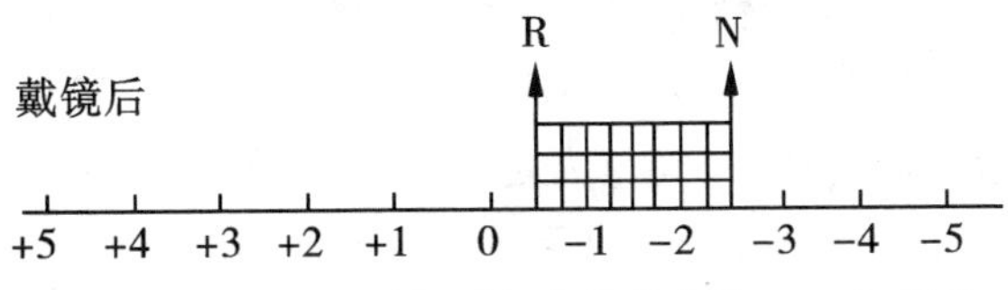

图 14-4-6　明视域裸眼与戴镜后比较 A =+2.00D

【例 14-4-7】　-2.00D 近视，A =+2.50D，戴镜-1.50D 眼镜，求其明视域。

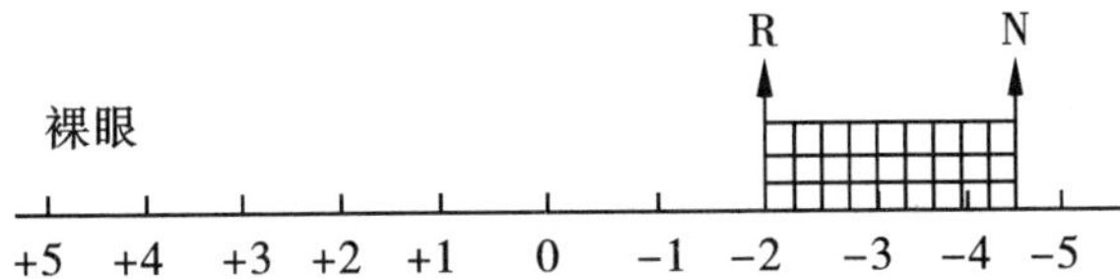

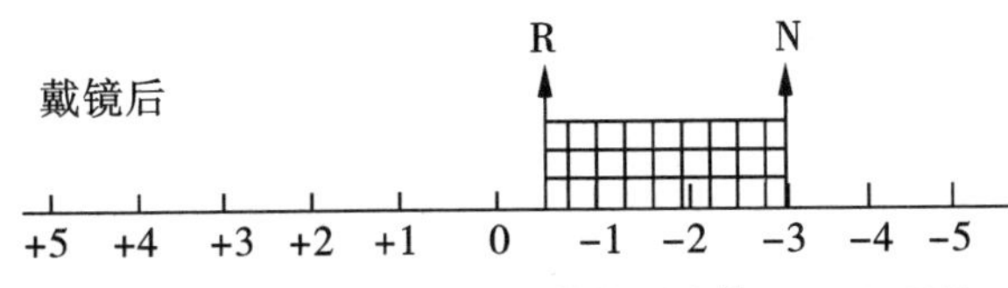

图 14-4-7　明视域裸眼与戴镜后比较 A =+2.50D

【例 14-4-8】　+2.00D 远视，A =+3.50D，戴+1.50D 眼镜，求其明视域。

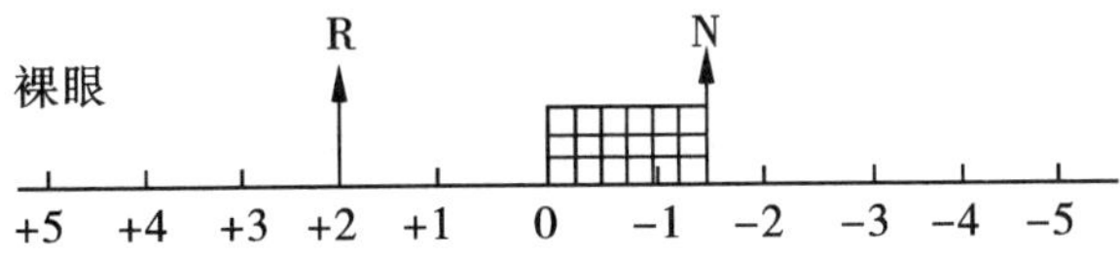

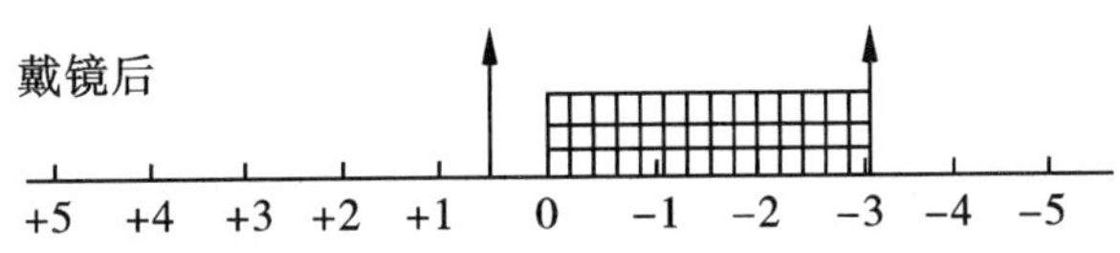

图 14-4-8　明视域裸眼与戴镜后比较 A =+3.50D

通过上述讨论可以得出以下结论：①在眼前加上负透镜，可以使明视域远离眼睛。②在眼前加上正透镜，可以使明视域靠近眼睛。

因此，要想看清眼前的物体必须加上“正”透镜。

四、调节力与年龄的关系

随着年龄的增长，晶状体不断老化，其调节力逐渐下降直至完全丧失。一般来说，青少年时眼的调节力为14D，近点在7 cm左右。随着年龄增长，近点逐渐远移，36岁左右其近点14 cm，调节力下降到7D。到60岁时，调节力只有1D。在多少情况下，近距离工作距离一般为30 cm左右。一般情况下，正视眼在45岁时在近距离工作中须使用其全部调节力，长时间工作会带来不适，但实际情况有差异，有些患者50岁尚未出现老视，有些患者30岁左右便开始有老视症状，人与人之间调节力有一定的区别，与屈光状态、用眼习惯、工作性质、照明条件等有关，但主要与年龄相关。相同年龄的人，调节力相差不大。

设年龄为X，调节力为A，则有以下公式：

$$A = 14 - 0.25X \quad (20 \sim 55\text{岁}) \qquad (\text{公式 } 14\text{-}4\text{-}1)$$

$$A = 6 - 0.08X \quad (55\text{岁以上}) \qquad (\text{公式 } 14\text{-}4\text{-}2)$$

如图14-4-9，调节与年龄的关系：

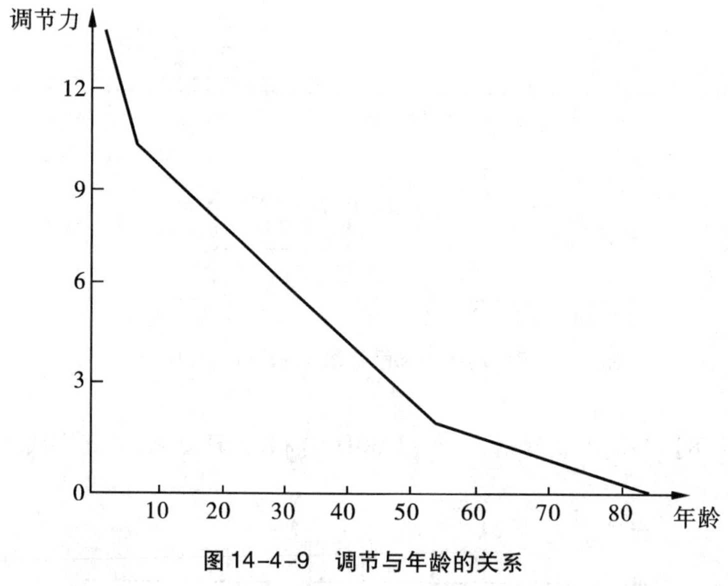

图14-4-9 调节与年龄的关系

五、决定近用镜度的主要因素

决定近用镜度的主要因素为眼睛本来的屈光状态（完全矫正值）、调节力、工作距离（阅读距离，在问诊的时候一定要问清楚）。

配制近用眼镜时，一般要考虑全部调节力的1/3～2/3，通常考虑使用$A/2$，以后讨论中，如果不特别指出，则使用$A/2$。

【例14-4-9】 -1.00D近视，A=+3.00D，工作距离W=25 cm，求近用度（图14-4-10）。

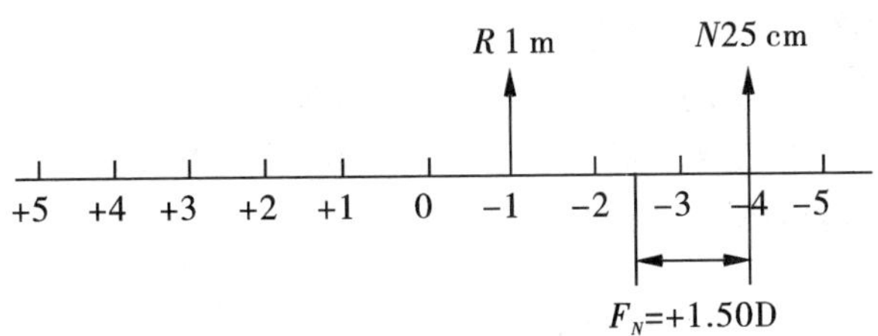

图 14-4-10　近用度的图解法

【例 14-4-10】　+1.00D 远视，A =+3.00D，工作距离 W =25 cm，求近用度。

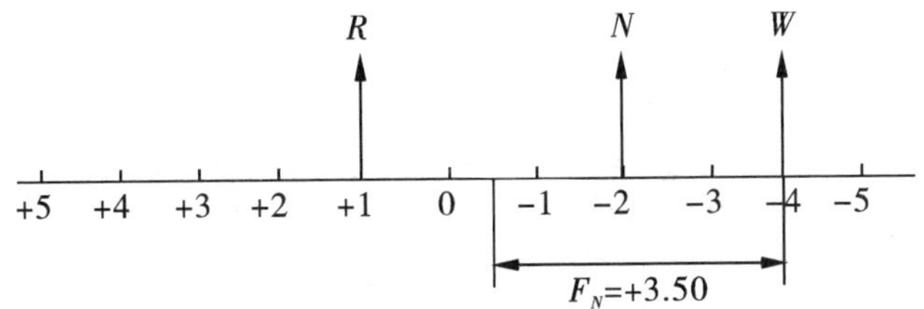

图 14-4-11　近用度的图解法

从上图可以得出公式：

$$F_N = F_R - KA - \frac{1}{W}$$

F_R 为远用完全矫正值；K 为调节系数(一般为 1/2)；W 为工作距离。

(公式 14-4-3)

六、近用附加度

(一)近用附加度的定义

患者为了看清近处的物体，在远用屈光全矫 F_R的基础上，附加的部分正度数，称为近用附加度(F_A)。即，近用附加度 F_A等于近用屈光度 F_N减去远用屈光度 F_R，计算方法：$F_A=F_N-F_R$。附加度用 ADD 表示，恒为正值。

表 14-4-1　远用度、近用度、附加度之间的关系

F_R	F_N	F_A
−5.00D	−3.00D	+2.00D
−1.00D	+1.50D	+2.50D
−1.00−0.50×90	+1.00+0.50×180	+2.50D
$F_{远}$	F_A	F_N
−3.00D	+2.00D	−1.00D
−1.00D	+2.50D	+1.50D
−1.00+0.50×30	+3.00D	+2.00+0.50×30

（二）平均附加度

年龄与附加度也有一定的关系，随着年龄的增长，附加度也以一定规律增加，如果能找到平均附加度与年龄的关系，对验配近用眼镜有很大的帮助。

平均附加度与年龄关系如下面公式：

$$F_A = \frac{X-30}{10} \quad X<55 \quad X\text{ 为年龄} \qquad \text{（公式 14-4-4）}$$

$$F_A = \frac{4X}{100} \quad X \geqslant 55 \qquad \text{（公式 14-4-5）}$$

当年龄 55 岁以下时，通过公式 14-4-4 得出平均附加度与年龄关系如下（表 14-4-2）：

表 14-4-2　55 岁以下年龄与平均附加度的关系

年龄	F_A
40	+1.00
45	+1.50
50	+2.00

当年龄 55 岁及以上时，通过公式 14-4-5 得出平均附加度与年龄关系如下（表 14-4-3）：

表 14-4-3　55 岁及以上年龄与平均附加度的关系

年龄	F_A
60	+2.25
65	+2.50
70	+2.75
75	+3.00

根据以上表格，我们可以得出不同年龄所需不同的附加度，当患者远用屈光状态为正视时，就可以直接评估其所需的近用附加度；当患者视远有屈光不正时，我们也可以间接地推断其近用附加度。

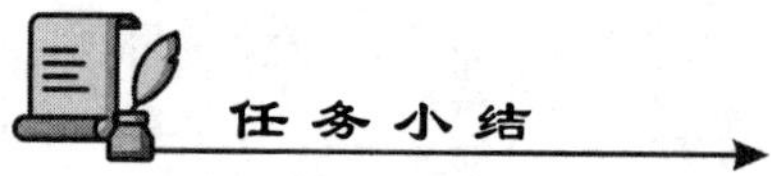

1. 调节力：在静屈光状态下，为了要看清楚眼前的物点，所附加屈光力的大小。

计算公式为：$A = \frac{1}{R} - \frac{1}{N}$。

2. 调节力的图式方法。

3. 明视域裸眼与戴镜后明视域的变化。

4. 在眼前加正镜片使明视域靠近眼睛,在眼前加负镜片使明视域远离眼睛。

5. 决定近用镜度的主要因素:①眼睛本来的屈光状态(完全矫正值)。②调节力。③工作距离(阅读距离)(注:在问诊的时候一定要问清楚)。

6. 老视眼镜的度数不一定是正的,附加度一定是正的。

7. 平均附加度与年龄的公式:$F_A = \frac{X-30}{10}$　$X < 55$　X 为年龄

$F_A = \frac{4X}{100}$　$X \geqslant 55$　X 为年龄。

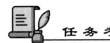

任务考核

1. 患者的远点在眼前 20 cm,近点在眼前 10 cm,求患者的调节力。

2. 患者的远点在眼后 1 m,近点在眼前 4 m,患者的调节力是多少? 如果患者需要戴眼镜,请估算患者眼镜的度数。

3. +1.00D 远视,A=+3.50D,戴+0.50D 眼镜,求其明视域变化。

4. -2.50D 近视,A=+2.50D,戴-1.50D 眼镜,求其明视域变化。

5. -0.50D 近视,A=+3.00D,工作距离 W=25 cm,求近用度。

6. +1.00D 远视,A=+3.00D,工作距离 W=33 cm,求近用度、近用附加度。

7. +1.00D 远视,患者 50 岁,(根据调节力公式计算调节力)工作距离 W=33 cm,求近用度、近用附加度。

任务五　眼镜片对眼睛的调节效果

一患者,年龄 42 岁,原来近视度数为-20.00D,远视力 0.6,近视力 1.0,由于度数高,患者觉得框架眼镜太重就选择屈光手术,手术后 1 个月,患者主诉远视力良好,但是近视力非常模糊,患者怀疑屈光手术效果,出现上述问题的原因是什么? 通过本任务学习,请解释上述问题。

一、调节效果

在平时工作中,尤其是患者通过准分子激光手术后,调节发生变化,导致在临床上会出现一些从业人员解释不了的现象。我们知道无论是近视还是远视,如果用眼镜片将其完全矫正,应与正视眼没有区别,如:我们明视眼前 X m 处的物体时,所用的调节力是以

$A=\frac{1}{-X}$ 计算的(如明视眼前 33 cm,使用了+3.00D 的调节力),但实际上,戴上矫正的框架眼镜后,此时因为镜眼距发生变化,所用调节就发生了变化,因此,用眼镜片完全矫正的屈光不正眼与正视眼相比不同的。具体规律,如表 14-5-1 所示。

表 14-5-1　眼镜片的调节效果

戴镜类型(负镜片)			戴镜类型(正镜片)		
戴镜后看 25 cm 所用调节	戴镜后看 33.3 cm 所用调节	戴镜屈光度 D	戴镜后看 25 cm 所用调节	戴镜后看 33.3 cm 所用调节	戴镜屈光度 D
+4.00	+3.00	0	+4.00	+3.00	0
+3.91	+2.93	-1.00	+4.10	+3.07	+1.00
+3.82	+2.86	-2.00	+4.19	+3.15	+2.00
+3.73	+2.80	-3.00	+4.30	+3.22	+3.00
3.65	+2.74	-4.00	+4.40	+3.30	+4.00
+3.57	+2.68	-5.00	+4.51	+3.39	+5.00
+3.49	+2.62	-6.00	+4.63	+3.47	+6.00
+3.42	+2.59	-7.00	+4.75	+3.59	+7.00
+3.34	+2.51	-8.00	+4.87	+3.66	+8.00
+3.27	+2.45	-9.00	+5.00	+3.75	+9.00
+3.21	+2.40	-10.00	+5.13	+3.86	+10.00

通过上述表格的数据可以看出,当戴上+10.00D 镜片时(完全矫正)看眼前 25 cm 时,调节力不是+4.00D,近视眼使用了+3.21D,远视眼使用则为+5.13D。

戴上眼镜引起的调节与裸眼相比,发生变化的现象称为眼镜片的调节效果。

二、产生调节效果的原因

产生调节效果的原因是由于镜眼距。

【例 14-5-1】　$L=12$ mm 戴上-5.00D 眼镜的人(完全矫正)眼,视眼前 25 cm,实际用的调节力为多少?

分析:眼睛的远点屈光度(眼睛的屈光不正度)是多少?

由图 14-5-1 可知,远点距为 212 mm,同时远点屈光度 $=\frac{1}{212\ \text{mm}}=-4.717\text{D}$,说明眼睛的屈光不正因素为+4.717D。从物点发出的光线经眼镜引起的变化。

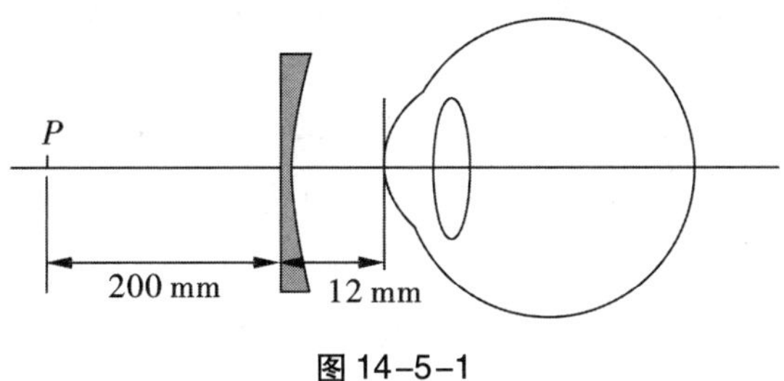

图 14-5-1

从 P 点到镜片的距离为−238 mm(图 14-5-2)，所以该点的聚散度为 $L=\frac{1}{-238\ \text{mm}}=-4.202\text{D}$，这条光线经镜片后成像，像距 $L'=L+F=-9.202\text{D}$，因此像距为 $\frac{1}{-9.202D}=-108.7\ \text{mm}$，说明从 P 点镜片前发出的光，相对于眼镜变成 P' 是镜片前 108.7 mm 发出的光，该点的聚散度 $L=\frac{1}{-108.7\ \text{mm}-12\ \text{mm}}=-8.285\text{D}$，屈光不正因素为+4.717D，即患者的调节力为+3.568D。

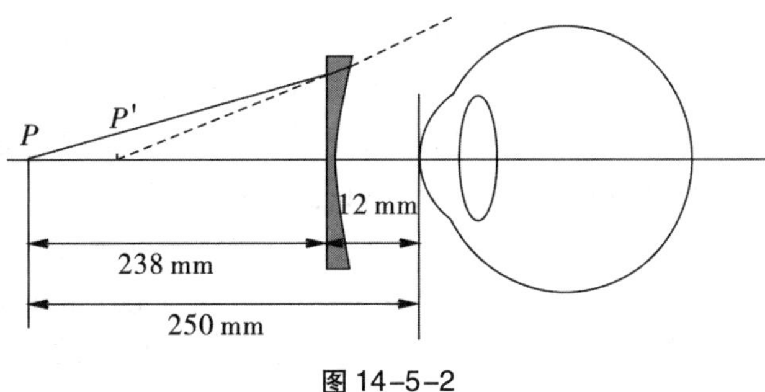

图 14-5-2

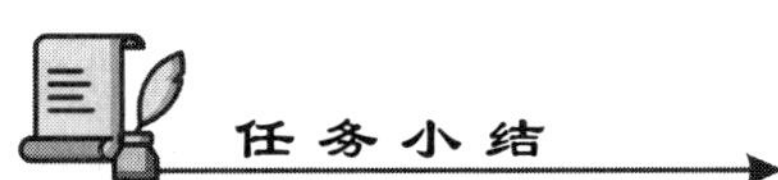

1. 戴上眼镜引起的调节与裸眼相比，发生变化的现象称为眼镜片的调节效果。
2. 产生调节效果的原因是镜眼距。
3. 调节效果的计算及其在临床上的应用。

任务考核

1. 近视−4.00D 的患者戴上眼镜看眼前 33 cm，实际上所用的调节是多少？（镜眼距为 15 mm）

2. 远视+8.00D 的患者戴上眼镜看眼前 25 cm，实际上所用的调节是多少？（镜眼距为 12 mm）

3. -2.00D 近视的人，调节力为+2.00D，其戴上-0.50D 眼镜后，其明视域发生了什么变化？

4. +2.00D 远视，A =+2.00D，工作距离 W =33 cm，求近用度。

5. 近视-5.00D 的患者戴上眼镜看眼前 33 cm，实际上所用的调节是多少。（镜眼距为 12 mm）

6. 患者的远点为眼前 50 cm，近点为眼前 20 cm，求患者的调节力。

任务六 镜眼距对矫正视力的影响

在平时工作中，有些近视患者、远视患者和散光患者戴眼镜一段时间后，眼镜架会松动下滑，部分患者主诉清楚度发生变化，通过本任务学习，请解释该问题。

配戴矫正眼镜的目的是使来自前方的平行光束在投入眼睛以前改变集散度，进入眼球后刚好聚在视网膜上。即当眼镜片位于眼前一定位置时，眼镜片的像方焦点刚好和眼的远点相符合。眼镜片能否矫正眼睛的屈光不正，不但决定于眼镜片的屈光力，也和眼镜片到角膜间的距离（镜眼距）有很大关系。眼镜片的光力不变，若镜眼距改变，眼镜片的有效屈光力就有所改变。同一屈光不正的眼，若所戴矫正眼镜位置不同，所需矫正眼镜的屈光力也不相同。这种屈光力虽不相同，但在各自位置上所起的矫正效果相同，称为等效屈光力。理想的镜眼距，应该是镜片的像方主点恰好位于的物方主点位置，也就是处在眼内角膜的后方，这目前还不可能办到。实际上镜片戴在眼前的位置以不碰到睫毛为宜，通常是眼镜片后面距角膜顶点约 12 mm。

一薄镜片在位置 A，像方焦距为 f'_a，则屈光力 $F_a=1/f'_a$，若将该镜片移动到位置 B，此时像方焦距为 f'_b。以 d' 代表镜片前后移动的距离（镜片移近取正号，镜片移远取负号），则 $f'_b=f'_a-d'$，在式子两边分别取倒数可得以下公式：

$$F_b=\frac{F_a}{1-d'F_a} \qquad \text{（公式 14-6-1）}$$

以上公式为等效屈光力公式，应用该式可球的镜眼距发生变化时矫正镜片所需的等效屈光力。使用该式时要注意变化距离（d）单位换算为 m，符号是移近眼为正，远离眼为负。

【例 14-6-1】 某远视眼，眼前 12 mm 处戴+5.00D 镜片时，刚好能矫正此眼的屈光不正。若眼镜片戴在眼前 10 mm，应戴多大屈光力的镜片才能矫正该眼的屈光不正？

【解】 已知 d'=12-10 mm=2 mm=0.002 m，原眼镜度数为+5.00D

代入式 14-6-1，计算得 F=+5.05D

即需用+5.05D 的眼镜才能矫正。

【例 14-6-2】　某近视眼，眼前 12 mm 处戴-10.00D 镜片时，刚好能矫正此眼的屈光不正。若眼镜片戴在眼前 10 mm，应戴多大屈光力的镜片才能矫正该眼的屈光不正？

【解】　已知 d'=12-10 mm=2 mm=0.002 m，原眼镜度数为-10.00D

代入式 14-6-1，计算得 F=-9.80D

即需用-9.80D 得眼镜才能矫正。

【例 14-6-3】　某散光眼，眼前 12 mm 处戴-4.50/-2.00×180 镜片时，刚好能矫正此眼的屈光不正。若改戴角膜接触镜（戴在眼前 0 mm），应戴多大屈光力的镜片才能矫正该眼的屈光不正。

【解】　已知 d'=12 mm=0.012 m，原眼镜度数为-4.50/-2.00×180

此时需将最强和最弱子午线两个方向上的度数代入式 14-6-1，最终计算得-4.25/-1.75×180，即需用-4.25/-1.75×18 的角膜接触镜才能矫正。

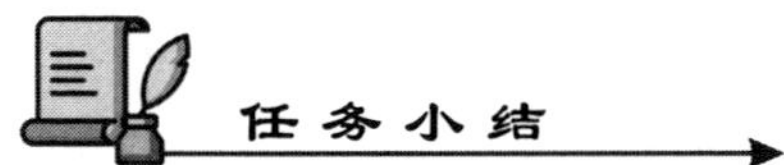

1. 用负透镜矫正的近视眼，如果镜眼距增大，为负的欠矫正，这时应使透镜相应的度数增加。框架眼镜换为隐形眼镜时，镜眼距减少，等效屈光力降低。

2. 用正透镜矫正的远视眼，如果镜眼距增大，为正的过矫正，这时应使透镜相应的度数减少。框架眼镜换为隐形眼镜时，镜眼距减少，等效屈光力增加。

3. 用柱镜矫正的散光眼，可分为最强和最弱子午线来分别计算。

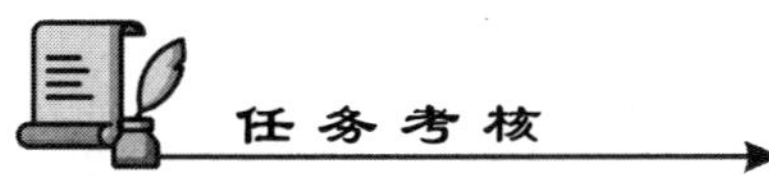

1. 已知框架眼镜 F=-12.00D，戴在眼镜 12 mm 处，若此时改为 15 mm，则此时应戴多少度？

2. 已知框架眼镜 F=+13.00D，戴在眼镜 12 mm 处，若此时改戴软性角膜接触镜，则此时应戴多少度？

3. 一患者验光后，在眼前 12 mm 试戴处方为+3.50/+1.00×70，若用该处方戴软性角膜接触镜，请问应该选择接触镜的处方是多少？

（王　均）

模块五　目视仪器光学

项目十五

眼视光仪器光学系统

【项目简介】

组合光学系统是由多个光学零件组合而成并能实现特定功能的光学系统。依据几何光学基本定律和光的波动性质构建的放大镜系统、显微镜系统和望远镜系统，在许多领域中得到了应用。特别是在眼视光学技术领域，有着更加广泛和更具有医疗价值的应用。学习本项目内容，应了解和掌握放大镜系统、显微镜系统和望远镜系统的基本原理、系统的构成、系统的特性及在低视力保健和康复中作为助视器的应用原理。

【项目分析】

在实际的光学仪器中，应特别注意权衡光学仪器的放大率、分辨率等方面的得失，以便根据某些指标和具体条件来选配仪器元件，实现仪器的既定目的。在本项目中，我们力图只做原理上的初步介绍和基础内容的讨论，而不涉及过多应用光学的具体问题。具体讨论的光学仪器是助视器，如放大镜系统、显微镜系统和望远镜系统。光学助视器是一种通过光学原理或方法，以提高低视力患者视觉活动水平的器械或装置。

【项目实施】

列举生活中常见的光学助视器，激发学生学习兴趣，合理选择实验内容，强化学生对放大镜、显微镜、望远镜等助视器光学成像的理解。

在日常生活中，经常看到有些人手持镜子或者佩戴特殊类型的眼镜观察物体，或者在寻找一些细小的物体的时候也会用到，这是怎么回事呢？光学成像原理又是什么呢？

任务一　助视器的视放大率

在日常生活中，经常会见到老年人手持一镜子来观察物体，在寻找一些细小的物体的时候也会用到，该镜子采用什么原理设计？还有哪些常见的用途？通过本任务的学习来解决该问题。

一、视放大率的概念

我们暂不考虑像的清晰、明亮、像差和衍射等问题。在理想光具组的条件下，首先研究放大镜、显微镜和望远镜等助视光学仪器（简称助视器）的放大率。这些仪器通常用以改善和扩展视觉范围。

在眼睛前配置助视器时，若线状物通过助视器和眼睛所构成的光具组（晶状体、前房、后房的液体、玻璃体等）在视网膜上形成的像的长度为 l' 。而没有配备这种仪器时，通过肉眼观察放在助视器原来所成虚像平面上的同一物体，在视网膜上所成像的长度为 l 。则 l' 与 l 之比称为助视器的视放大率。这里将物体经助视器所成之像与肉眼观察的物体置于同一特定位置来比较像与物的大小（图 15-1-1）。

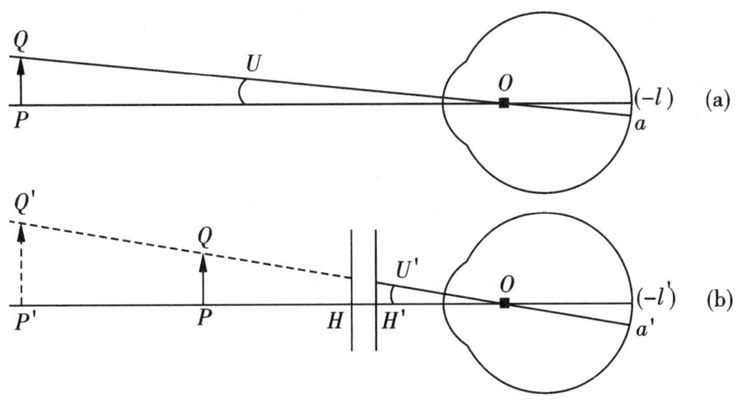

图 15-1-1　成像示意

上述特定位置，对放大镜或显微镜而言，是指把被观察物放在人眼的明视距离处，对望远镜而言，是指把被观察物放在无穷远处。

视网膜上像的长度不仅取决于物的实际长度，而且还取决于物和眼睛的距离。不难看出，这可以由物体对眼睛的节点所张的角（称为视角）来决定。图 15-1-1（a）中的 $\overline{PQ}$ 表示在明视距离处的物，图 15-1-1（b）中的 H 、H' 为助视器的主点。O 为眼睛的节点（由于视网膜上的像是在折射率不同于空气的液体中形成的，因而眼睛的物方和像方焦距不相等）。在通用的简化眼中，$f=-17.1$ mm，$f'=22.8$ mm，它的节点与主点不重合，但这些点十分靠近，实际上可以认为它们是重合的，统称为眼睛的光心。用助视器前，图 15-1-1（a）中明视距离处的 $\overline{PQ}$ 的视角为 U ，图 15-1-1（b）中 $\overline{PQ}$ 通过助视仪器所成于明视距离处的像的视角为 U' ，视网膜上的像长分别为 l 和 l' 。于是助视器的视放大率为：

$$M=\frac{l'}{l}=\frac{tgU'}{tgU}\approx\frac{U'}{U}$$

所以用助视器观察物体时，视放大率约等于视角之比，即像对眼的张角与物体直接对眼的张角之比,这里物体经助视器所成的像与不经助视器的物体应处于同一特定位置,这是比较视角大小的前提,请注意它和角的放大率 γ 的区别:U 表示视角,而 u 则是某一条光线的倾角。上式中 l 和 l' 、U 和 U' 并不是共轭量,它们是两个不同条件下物体在网膜上的像高和视角。

二、放大镜

为了看清楚微小的物体或物体的细节,需要把物体移近眼睛,这样可以增大视角,使其在视网膜上形成一个较大的实像。但当物体离眼的距离太近时,反而无法看清楚。换句话说,要明察秋毫,不但应使物体对眼有足够大的张角,而且还应使物体与眼睛间有合适的距离。显然对眼睛来说,这两个要求是相互制约的,若在眼睛前面配置一个凸透镜就能解决这一问题。凸透镜是一个最简单的放大镜,是帮助眼睛观察微小物体或物体细节的简单的光学仪器。

现以凸透镜为例,计算它的视放大率。把物体 $\overline{PQ}$ 置于透镜 L 的物方焦点和透镜之间并使它靠近如图 15-1-2(a)所示,于是物体经透镜成一放大的虚像 $\overline{P'Q'}$ 。

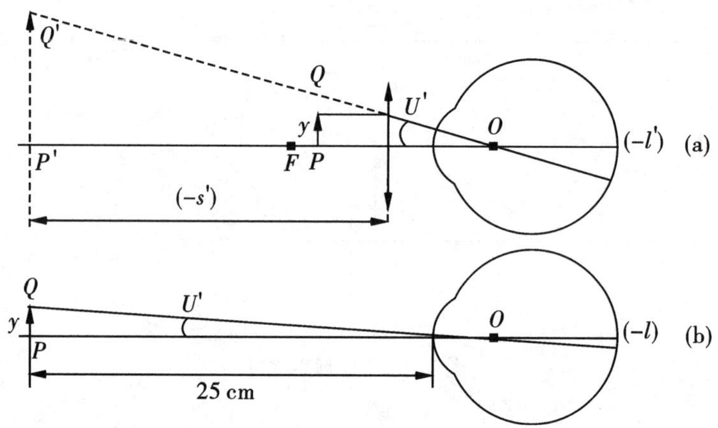

图 15-1-2 放大镜成像

为了便于观察,通常使虚像位于明视距离处。$\overline{P'Q'}$ 对眼的视角近似为:

$$U' \approx \frac{y'}{-s'} \approx \frac{y}{-f} = \frac{y}{f'}$$

若不用透镜而将物体置于明视距离处,物对瞳孔的视角为:

$$U = \frac{y}{25} \qquad (\,y \text{ 以 cm 为单位})$$

于是放大镜的视放大率为:

$$M = \frac{U'}{U} = \frac{25}{f'} \quad (\,f' \text{ 以 cm 为单位}) \qquad \text{(公式 15-1-1)}$$

由上述公式可知放大镜系统有以下性质:

1. 透镜的焦距越小,视放大率就越高。

2. 只有视放大率的绝对值大于 1 的透镜称为放大镜。

3. 由于用放大镜观察需要足够大的视场，所以放大镜的直径不能做得太小。要保证放大镜的直径足够大，构成放大镜的球面半径不可能做得太小。故由单透镜构成的放大镜的视放大率不会很大，一般不大于 15 倍。

4. 由单透镜构成较高视放大率的放大镜，其边缘像差较大，会影响观察效果。

5. 要获得较高倍率和较好像质的放大镜，可采用组合透镜的形式。组合透镜可以对像差有较好的矫正，从而可获得较高的视放大率和较好的像质。

6. 若凸透镜的像方焦距为 10 cm，则由该透镜制成的放大镜的放大本领为 2.5 倍，写作“2.5×”。如果仅从放大本领来考虑，焦距应该取得短一些，而且似乎这样可以得到任意大的放大本领。但由于像差的存在，一般采用的放大本领约为“3×”。如果采用复式放大镜（如目镜），则可以减少像差，并使放大本领达到“20×”。

三、放大镜在低视力保健和康复中的应用

对由于屈光不正造成的低视力，或者是由于某些眼部疾病导致的屈光不正造成的低视力来说，通过助视器能够提供一种提高低视力患者生活视力的手段，放大率作为一种光学性助视器在低视力保健和康复中得到了应用。

放大镜作为一种光学性助视器在低视力保健和康复中，主要是作为近用助视器的应用。由于放大镜的视放大作用，能够将被观察物体在视网膜上产生放大的物体的像。从而使低视力患者在其屈光不正已完全矫正的情况下，还不能获得很好的敏锐度时，通过成像在视网膜上放大的物体的像可以对更多的感光细胞产生刺激，改善视觉效果，从而提高生活视力。

放大镜作为近用助视器的应用有以下 3 种方式。

1. 借助放大镜的视放大作用，直接对物体进行观察。在低视力保健和康复中常使用的放大镜类型有手持放大镜、带光源的手持放大镜、立式放大镜、带光源的立式放大镜、带固定支座的放大镜、菲涅尔透镜式放大镜等。按患者实际需要选择一种或几种类型的放大镜。

2. 低视力患者在使用原有矫正器的同时，再借助放大镜进行观察。

3. 眼镜式助视器，将放大镜安装在眼镜架上，构成眼镜式助视器。眼镜式助视器分为单目式和双目式。由于眼镜式助视器都是由高光焦度的正透镜构成，故配戴双眼用的眼镜式助视器时，会使眼睛产生较大的集合。

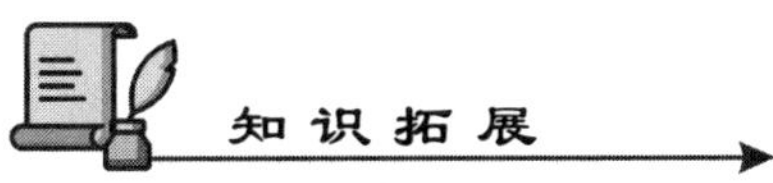

1. 使用具有相同视放大率的由单凸透镜构成的放大镜与由两片或几片透镜构成的组合放大镜进行成像质量的比较。观察放大镜边缘视场的成像质量。

2. 使用常用的、不同类型的放大镜，如带手柄的放大镜、带照明的放大镜、带支座的放大镜、菲涅尔透镜式的放大镜和眼镜式助视器等，了解不同类型的放大镜的特点和使用方法。

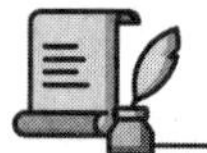

任务小结

1. 放大镜是最简单的光学系统。

2. 放大镜视放大率的计算公式：$M=\dfrac{U'}{U}=\dfrac{25}{f'}$。

3. 利用放大镜的视放大作用可以提高人眼观察近距离小物体的能力。

4. 放大镜作为近用助视器，在低视力保健和康复中得到了应用。

任务考核

1. 如将一个视放大率为3倍的放大镜做成一个眼镜式助视器，该眼镜式助视器的阅读距离是多少？

2. 有一焦距$f'=100$ mm的透镜作为放大镜用，试计算透镜的视放大率。

3. 为什么组合透镜式放大镜会比单一透镜构成的放大率具有较高的视放大率和较好的像质？

4. 一字体的高度3 mm，用3倍的放大镜观察，该字体的高为多少？

5. 放大镜具有哪些性质？

6. 放大镜在低视力和视力康复中的作用主要有哪些？

任务二 目镜

在日常生活中，放大镜可以用来直接放大实物，那么除此之外，还有什么镜子可以用来放大物或者像呢？此种镜子采用什么原理设计，还有哪些常见的用途，通过本任务的学习来解决该问题。

一、目镜的作用

目镜也是放大视角用的仪器，通常放大镜用来直接放大实物，而目镜则用来放大其他光具组（称为物镜）所成的像，复杂的助视光学仪器总是包括物镜和目镜两部分，目镜通常由不相接触的两个薄透镜组成，面向物体的透镜称为向场镜（或简称场镜），接近眼睛者称为接目镜（或简称视镜）。目镜的设计，除要考虑较高的放大本领外，还应该注意到像差的矫正，且可配备一块分划板，板上包含一组叉丝或透明刻度尺，以提高测量的精度，有时还可用来使倒立像变成正立像。

二、两种目镜

最重要而且用途最广的目镜有两种，即惠更斯目镜和冉斯登目镜，现分述如下。

（一）惠更斯目镜

惠更斯目镜由两个同种的玻璃的平凸透镜组成，两者都是凸面向着物镜，场镜的焦距等于视镜焦距的3倍，两者相隔的距离等于视镜焦距的2倍，图15-2-1所示。

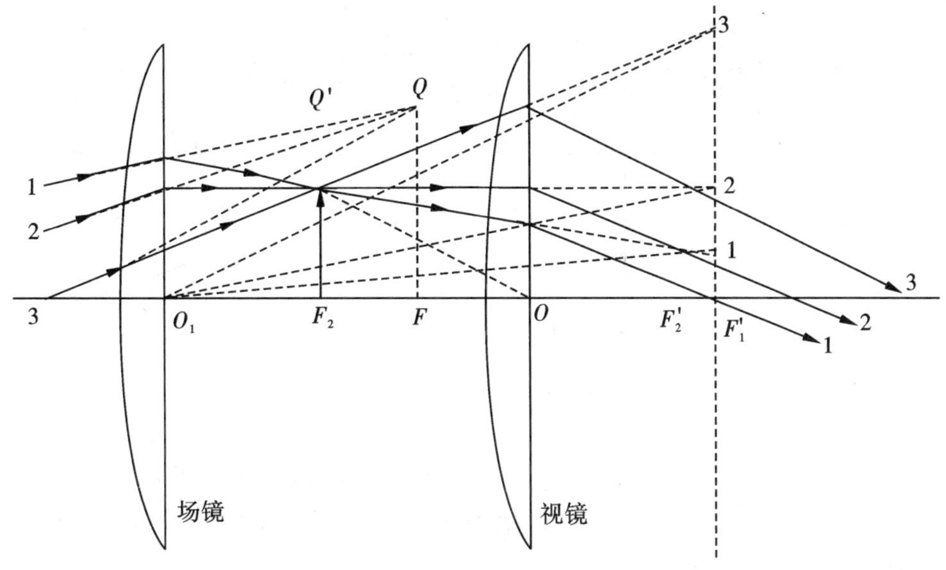

图15-2-1　惠更斯目镜

为说明该种目镜原理的光路图，由物镜（图中没有画出）射来的会聚光束，原可成像于Q处，在考虑场镜的折射时，Q应该当作虚物，结果成实像于Q'处，图15-2-1中表示的3条入射光线1、2、3原应交于Q点，由场镜折射时，为了要正确地做出折射的光线，可从场镜的中心O_1作3条辅助线，分别平行于3条入射线，交场镜的像方焦平面于1、2、3 3点，把它们和入射线至场镜主平面（O_1为主点）的3个交点连结，连线的交点即像点Q'，如最后成的像位于无限远，则可调节物镜的距离，使Q'恰好落在视镜的物方焦平面F_2上，在这种情况下，Q是在整个目镜的物方焦平面F上（F_2为两个透镜之间主轴上的中点，F又是F_2到视镜之间主上的中点），当然也可另行调节物镜和目镜之间的距离，使最后的像成在其他位置，如明视距离等，如欲配备叉丝或刻度尺，则应装于Q'处，使它们的像和目的物的像在眼睛视网膜上同一地点出现，不过它们的像单独由视镜产生，场镜的消像差作用对它们没有影响，所以叉丝或刻度尺的像，会受到视镜像差的影响，而仅能在整个视场中央部分造成清晰的像（用作显微镜的目镜，可在视场中央部分配备很短的刻度尺），这样其准确度就不可靠了。惠更斯目镜的视场相当广大，视角可达40°，在25°范围以内更见清晰，而且结构简单，因此显微镜中经常采用这种目镜。

（二）冉斯登目镜

冉斯登目镜由两个同种玻璃的平凸透镜组成，两者焦距相等，凸面相向，平面向外，两透镜间的距离等于每一透镜焦距的2/3，不难计算整个目镜的第一焦点 F 在场镜前的距离等于单独透镜焦距的1/4，从物镜射来的光束造成的实像 $\overline{FQ}$ 如图15-2-2所示：

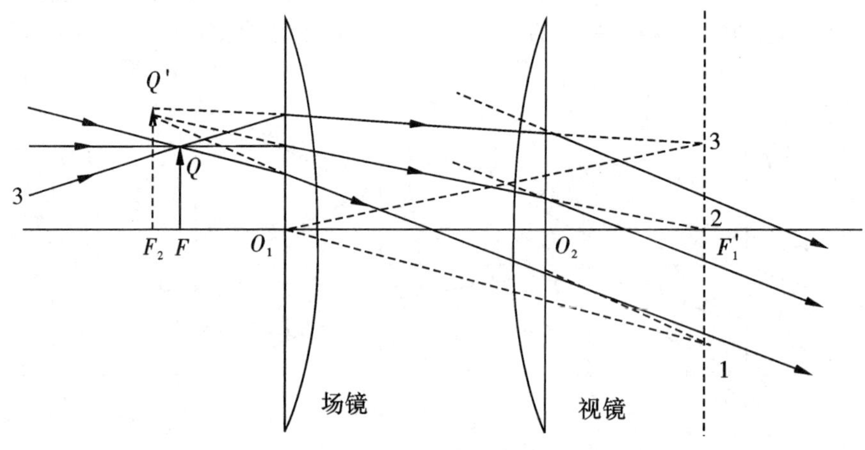

图15-2-2　冉斯登目镜

由场镜折射成虚像 F_2Q'，如果要使最后的像位于无限远，则可调节物镜的距离，使 F_2Q' 恰好落在视镜的物方焦平面 F_2 上，此时称点 Q 正好落在整个目镜的物方焦平面 F，分划板即装置在这个平面上。

应该指出，虽然这两种目镜对被观察的实像都有放大作用，但使用方面却是有差异的，由图15-2-1和15-2-2可知：冉斯登目镜可作一般放大镜观察实物，而惠更斯目镜却只能用来观察像。在冉斯登目镜的物平面上加一分划板，可对被观察的物体或来自物镜的实像进行长度的测量，然而惠更斯目镜则不能。冉斯登目镜结构简单，特别适用于小型望远镜使用。

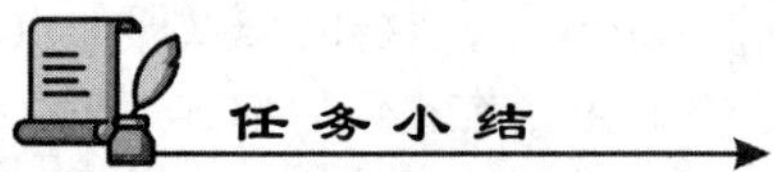

1. 惠更斯目镜的结构特点。
2. 冉斯登目镜的结构特点。
3. 两种目镜在使用方面的差异。
4. 利用目镜是通过扩大视角以提高人眼视觉能力。
5. 对于正视眼来说，要求被观察的物体通过目视光学系统后应成像在无限远处。

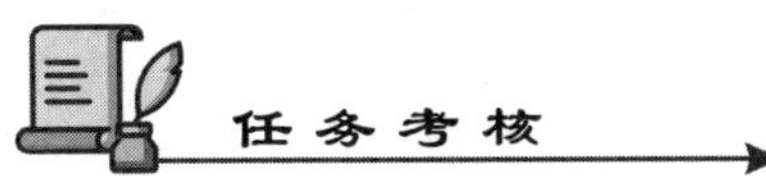

1. 简述惠更斯目镜的结构特点。
2. 简述冉斯登目镜的结构特点。
3. 简述惠更斯目镜与冉斯登目镜在使用方面的差异。

任务三　显微镜的视放大率

目镜的放大率一般不超过20×，在某些应用上仍嫌太小，欲进一步提高放大本领，就要用组合的光具组构成放大镜，这种放大镜称为显微镜。最简单的显微镜是由两组透镜构成的，一组为焦距很短的物镜，另一组是目镜，通常用惠更斯目镜。

一、显微镜的光路图

为简单起见，显微镜的物镜和目镜各以单独的一块会聚薄透镜来表示，如图15-3-1所示。待观察的目的物 $\overline{PQ}$ 置于物镜的物方焦平面 F_1 之外很近的距离处，这样可以使物镜所成的实像 $\overline{P'Q'}$ 尽量地大。实像再经目镜放大，在明视距离处形成虚像 $P''Q''$。在图15-3-1中表示出从 Q 点发出1、2、3 3条光线相交于 Q' 点，在经过目镜的物方焦平面 F_2 时，分别交于不同的3点。把这3点用虚线与目镜中心 O_2（节点）连接起来，则这3条虚线应分别平行于上述3条光线经目镜折射后的出射线，将该3条光线向左延长时，交于 Q'' 点，该点即为 Q 点最后的像。

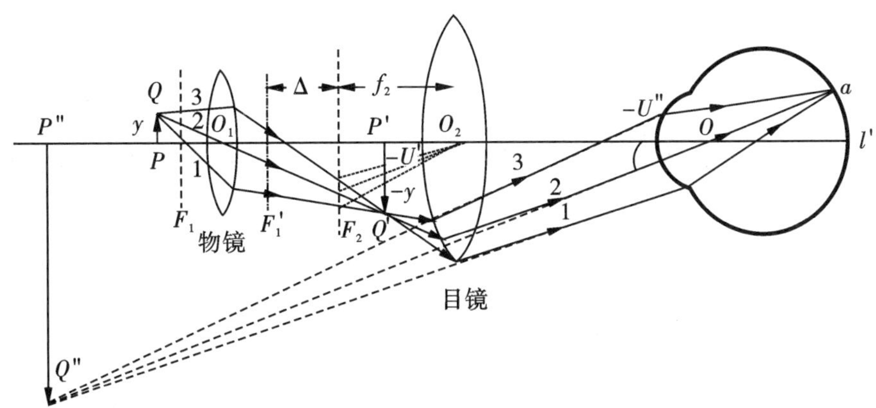

图15-3-1　显微镜成像

二、显微镜的视放大率

设显微物镜和目镜的焦距依次为f_1'和f_2'，物镜像方焦点F_1'到目镜物方焦点F_2之间的距离（即光学间隔）为Δ。让我们先计算物镜的横向放大率。物体PQ置于F_1附近，物距$s \approx f_1$经物镜成像于$P'Q'$。

假设像距为S'，物长$PQ = y$，像长$P'Q' = y'$。则物镜的横向放大率为：

$$\frac{y'}{y} = \frac{s'}{s} \approx \frac{s'}{f_1} = -\frac{s'}{f_1'}$$

得：

$$y' = -y\frac{s'}{f_1'} \qquad \text{（公式 15-3-1）}$$

可见欲使物镜所成的像尽量地大，物镜的焦距f_1'必须很短。其次考虑目镜的放大率。目镜当作放大镜，将$\overline{P'Q'}$放大，所以根据公式15-3-1目镜的焦距f_2'也必须很短。要使最后的像尽量地大。应使$\overline{P'Q'}$的位置尽量地靠近目镜物方焦平面F_2，这样，直线$\overline{Q'O_2}$可看作与$\overline{Q''O'}$近似地互相平行。于是像$\overline{p''Q''}$在O点（眼睛即在此处）所张的视角U''，可以看作等于像$\overline{P'Q'}$在O_2点所张的角U'。从图15-3-1可知$U' \approx \frac{y'}{f_2}$以物镜横向放大率的值代入，得：

$$U' \approx \frac{y'}{f_2} = -\frac{y'}{f_2'} \approx \frac{ys'}{f_1'f_2'} \qquad \text{（公式 15-3-2）}$$

这就是显微镜所成像的视角。若不用显微镜而直接看置于明视距离处的这个物体，则视角为：

$$U \approx \frac{y}{25}$$

于是显微镜的视放大率为：

$$M = \frac{U'}{U} \approx \frac{25s'}{f_1'f_2'} \qquad \text{（公式 15-3-3）}$$

因为f_1'和f_2'都很短，S'可近似地当作光学间隔Δ，亦可近似地当作物镜与目镜之间的距离，即镜筒之长l。于是：

$$M \approx \frac{25l}{f_1'f_2'} \approx \frac{l}{f_1'}\frac{25}{f_2'} \text{（各量以 cm 为单位）} \qquad \text{（公式 15-3-4）}$$

显微镜的视放大率亦可用下述方法导出：物镜和目镜所成的复合光具组的焦距为：

$$f' = \frac{f_1'f_2'}{\Delta}$$

把整个显微镜当作一个简单放大镜，应用公式15-3-1，即得视放大率为：

$$M = \frac{25}{f'} = \frac{25\Delta}{f_1'f_2'} \approx \left(\frac{l}{f_1'}\right)\left(\frac{25}{f_2'}\right) \text{（各量以 cm 为单位）} \qquad \text{（公式 15-3-5）}$$

该式与公式15-3-4几乎完全一致。如：$f_1' = 0.2$ cm，$f_2' = 1.5$ cm，$l = 18$ cm，则：

$$M = \frac{25 \times 18}{0.2 \times 1.5} = 1500$$

在公式 15-3-4 中，$\frac{25}{f_2'}$ 为目镜的放大率，$\frac{l}{f_1'}$ 为物镜的横向放大率，故显微镜的视放大率等于物镜的横向放大率和目镜放大率的乘积。为此，在显微镜物镜和目镜上分别刻有 10 ×，20 × 等字样，以便我们由其乘积得知所用显微镜的视放大率。

三、显微镜的主要技术指标

1. 显微镜视放大率　表示显微镜的放大能力。

2. 数值孔径　是显微镜物方介质的折射率 n 和物方孔径角 u 的乘积，用 NA 表示。数值孔径与视放大率有关系：$NA = \frac{视放大率}{500}$（当出射光束直径为 1 mm 时）。数值孔径是显微物镜的重要技术指标，其值也标示在物镜镜筒上。

3. 分辨率　将刚好能分辨开物平面上两物点间的最短距离定义为显微镜的分辨率，用 δ 表示。对不发光物体，在垂直相干光照明条件下，其分辨率 δ 与照明光线的波长 λ 及数值孔径 NA 有关系：$\delta = \frac{\lambda}{NA}$。

4. 线视场　是指能观察到的物体的最大尺寸。

5. 工作距离　指被观察物体的物平面至显微镜物方第一块透镜顶点的距离。

四、显微镜的应用

由于显微镜的放大作用，在许多领域有着广泛的应用。根据不同的用途分为生物显微镜、偏光显微镜、工具显微镜、金相显微镜、各种类型的手术显微镜、体视显微镜等。

在眼科检查和治疗仪器中，许多仪器设备都是由显微镜光学系统构成，如裂隙灯显微镜、手术显微镜等。

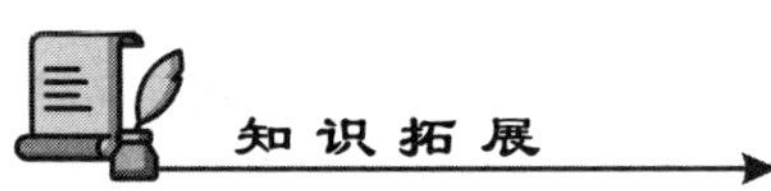

1. 双目生物显微镜实际操作　通过对生物显微镜的实际操作，了解生物显微镜的总体构造、光学系统的构成；了解显微镜的主要技术指标，如物镜放大倍率和数值孔径、目镜放大倍率、线视场、工作距离等；通过变换不同的放大倍率观察视场和工作距离的变化情况；掌握显微镜的目距调节、光焦度调节、焦距调节和不同放大倍率的调整原理和方法。

2. 裂隙灯显微镜（或体视显微镜）实际操作　通过对裂隙灯显微镜的实际操作，了解体视显微镜的视场情况，比较与生物显微镜的视场有什么不同；掌握调焦方法，学会用双眼观察目标。

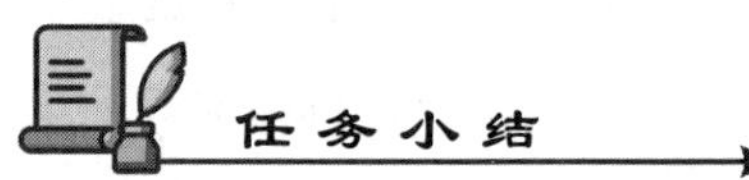

1. 显微镜具有很高的视角放大作用,可以提高人眼观察细微物体的能力。
2. 显微镜是由显微镜物镜系统和显微镜目镜系统构成。
3. 显微镜的视放大率 M 显 $=\dfrac{U'}{U}=\beta$ 物 $\times\tau$ 目 。
4. 由 $M=\dfrac{25}{f'}$ 可知,显微镜可以看成视放大率很高的组合放大镜。

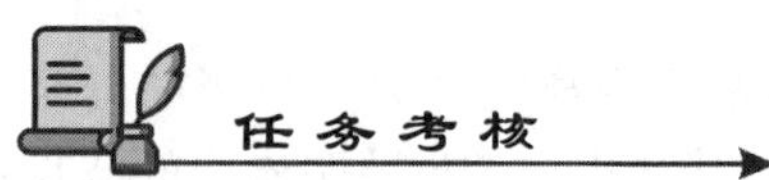

1. 在显微镜的物镜镜筒上标有“200 ×”字样,目镜镜筒上标有“20 ×”字样,请问该显微镜的视放大率为多少?

2. 一显微镜系统物镜焦距 $f'=8$ mm,目镜 $f'_{目}=25$ mm,光学筒长 $\Delta=130$ mm,计算该显微镜的总放大率。

3. 已知一显微镜的总放大率为25,求该显微镜的组合焦距。

任务四 望远镜的视放大率

望远镜是帮助人眼对远处物体进行观察的光学仪器。观察者是以对望远镜像空间的观察代替物空间的观察。而所观察的像,实际上并不比原物大,只是相当于把远处的物体移近,增大视角,以利观察。

望远镜也是由物镜和目镜组成的。物镜用反射镜的称反射式望远镜,物镜用透镜的称折射式望远镜。目镜是会聚透镜的称为开普勒望远镜,目镜是发散透镜的称为伽利略望远镜。

一、开普勒望远镜

由两个会聚薄透镜分别作为物镜和目镜所构成的天文望远镜,是开普勒于1611年首先提出的,这种望远镜完全由透镜折射成像,所以又称折射式望远镜,如图15-4-1所示。物镜像方焦点 F_1' 和目镜的物方焦点 F_2 相重合,从远物上一点 Q 射来的平行光束经物镜后会 Q' 点;再经目镜后又成为一束平行于直线 $\overline{Q'Q_2}$ 的平行光束,最后像 Q'' 位于无限远处(望远镜的结构通常都是这样)。眼睛在 O 处看这像的视角为:

$$U'' = \angle P''OQ''$$

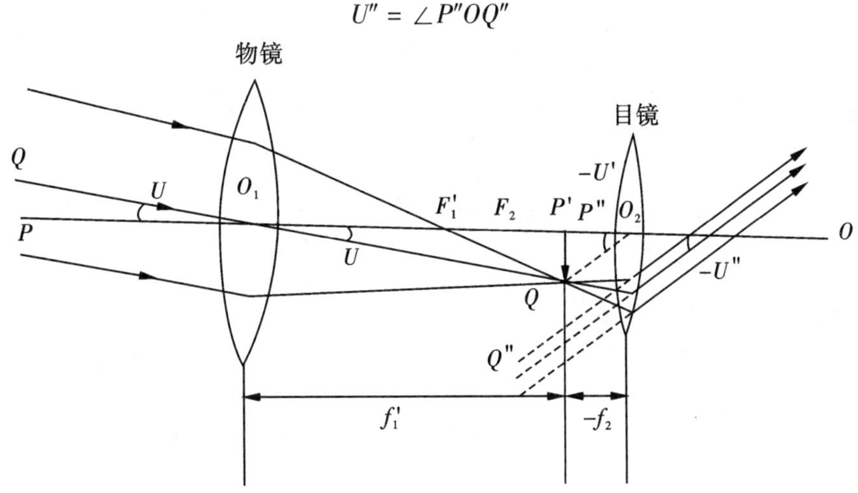

图 15-4-1　开普勒望远镜成像

从图中直接可以看出：

$$U' = \angle p'O_2 \quad Q' \approx \frac{\overline{pQ'}}{f_2} = \frac{y'}{f_2} \qquad \text{（公式 15-4-1）}$$

若不用望远镜而直接看远物，则视角为 $U = \angle PO_1Q$（远物不能任意移近，但有一定的视角，眼睛前后移动距离不大时，视角的大小几乎没有改变）。从图中可以看出这视角又等于：

$$U = \angle p'O_1Q' \approx \frac{\overline{p'Q'}}{f_1'} = \frac{y'}{f_1'} \qquad \text{（公式 15-4-2）}$$

所以望远镜的视放大率为：

$$M = \frac{U'}{U} = \frac{f_1'}{f_2} = -\frac{f_1'}{f_2'} \qquad \text{（公式 15-4-3）}$$

由此可见，物镜的焦距 f_1' 越长，目镜的焦距 f_2' 越短，则望远镜的视放大率就越大。开普勒望远镜的物镜和目镜的像方焦距均为正，视放大率 M 为负值，故形成的是倒立的像。

开普勒望远镜的特点：由于在物镜和目镜之间有实像，可以安装分划板，可以瞄准目标和测量提供基准。开普勒望远镜的视放大率为负值，成倒立的像。当需要成正像时，可以通过棱镜系统或倒像透镜组的方式成正像。

二、伽利略望远镜

伽利略于 1609 年创制的这种望远镜，其特点是用发散透镜来做目镜，如图 15-4-2 所示。物镜的像方焦点仍和目镜的物方焦点相重合。由远物上一点 Q 射来的平行光束，经物镜会聚后，原来应成实像于 Q' 点，对于目镜的折射来说应作为虚物。从目镜透射出来的仍是平行光束，方向与 $\overline{Q_2Q'}$ 平行，最后成正立像 $\overline{P''Q''}$ 于无限远。从图可以看出不用望远镜时的视角为：

$$U = \angle pO_1Q = \angle p'O_1Q' \approx \frac{\overline{P'Q'}}{f_1{'}} = \frac{y'}{f_1{'}} \qquad \text{（公式 15-4-4）}$$

式中 $f_1{'}$ 为物镜的焦距。用望远镜时，$P''Q''$ 对眼睛所张的视角可以近似认为是对 O 处所张的角 U' 为：

$$U' = \angle p''OQ'' \approx \frac{\overline{p'Q'}}{f_2} = -\frac{y'}{f_2{'}} \qquad \text{（公式 15-4-5）}$$

式中 f_2 为目镜的焦距。

故望远镜的视放大率仍为：

$$M = \frac{f'_1}{f_2} = -\frac{f'_1}{f'_2} \qquad \text{（公式 15-4-6）}$$

伽利略望远镜,物镜的像方焦距为正,目镜的像方焦距为负,视放大率为正值,故形成正立的像。

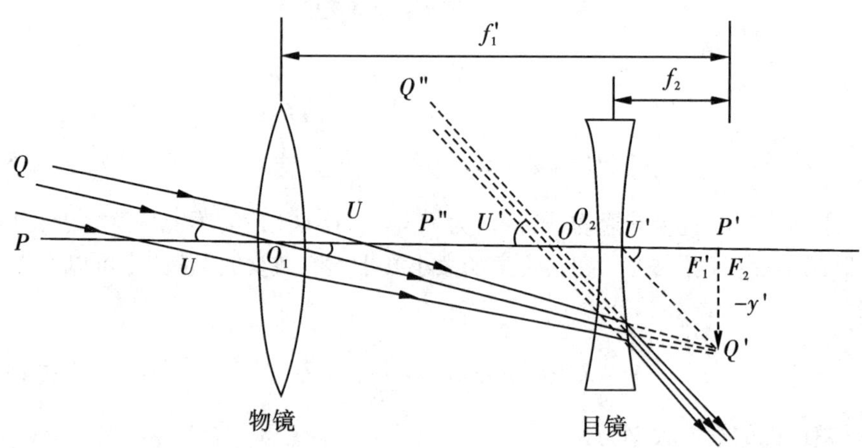

图 15-4-2　伽利略望远镜成像

开普勒望远镜(或伽利略望远镜)的物镜和目镜所成的复合光具组的间隔等于零。这样的光具组叫作望远光具组,它的特点是平行光束通过时,透射出来的仍是平行光束,但方向改变。整个光具组的焦点和主平面都在无限远。

由于伽利略望远镜的目镜为发散透镜,最后透射出来的各平行光束所共同通过的 O 点位在镜筒之内,观察者的眼睛无法置于该点以接受所有这些光束。即使把眼睛尽量靠近目镜,能够进入瞳孔的也仅是这些光束的小部分,故视场较小,开普勒望远镜的视场则较大。

开普勒望远镜的目镜的物方焦平面在镜筒以内,在该处可以放置叉丝或刻度尺。伽利略望远镜则不能配这种装置。

伽利略望远镜镜筒(即物镜到目镜之间的距离)等于物镜和目镜焦距绝对值之差,故镜筒较短,开普勒望远镜的镜筒则等于两个焦距绝对值之和,因而镜筒较长。

不论哪一种望远镜,物镜的横向放大率都小于 1。可见视放大率与横向放大率是有区别的。

伽利略望远镜的视放大率为正值，成正像，不需倒像系统，故外形尺寸小。由于在物镜和目镜之间没实像，不能安装分划板，不能进行瞄准和测量用。

三、望远镜的主要性能指标

1. 视放大率　表示望远镜视角放大能力。

2. 视场角　表示通过望远镜能同时观察到的视场大小。

3. 分辨率　以能分辨开的两物点对望远镜的张角定义为望远镜的分辨率，用 a 表示。望远镜的分辨率 a 与入射光线的波长及望远镜最大通光口径 D 的关系为：$a = 1.22\frac{\lambda}{D}$。当 λ 取值为 555 nm 时，望远镜的分辨率公式为 $a = \frac{140''}{D}$。

4. 出瞳直径 D'　是望远镜的孔径光阑在望远镜系统像空间所成的像。通常将望远镜物镜最大通光孔径 D 作为望远镜的孔径光阑。

5. 出瞳距离 L_d'　出瞳至目镜最外一个表面的距离。

四、望远镜在低视力保健和康复中的作用

同放大镜助视器在低视力的保健和康复中的作用一样，望远镜也作为一种光学助视器，主要用作远用助视器和中距离助视器。

与放大镜相比，望远镜可以用来观察物体远距离物体。适用于低视力患者作中、远距离观察用。望远镜作为助视器的原理，是利用望远镜视角放大作用原理，将中、远距离物体相对人眼的视角放大，在视网膜上成放大像。视网膜上放大的物体的像可以对更多的感光细胞产生刺激，改善视觉效果，提高视力。

适用于低视力助视器的望远镜有：

1. 手持单目望远镜　望远镜的光学系统常选择开普勒式。通过倒像系统成放大正像，便于使用和携带。带有调焦功能，可配合低视力患者的屈光情况进行调节。常用倍率 2.5 倍、4 倍和 7 倍。

2. 眼镜式望远镜　眼镜式望远镜的光学系统常选择伽利略式。不需要倒像系统，成放大正像。因视放大率受物镜口径限制，不可做得很大，一般为 2 ~4 倍。眼镜式望远镜相比手持式望远镜的优点是，不易受手抖动的影响。还可通过选配不同屈光度的阅读镜作近用助视器用。

知识拓展

1. 使用相同倍率且成正像的开普勒式和伽利略式望远镜，比较外形尺寸大小，了解两种形式望远系统在外形长度上的差别和视场亮度上的差别。

2. 使用相同类型（开普勒式和伽利略式任一种）相同倍率的可调焦式和定焦式的望远镜，比较二者能清晰成像在观察距离范围上的差别。

3. 通过使用望远镜，了解和掌握望远镜的正确使用方法，其中包括视度调节目距调节和焦距调节。

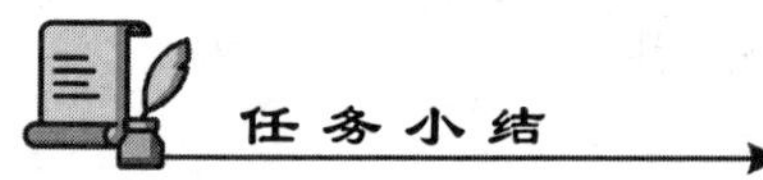

1. 望远镜是通过视角放大作用,来提高人眼观察远距离目标的能力。

2. 望远镜视角放大作用的大小,用望远镜的视放大率来测量。

3. 望远镜的视放大率大小,取决于望远镜物镜和望远镜目镜的焦距的大小,计算公式为:

$$M=\frac{U'}{U}=\frac{f'_1}{f_2}=\frac{f'_1}{f'_2}$$

4. 根据望远镜目镜的不同形式,望远镜的光学系统有两种基本形式:开普勒式望远镜系统和伽利略式望远镜系统。

5. 在不知道望远镜视放大率大小的情况下,通过实测一已知大小的物体通过望远镜系统所成像的大小,利用公式可以求得该望远镜的视放大率。

6. 望远镜作为中距离用助视器和远用助视器,在低视力保健和康复中得到了有价值的应用。

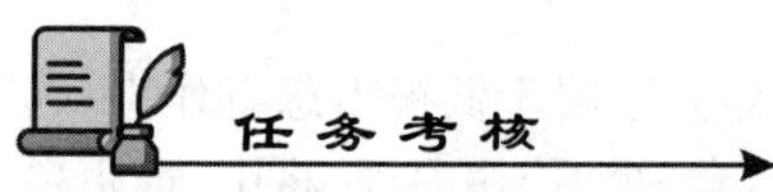

1. 若有一个广告牌上的字用眼睛直接观察时,可以在 100 m 看清楚,现在要求在 500 m 看清楚,应该用多少倍率的望远镜?

2. 试比较望远镜系统调焦方式与显微镜调焦方式有什么不同?

3. 用望远镜观察 5 m 处的一个物体,要求分辨出 100 mm 的细节,需要选用多大的望远镜?

4. 试比较伽利略望远镜与开普勒望远镜的成像特点分析。

5. 叙述望远镜常用的性能指标。

6. 适合于低视力患者常用的望远镜助视器都有哪些以及它们特点是什么?

任务五 助视器的分辨率

1990 年发射的哈勃太空望远镜,在大气层外 615 km 的高空绕地运行,可观察 130 亿光年远的太空深处,发现了 500 亿个星系,这依靠着望远镜的高分辨率,那么什么是分辨率?在人眼和各种助视器中起到什么重要作用呢?通过本任务的学习来解决该问题。

一、分辨率

从几何光学的观点看来,只要消除了光具组的各种像差,则每一物点和它的像点共轭,因而物面上无论怎样微小的细节都可在像面上详尽无遗地反映出来。实际上光束在成像时总会受到有限大小的有效光阑的限制,此时,光的衍射作用就不容忽视了,因此要详尽无遗地反映物面的细节是不可能的。衍射花样中央亮斑有一定的大小,在最简单的夫琅和费圆孔衍射的情况中,中央亮斑的范围由第一个暗环半径衍射角 θ_1 决定。

$$\theta_1 = 0.610\frac{\lambda}{R} \qquad (公式 15-5-1)$$

两个发光点在光屏上成“像”时,它们各自的衍射花样有一部分落在屏上同一区域。由于这两个点光源是不相干的,故光屏上的总照度是两组明暗条纹,按各原有强度分布的直接相加。如果两组花样中央亮斑的中心距离比较远,而中央亮斑的范围又比较小,那么“像”还是分开成两个亮斑;如果中心很靠近,而每一亮斑的范围又比较大,那么原来两个发光点的“像”将有所重叠而难以分开。为简单起见,假设两个点光源(例如天文上的双星)的发光强度相同,它们所发的光通过望远镜的物镜后,每一点光源的衍射花样照度曲线用一条虚线来表示,而以实线来表示总照度分布曲线,如图 15-5-1 所示,则图 15-5-1(a)为能分开的两点的“像”;图 15-5-1(b)为刚能分辨时的“像”;而图 15-5-1(c)为难以区分的“像”。为了区别两个像点能否分辨的程度,通常都用瑞利判据判断:总照度分布曲线中央有下凹部分,其强度不超过每一分布曲线的最大值的 74%,则正常眼睛(或照相底片)还能够观察到凹部。就是说两个中央亮斑虽重叠在一起,但还可察觉在弥漫区域中有两个最大值,中间出现有较暗的间隔,这可作为是否分辨得开的一个极限。当一个中央亮斑的最大值位置恰和另一个中央亮斑的最大值位置相重合时,两个像点刚好能分辨开,根据计算可以知道,如图 15-5-1(b)所示的圆孔的情况,其总照度分布曲线中央凹下部分强度约为每一曲线最大值的 74%。这时两个发光点在光具组入射光瞳中心所张的视角 U 等于各衍射花样第一暗环半径的衍射角 θ_1,即:

$$U = \theta_1 = 0.610\frac{\lambda}{R} \qquad (公式 15-5-2)$$

当视角 $U > \theta_1$ 时,两点的“像”分辨得开;$U < \theta_1$ 时,则分辨不开;当 $U = \theta_1$ 时,恰好能分辨。$U = \theta_1$ 的这个极限角称为光具组的分辨极限,它的倒数称为分辨率。从上式可见,用指定的单色光时,光具组的分辨本领正比于入射光瞳的半径 R。此外,也可用像面上或物面上能够分辨的两点间的最小距离来表示分辨极限。

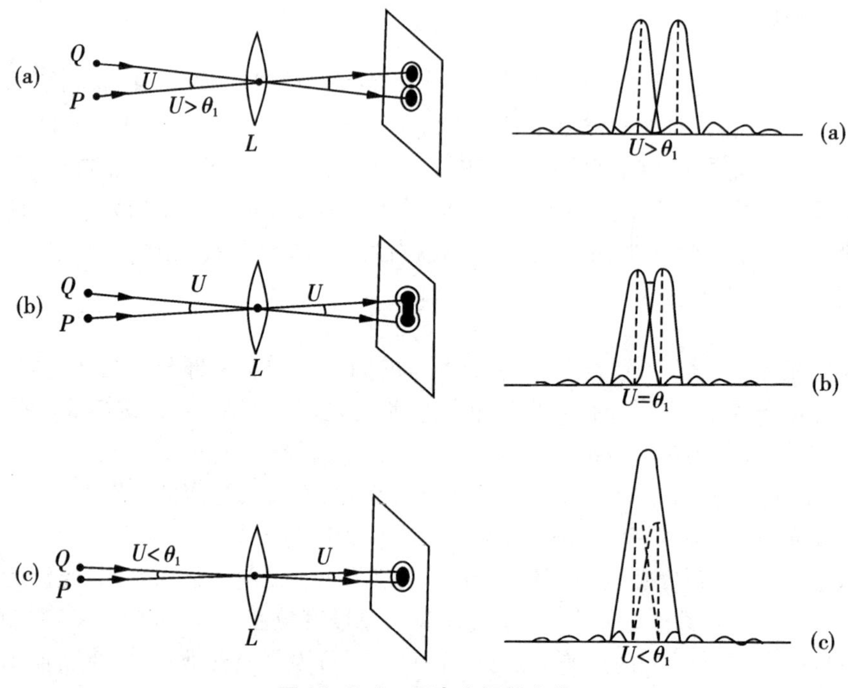

图 15-5-1 两点光源的分辨

二、人眼和助视器的分辨率

首先讨论人眼的分辨率，人眼的分辨率是描述人眼刚能区分非常靠近的两个物点的能力的物理量。

人眼睛瞳孔的半径约为 1 mm，波长为 $\lambda=5550\text{Å}=5.55\times10^{-5}$ cm 的黄绿色光进入瞳孔时，瞳孔的分辨极限角为：

$$U_0=\frac{0.610\times5.55\times10^{-5}}{0.1}=3.4\times10^{-4}\ \text{rad}\approx1'$$

在明视距离(25 cm)处，对应于这个极限视角的两上发光点之间的距离约为：$25U_0\approx$ 0.1 mm，也就是说，对物体上比这个距离更小的细节，人眼就分辨不开。视网膜上的像是处在玻璃状液内的，其折射率为 1.337。在真空中波长为 λ 的光进入折射率为 n 的介质后，波长缩短至 $\frac{\lambda}{n}$。在这种情况下，公式 15-5-2 应改为：

$$\theta'_1=0.610\frac{\lambda}{nR} \qquad (公式 15-5-3)$$

视网膜至瞳孔间的距离约为 2.2 cm，故网膜上衍射花样中央亮斑的半径约为：

$$2.2\theta'_1=\frac{2.2\times0.61\times5.5\times10^{-5}}{1.3\times0.1}\approx5\times10^{-4}\ \text{cm}$$

这个半径仅略大于视锥细胞的直径，约与相邻的细胞间的距离相等。由此可见，视网膜的构造竟是这样的精巧，刚刚适合眼睛的分辨本领。

三、望远镜物镜的分辨率

以光强相等而相距很近的双星为例。如果它们对眼睛所张的视角小于1′,则肉眼不能直接分辨。物镜的孔径越大,就越能够把它们分辨清楚。望远镜物镜的分辨极限常以物镜焦平面上刚刚能够分辨开的两个像点之间的直线距离来表示,这极限值为:

$$\Delta y = f'\theta_1 = 1.220\frac{\lambda f'}{d} \quad \text{（公式 15-5-4）}$$

式中f'为物镜的像方焦距,d为物镜的孔径。由此可见,望远镜物镜的分辨极限和它的相对孔径成反比。此外,它和波长成正比。

四、显微镜物镜的分辨率

望远镜所接收的是平行光,故讨论它的分辨率可以用夫琅和费理论。虽然显微镜接收的是发散角很大的同心光束,但在分析显微镜的分辨率时,像面衍射角仍是夫琅和费衍射,因此,可认为物体上每一发光点为物镜所产生的衍射花样中央圆形亮斑与平行光束衍射时所产生亮斑有几乎同样大小的角半径。那么上式中的f'现在应该以显微镜物镜到像的距离(像距)S'来代替,即

$$\Delta y' = 1.220\frac{\lambda}{d}\cdot s' \quad \text{（公式 15-5-5）}$$

制造显微镜物镜时,总是使共轭点遵从正弦定理:

$$n\Delta y\cdot \sin u = n'\cdot\Delta y\cdot\sin u'$$

式中Δy为物体上很接近而刚能为显微镜物镜分辨的两点间距离(与$\Delta y'$共轭),n和n'分别是显微镜物镜前(物方)后(像方)介质的折射率。在显微镜内,像总是在空气中,即$n'=1$,而被观察的标本可能在其他介质中(油浸)。从图15-5-2可见:

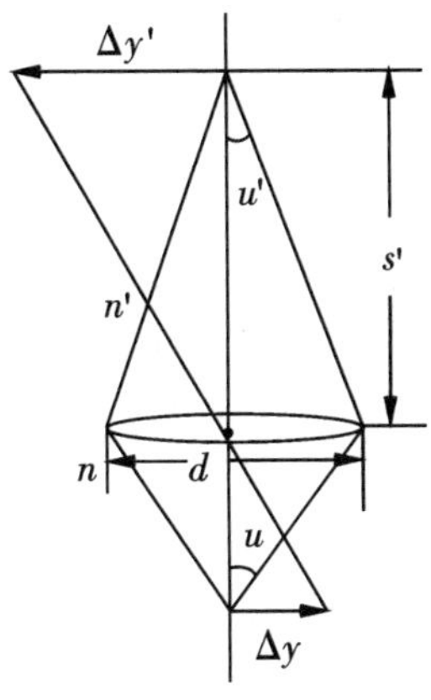

图15-5-2　显微镜物镜分辨极限

$$\sin u' \approx \frac{d}{2s'}$$

于是正弦定理变为:

$$n\Delta y \cdot \sin u = \Delta y' \cdot \frac{d}{2s'}$$

最后得：

$$\Delta y = 0.610 \cdot \frac{\lambda}{n\sin u} \qquad \text{（公式 15-5-6）}$$

显微镜物镜分辨极限通常就以被观察的物面上刚刚能够分辨开的两物点之间的直线距离 Δy 来表示，Δy 反比于物镜的数值孔径，而正比于光的波长。用可见光时，分辨极限可达10^{-5}cm 的数量级。电子显微镜由于电子衍射的波长（可达10^{-8}cm）远小于可见光，因而大大地提高了分辨率。1981 年联邦德国宾尼格（G. Einning）和瑞士罗雷尔（H. Rohrer）发明了扫描隧道效应电子显微镜，并荣获 1986 年诺贝尔物理学奖。

最后讨论一下望远镜和显微镜的目镜。对于目镜，将它们放大后能对眼约成 1′ 的视角就行了。由于物镜所成的像上只有既定程度的细节，目镜无论怎样指导它放大，也丝毫增添不了更多的细节，反而会放大了衍射亮斑。所以望远镜和显微镜的分辨率完全取决于其物镜。

【例 15-5-1】 ①显微镜用波长为 2 500 的紫外光照相比用波长为 5 000 的可见光照相时，其分辨率增大多少倍？②它的物镜在空气中的数值孔径约为 0.75，用紫外光时所能分辨两条线之间的距离是多少？③用折射率为 1.56 的油浸系统时，这最小距离为多少？④若照相底片上感光微粒的大小约为 0.45 mm，油浸系统紫外光显微镜的物镜横向放大率为多大时，在底片刚能分辨出这最小距离？

【解】

(1)显微镜的分辨极限为：

$$\Delta y = \frac{0.61\lambda}{n\sin u}$$

在其他条件一样，而仅以不同波长的光照射时：

$$\frac{\Delta y_1}{\Delta y_2} = \frac{\lambda_1}{\lambda_2}$$

和可见光 $\lambda_1 = 5000\text{Å}$ 比较，

$$\Delta y_1 = \frac{\lambda_1}{\lambda_2}\Delta y_2 = \frac{5000}{2500}\Delta y_2 = 2\Delta y_2$$

即用 $\lambda = 2500\text{Å}$ 的紫外光时，显微镜的分辨率增至 2 倍（即增大 1 倍）。

(2)以紫外光照射时的分辨极限为：

$$\Delta y' = \frac{0.61\lambda}{n\sin u} = \frac{0.61 \times 2.5 \times 10^{-7}}{0.75} = 2.03 \times 10^{-7}\ \text{cm} = 0.20\ \mu\text{m}$$

(3)用紫外光照射，且是油浸系统时的分辨极限为：

$$\Delta y'' = \frac{0.61 \times 2.5 \times 10^{-7}}{1.56 \times 0.75} = 0.13\ \mu\text{m}$$

(4)由物镜的横向放大率计算公式，可算出物镜的横向放大率为：

$$\beta = \frac{\Delta y}{\Delta y''} = \frac{0.45 \times 10^{-3}}{0.13 \times 10^{-6}} = 3462$$

可见物镜的横向放大率为3462时,底片刚能分辨此最小距离。

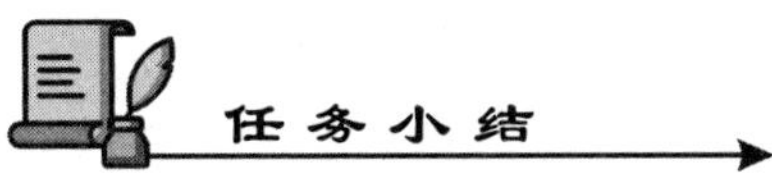

1. 人眼的分辨率是描述人眼刚能区分非常靠近的两个物点的能力的物理量。

2. 望远镜物镜的分辨极限常以物镜焦平面上刚刚能够分辨开的两个像点之间的直线距离来表示,这极限值为:

$$\Delta y = f'\theta_1 = 1.220\frac{\lambda}{d/f'}$$

3. 望远镜和显微镜的分辨率完全取决于其物镜。

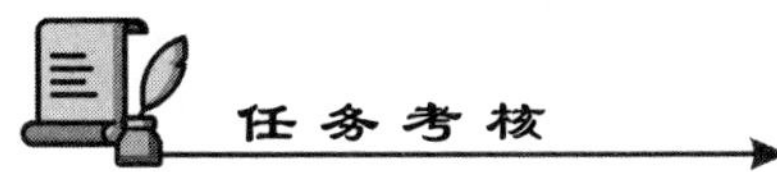

1. 显微镜用波长为3000的紫外光照相比用波长为6000的可见光照相时,其分辨率增大多少倍?

2. 物镜在空气中的数值孔径约为0.8,用紫外光时所能分辨两条线之间的距离是多少?

3. 用折射率为1.8的油浸系统时,这最小距离为多少?

4. 若照相底片上感光微粒的大小约为0.50 mm,油浸系统紫外光显微镜的物镜横向放大率为多大时,在底片刚能分辨出这最小距离。

5. 人眼能够分辨两像点之间的最短距离是多少?

（史秀彤）